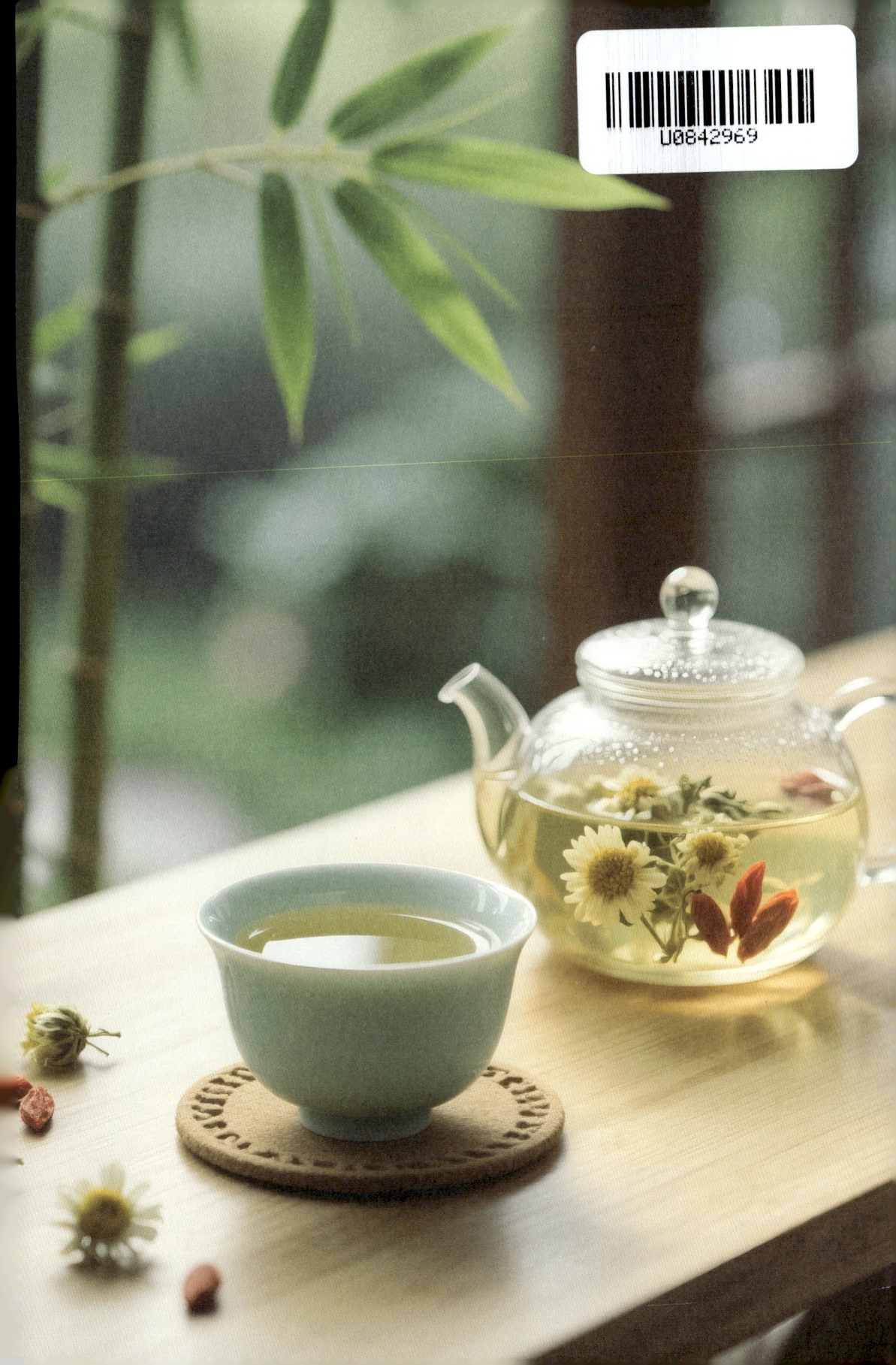

紫图图书 出品

茶包养生一本通

不同体质不同茶，一本在手养出健康

健康课编辑部 著

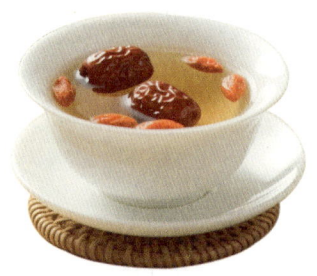

江西科学技术出版社
江西·南昌

序言

沏一杯属于自己的健康茶

"柴米油盐酱醋茶",茶作为中国人的开门七件事之一,自古以来就受到人们的重视和喜爱。随着人们对茶功效的深入了解,人们对茶疗养生日渐推崇,饮茶不再局限于传统的六大茶类,而是更多地把视角转向了各类花草茶、保健茶、凉茶。然而大多数人对各类茶材的功效不十分了解,在对症饮茶方面更是知之甚少,因此我们精心编撰了这本书,力求尽可能多地涵盖各种茶材的不同功效,让读者一书在手,便可轻轻松松地对症饮茶。

茶疗是最中国的养生方式

"茗生此中石,玉泉流不歇。根柯洒芳津,采服润肌骨。"早在四千多年前,人们就发现饮茶具有"止渴除疫、少睡利尿、明目益思"等功效。茶疗起源于唐朝,当时上至帝王,下至百姓,无不借助"茶疗"的养生方式来强身健体、消除疾病,很多延年益寿的养生茶方至今仍被广泛采用。

茶疗是最天然的保健方法

茶疗不是简单地喝茶,而是在中医学的基础上,运用茶学、烹饪学、营养学等相关知识,利用植物天然草本精粹的保健功能来深度调养身体的一种特殊疗法。这种纯天然的疗法对人体没有毒副作用,是最健康、最安全的一种疗法,能够帮助人体健脾和胃、疏肝理气、清肠排毒、益气提神、抗氧化、抗衰老等。

茶疗是最"润"的自然疗法

茶疗本身就是一个由内而外的滋养过程,饮茶是通过茶疗的方法给身体做一次深度的滋润和调养。只有体内的新陈代谢顺畅了,才能保证各器官的正常运作。

养成饮茶习惯,终生健康相伴

　　正确掌握疗效茶饮的功效,并在日常生活中根据自身所需进行调养,不仅能增加生活情趣,更能将一份健康留在身边。《茶包养生一本通》一书,全面阐述了各种疗效茶的基础知识和文化,让人在了解茶疗养生文化的同时,还能较轻松地掌握正确的疗效茶制作方法。

　　本书囊括了210种茶材及70多种常见病症,人们在日常生活中常见的身体小毛病,均能在本书中找到对应调养的疗效茶方。此外,本书收集了营养学家及医学研究者推荐的700余种养生茶方,让读者不仅能对症饮茶,还为其提供了多种选择。同时,本书对每种茶饮的选材和冲泡方法都进行了详细描述,让读者能够一学就会。

　　为了便于读者迅速掌握茶材特点,我们将正品茶材及其冲泡后的茶汤进行实景拍摄,并从中精选了1200张精美的茶图,以指导读者在选购时判断茶材的质量优劣,及冲泡手法是否规范。大量精美的图片既增加了本书的知识量,又增强了本书的趣味性与可读性。翻开此书,读者仿佛置身于茶的世界,闻到淡淡的茶香。

　　真诚地希望本书能成为您生活中的良师益友,为您的生活带来便利;真心地希望看过本书的读者,从此养成健康的饮茶习惯,让健康与优雅从此终生相伴。因为本书疗效茶材品种繁多,知识纷繁复杂,涉及面广,文字和图片难免存在不足之处,望广大读者谅解并指正。

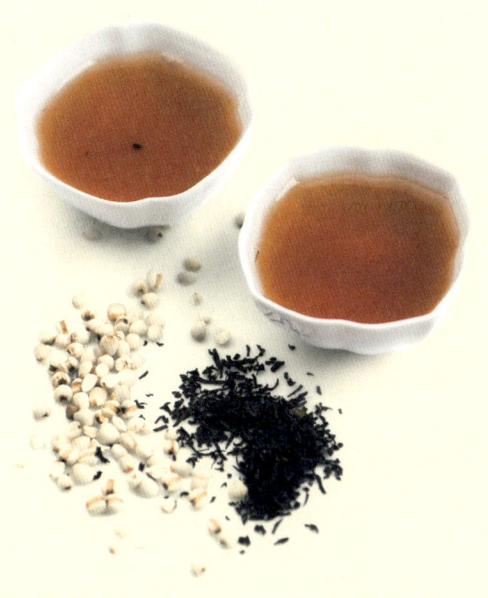

阅读导航

干茶
茶叶的正品成茶图，购买时重点对比干茶的形状、色泽、整碎、净度来判断茶叶的质量。

名称
每款茶的中文名称及其对应干茶图片，方便查找、检索及辨识。

基本信息
分别标注干茶的别名、性味、最佳功效、适宜人群等信息，方便按需饮茶。

选购参考
详细介绍干茶品质的特点，轻松学会辨别干茶优劣，让你明明白白买好茶，安安心心健康饮。

养生茶方
介绍干茶对应或扩展的不同疗效茶方，详细介绍材料、做法、功效等内容，对症饮茶更方便。

服用禁忌
详细介绍不同花草茶材的服用禁忌。

山楂茶

- 上班久坐不消化
- 健胃整肠山楂茶

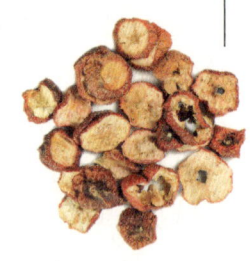

别名：山里红、红果、胭脂果、海红、山梨
性味：性微温，味酸、甘
最佳功效：开胃消食、活血散瘀、化痰行气、降逆平喘
适宜人群：适用于消化不良、细菌性肠胃炎、咳嗽、湿痰、高血压、冠心病、闭经或产后瘀阻腹痛、恶露不尽等患者

山楂，可食用植物，质硬，果皮薄，口味酸甜，被广泛种植于山东、河南、河北等北方地区。在我国山楂是果实兼用药食，山楂的成熟果实可生用或炒黄入药。

甄选
山楂有南山楂与北山楂之分。选购北山楂时，色泽呈红色、肉厚籽少、片大面干、质地坚硬，无发霉虫蛀现象的为佳品；南山楂则以色泽呈棕黄色、大小均匀、呈扁饼状，无发霉虫蛀现象的为佳品。如果山楂表面有黑色小细点，则有虫蛀，不宜购买。

服用禁忌
肠胃功能弱者应少吃山楂。空腹或消化性溃疡患者不宜多食，以免刺激胃黏膜，使胃部胀满、反酸。

养生茶方

山楂果消食茶
材料：山楂30克，蜂蜜少许。
做法：将山楂用料理机打碎，用开水冲泡15分钟，过滤后添加蜂蜜即可饮用。
功效：消积化食，可治疗消化不良。

山楂荷叶养颜茶
材料：山楂500克，干荷叶200克，薏苡仁200克，甘草100克。
做法：将以上材料共研细末，分为10包，每日取一包，沸水冲泡，代茶饮。
功效：排毒养颜、降脂减肥。

山楂毛冬青降脂茶
材料：山楂30克，毛冬青30克。
做法：将上述材料用清水煎煮，每日1剂，温服。
功效：降胆固醇、清热消脂、活血通络。

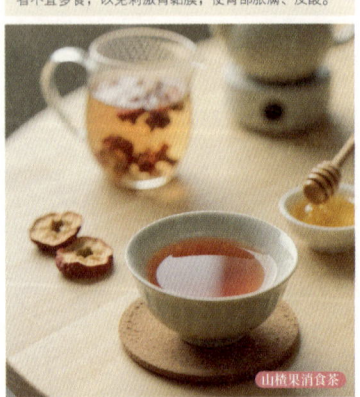

山楂果消食茶

快速掌握书中图文的阅读方法,提高阅读效率与阅读愉悦度。

对应症状
将人们生活中常见的病症分门别类,便于不同体质人群检索阅读,对症饮茶。

低血压

- 治疗低血压
- 离不开大补元气的人参

低血压是指身体循环动脉压力低于正常值,即血压过低,从而引起头晕、头痛、厌食、疲劳、脸色苍白、消化不良、晕车船等症状,严重时甚至会出现四肢冰冷、直立性眩晕、心悸、呼吸困难、昏厥等。长期如此,会使机体功能全面下降。

症状自诊:经常出现头晕、头痛、食欲不振、疲劳、脸色苍白、晕车船等症状。
易发人群:营养不良、偏食、体质虚弱、缺少运动者。
可用茶方:人参莲子固肾茶、人参黄精壮阳茶、黄芪党参茶。

疗效茶方

人参莲子固肾茶
材料:人参 20 克,莲子 20 克,冰糖适量。
用法:将人参与莲子置于保温杯中,沸水冲泡后,代茶饮用,人参与莲子也可以随汤一起吃掉。每日 1 剂。
功效:补气固肾、养心安神,主治心气虚弱导致的低血压症。

黄芪党参茶
材料:黄芪 50 克,党参 40 克,麦冬 30 克,五味子 20 克,柴胡 10 克。
用法:将以上材料置于茶壶中,沸水冲泡 10 分钟后,代茶饮用。每日 1 剂。
功效:滋阴壮阳、强心固肾,主治气血两亏导致的低血压症。

人参黄精壮阳茶
材料:人参 20 克,黄精 10 克,枸杞 20 克,肉桂 10 克,甘草 10 克。
用法:将以上材料置于茶壶中,沸水冲泡 10 分钟后,代茶饮用。每日 1 剂。
功效:滋阴壮阳、固肾安心,主治肾阳虚损导致的低血压症。

服用禁忌

实证、热证、气旺不虚者忌服人参;人参忌与藜芦、五灵脂、皂荚同服。

疗效茶材

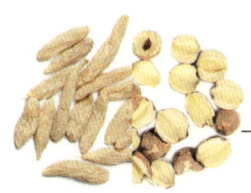

麦冬　　莲子

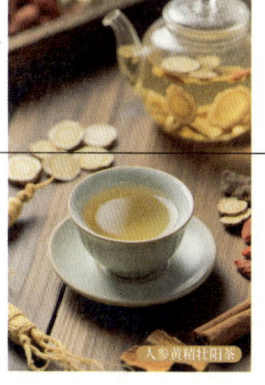

人参黄精壮阳茶

对症人群
详细描述症状自诊,标注易发人群和可用茶方,方便读者进行简单的症状自诊以判断对应茶品。

干茶图片
茶叶的正品成茶图,购买时重点对比干茶的形状、色泽、整碎、净度来判断茶叶的质量。

养生茶方
介绍该十茶对应或扩展的不同疗效茶方,详细介绍材料、做法、功效等内容,对症饮茶更方便。

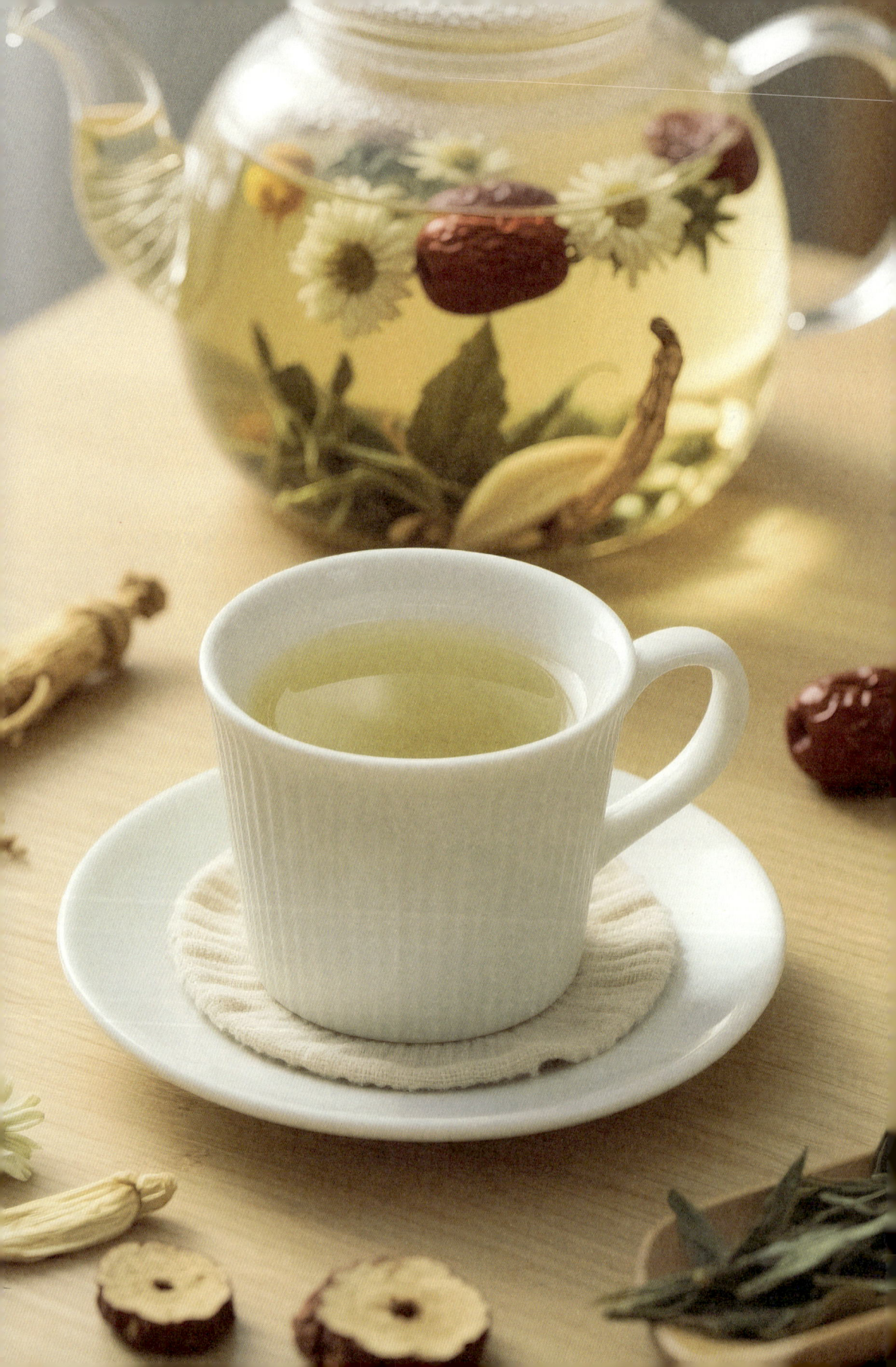

目录

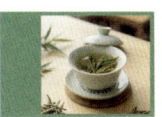

Chapter 1
一杯好茶为健康加分

茶叶的营养成分 .... / 2
茶叶的有效成分 .... / 3
茶叶的保健作用 .... / 4
妙用茶叶美容 .... / 6
茶的香味 .... / 7
茶的色泽 .... / 8
花草茶与药茶 .... / 9
花茶与花草茶 .... / 10

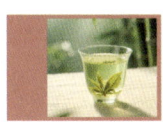

Chapter 2
常见病症很烦人，对症饮茶更精神

绿茶：办公室里辐射大，自我防护泡绿茶 .... / 14
黄茶：晚上吃饭应酬多，护肝养胃喝黄茶 .... / 15
红茶：护理血管好帮手，一杯红茶伴左右 .... / 16
乌龙茶：防癌护肝效果佳，绿叶红边乌龙茶 .... / 17
白茶：电脑伤眼不得了，常饮白茶视力好 .... / 18
黑茶：各类肥胖不用怕，去脂暖身饮黑茶 .... / 19
胖大海茶：有一种痛苦叫有口难言，有一种解药叫胖大海 ...... / 20
荷叶茶：经期量多还腹痛，喝点荷叶没烦恼 .... / 21
枸杞茶：加班多、压力大，头晕目眩就喝枸杞茶 .... / 22
菊花茶：眼干失眠压力大，每天一杯菊花茶 .... / 23

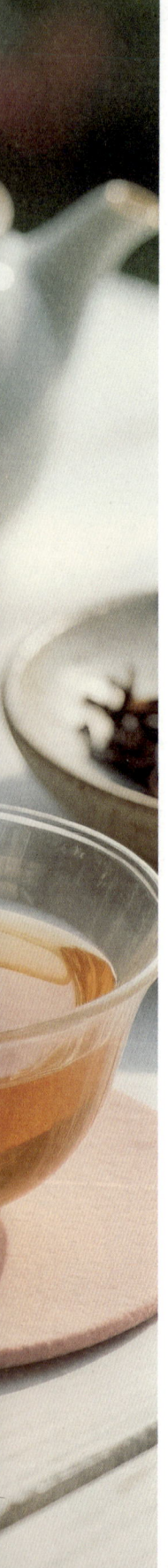

薰衣草茶：一杯薰衣草，肌肤问题没有了 .... / 24

莲子茶：久坐腰酸腿痛没精神，莲子提神又解乏 .... / 25

山楂茶：上班久坐不消化，健胃整肠山楂茶 .... / 26

肉桂茶：四肢冰凉不用慌，一味肉桂帮你忙 .... / 27

大枣茶：告别"熊猫眼"，大枣一泡露红颜 .... / 28

人参花茶：只用一点人参花，轻松提高记忆力 .... / 29

干姜茶：没事泡杯干姜茶，暖身健胃防感冒 .... / 30

桑葚茶：冲杯桑葚茶，轻松告别便秘之苦 .... / 31

益母草：经期腹痛惹人烦，益母草常伴办公族身边 .... / 32

麦芽茶：麦芽很便宜，强身健体很神奇 .... / 33

桂圆茶：面色苍白气血差，热水冲泡桂圆茶 .... / 34

板蓝根茶：嘴角长泡"不敢言"，板蓝根解除你的尴尬 ...... / 35

车前草茶：小便不利苦难说，消肿利尿车前草 .... / 36

绞股蓝茶：体虚多病显衰老，常喝一杯绞股蓝 .... / 37

紫苏茶：脾胃不和很难受，常饮一杯紫苏茶 .... / 38

白茅根茶：交际应酬饮酒多，别忘了喝杯白茅根 .... / 39

松子茶：每天一杯松子茶，强身健体疾病消 .... / 40

薏苡茶：脸上有雀斑怎么办？用薏苡茶将它喝回去！ .... / 41

杏仁茶：咳得胸口都疼了，为什么不喝杯杏仁茶？ .... / 42

桂花茶：常饮桂花茶，白嫩肌肤喝出来 .... / 43

银杏仁茶：疲多咳不停，经常喝点银杏仁茶 .... / 44

迷迭香茶：白领用脑过度显疲劳，迷迭香帮你找回最佳状态 ...... / 45

玫瑰花茶：经期酸痛苦不堪，玫瑰花茶在身边 .... / 46

薄荷叶茶：上班瞌睡没精神，薄荷叶小用途大 .... / 47

马鞭草茶：久坐形成大象腿，马鞭草消肿瘦腿效果好 .... / 48

茴香茶：口臭便秘齐上身，茴香茶来解重围 .... / 49

决明子茶：久盯电脑眼干涩，常饮决明子茶明目益肝 .... / 50

金银花茶：感冒发炎不用怕，金银花消炎解毒见效快 .... / 51

茉莉花茶：小小茉莉功效多，办公室中应常备 .... / 52

洛神花茶：忙于应酬常醉酒，洛神花解酒又健脾 .... / 53

陈皮茶：没有食欲精神差，喝点陈皮茶理肠胃 .... / 54

| 夏枯草茶：常饮夏枯草，养肝明目没烦恼 / 55
| 西洋参茶：身体虚弱面发黄，西洋参为您添活力 / 56
| 红花茶：气血不通很痛苦，一杯红花通血气 / 57
| 黑芝麻茶：烫染发后发质差，快快冲泡黑芝麻 / 58
| 三七花茶：精神萎靡效率差，三七花助你长精神 / 59
| 黄芪茶：气虚体弱病缠身，黄芪补气固表强身体 / 60
| 蒲公英：小便淋漓火气大，快快冲杯蒲公英 / 61
| 鱼腥草茶：身体发炎了怎么办，鱼腥草杀菌消炎效果好 / 62
| 乌梅茶：虚火烦躁不用愁，一杯乌梅解烦忧 / 63
| 桑叶茶：久不运动脂肪多，桑叶茶让你变苗条 / 64
| 藿香茶：夏季天热易中暑，常饮一杯藿香茶 / 65
| 甘草茶：皮肤过敏了怎么办？甘草解毒防过敏 / 66
| 桔梗茶：咳嗽不停很难受，赶紧冲杯桔梗茶 / 67
| 杜仲茶：腰酸背痛身体弱，杜仲补肾强筋骨 / 68
| 菟丝子茶：肾虚阳痿很自卑，菟丝子帮你找回自信 / 69
| 当归茶：脸色苍白气血虚，喝杯补气养血当归茶 / 70
| 葛根茶：内分泌失调心情差，对症喝杯葛根茶 / 71
| 苦丁茶：苦丁味苦功效多，降压减肥还防癌 / 72
| 苦瓜茶：身体燥热惹人烦，苦瓜降温解毒添清凉 / 73
| 淡竹叶茶：口干口渴火气大，淡竹叶去火安心神 / 74
| 远志茶：工作紧张、压力大，常备一杯远志茶 / 75
| 玉蝴蝶茶：喉咙发炎难出声，玉蝴蝶润肺又疏肝 / 76
| 罗汉果：咳嗽不停咽喉肿，罗汉果帮你来消肿 / 77
| 辛夷花茶：鼻子不通很难受，辛夷花祛风散寒治鼻炎 / 78
| 金莲花茶：痰多咳嗽惹人烦，金莲花润肺又消炎 / 79
| 款冬花茶：感冒咳嗽不用怕，快快冲杯款冬花 / 80
| 牛蒡茶：疲于应酬血压升，牛蒡降脂降压养精神 / 81
| 百合花茶：肌肤干燥无光泽，经常饮杯百合花 / 82
| 芡实茶：肾虚了怎么办，泡饮芡实可养身 / 83
| 柠檬茶：孕期呕吐不止，柠檬茶止吐又安胎 / 84
| 桃花茶：血气不畅满脸斑，桃花茶让你面若桃花 / 85

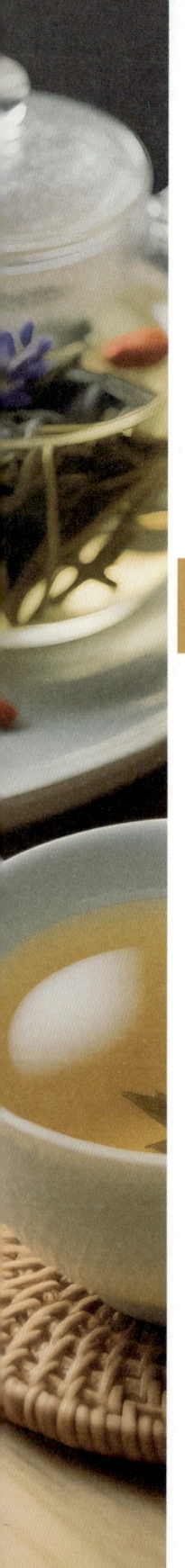

杜鹃花茶：阴天下雨腰腿痛，杜鹃花茶祛风湿 .... / 86
菖蒲茶：心烦气躁常失眠，菖蒲茶助眠又安神 .... / 87
雪茶：口干舌燥火气大，一杯雪茶降火气 .... / 88
甜叶菊茶：花草茶中加点甜叶菊，味道丝甜不怕胖 .... / 89
黄连茶：良药苦口利于病，黄连清热解毒效果佳 .... / 90
芦荟茶：宿便堆积毒素多，芦荟清热排毒清宿便 .... / 91
白豆蔻茶：吃多了肠胃不舒服，白豆蔻消食又暖胃 .... / 92
丁香花茶：肠胃受凉不消化，丁香花为你暖肠胃 .... / 93

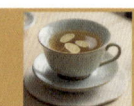

Chapter 3
各种汉方保健茶，调理身体气色佳

眼干：眼睛不够亮，就喝决明子茶 .... / 96
鼻炎：百里香茶，是呼吸的守护神 .... / 98
头痛：川芎茶不仅通经络，还能活血治头痛 .... / 100
醉酒：醉酒神昏，最好喝点葛根茶 .... / 102
中暑：夏季藿香巧妙用，清热生津防中暑 .... / 104
口腔溃疡：总上火的朋友，不妨来一杯黄连茶吧！ .... / 106
脚臭：要想除脚臭，多用茶水来洗脚 .... / 107
痔疮：治痔疮，木槿花茶挺有效 .... / 108
压力大：工作压力大，来杯远志茶 .... / 110
嗜睡：白天打瞌睡，可以喝些人参花茶 .... / 111
神经衰弱：神经出问题，先喝补血养肾茶 .... / 112
失眠：一杯薰衣草茶，让你不知不觉入梦乡 .... / 114
抑郁症：心情抑郁，可以多喝玫瑰茶 .... / 116
感冒：受凉感冒，最好的方法便是喝些姜糖茶 .... / 118
咽喉炎：玉蝴蝶与胖大海，都是咽喉的安全卫士 .... / 120
支气管炎：支气管有炎症，首选杏仁茶 .... / 122
肺结核：治疗肺结核，既要杀菌，也要滋补 .... / 124
咳嗽：咳嗽不止，可以喝一杯桔梗茶 .... / 126

哮喘：仙人掌沏茶，治哮喘最灵验 .... / 128

胃下垂：胃下垂患者，可以喝些双参益胃茶 .... / 129

胃炎：患有胃炎，应当常饮茴香茶 .... / 130

消化不良：每天一杯山楂茶，天天拥有好胃口 .... / 132

小肚腩：小肚腩不用羞，山楂纤体茶解烦忧 .... / 134

口臭：喝上几杯薄荷茶，口气立马变清新 .... / 136

腹泻：一杯茉莉花茶，便可轻松缓解腹泻 .... / 138

呕吐：呕吐第一圣药，就是一杯姜茶 .... / 140

胃及十二指肠溃疡：胃溃疡患者，也可饮茶来治疗 .... / 141

结肠炎：茶叶里含有的鞣酸，就是缓解结肠炎的良药 .... / 142

腹痛：肚子疼，赶紧沏上一杯芍药甘草茶 .... / 143

反胃：治疗反胃，一选人参二选姜 .... / 144

肝炎：养肝护肝，首选白鹤灵芝茶 .... / 145

呃逆：打嗝不止，就喝柿蒂茶 .... / 146

噎膈：治噎膈，只需一杯姜糖茶 .... / 147

高血压：血压有问题，要喝菊花茶 .... / 148

冠心病：血管硬化心绞痛，银杏红花来帮忙 .... / 150

贫血：大枣与枸杞，补血最有效 .... / 152

心悸：治疗心悸，重在补气血 .... / 153

心肌炎：心肌消炎，苦参大黄最灵验 .... / 154

低血压：治疗低血压，离不开大补元气的人参 .... / 155

肾炎性水肿：大腿一压一个坑，可以试下萝卜玉米须茶 .... / 156

尿路感染：随处可见的车前草，就是你尿路的保护神 .... / 157

前列腺炎：经常喝绿茶，便可远离前列腺炎 .... / 158

肾炎：肾炎莫怕，请喝白茅金银茶 .... / 159

糖尿病：南瓜绿豆玉米须，都能改善糖尿病 .... / 160

高脂血症：血脂增高，要喝首乌山楂普洱茶 .... / 162

肥胖症：减肥又抗衰，只需常饮木耳芝麻茶 .... / 164

早泄：巧喝花草茶防早泄，让你重拾自信心 .... / 166

阳痿：难以启齿的男人病，喝对花草茶轻松把病治 .... / 168

阴道炎：女性阴道常发炎，经常喝杯消炎排湿花草茶 .... / 170

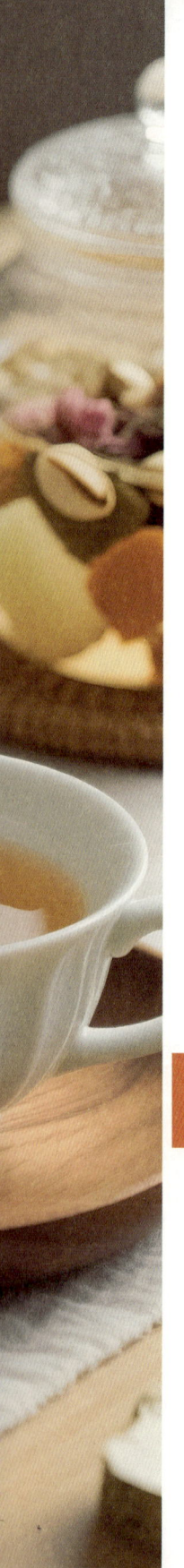

痛经：经期疼痛很难受，花草茶帮你祛寒活血减疼痛 .... / 172

闭经：血气不通停经早，益母草红花补血又活血 .... / 174

不育：巧喝花草茶治不育，孕育出渴望已久的爱情结晶 .... / 176

崩漏：血崩血漏危害大，身边常伴清凉止血花草茶 .... / 178

带下：白带增多精神差，花草茶为你杀菌消炎祛湿气 .... / 180

产后腹痛：产后腹痛身体弱，花草茶助你养阴活血强身体 .... / 182

妊娠呕吐：恶心、呕吐，还厌食，健脾暖胃是关键 .... / 184

胎动不安：孕期胎动腰腹痛，一杯安胎茶让准妈妈更安心 .... / 186

催乳：产后无乳真急人，喝对花草茶烦恼消 .... / 188

乳房肿块：乳房肿块危害大，通络散瘀花草茶来消肿 .... / 190

痤疮：上班压力大，痤疮反复喝点退火茶 .... / 192

色斑：色斑很难看，桃花茶就能代替粉底液！ .... / 193

湿疹：皮肤瘙痒还难看，疗效茶方去烦忧 .... / 194

疮痈：皮肤生疮羞见人，赶紧冲杯清火花草茶 .... / 196

过敏：皮肤过敏，脸上又红又肿，小小茶方帮你解决肌肤问题.. / 198

烧伤：不慎烧伤疼痛难忍，虎杖根消炎止痛效果好 .... / 200

脚气：治好脚气，足下才能更硬气！ .... / 202

烫伤：不小心烫伤了，在家涂些花草茶水就能治 .... / 203

皮炎：皮肤发炎不可小视，绿茶消炎杀菌巧应对 .... / 204

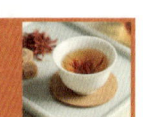

Chapter 4
凉茶轻松饮，在家自己做

降火祛湿：上火反复关节痛，利湿凉茶青风藤 .... / 208

润肺化痰：感冒久咳不好受，照方泡茶解烦忧 .... / 213

护肝健脾：吃饭没胃口？快喝开胃茶 .... / 216

补气养心：面对身体亚健康，广东凉茶有偏方 .... / 220

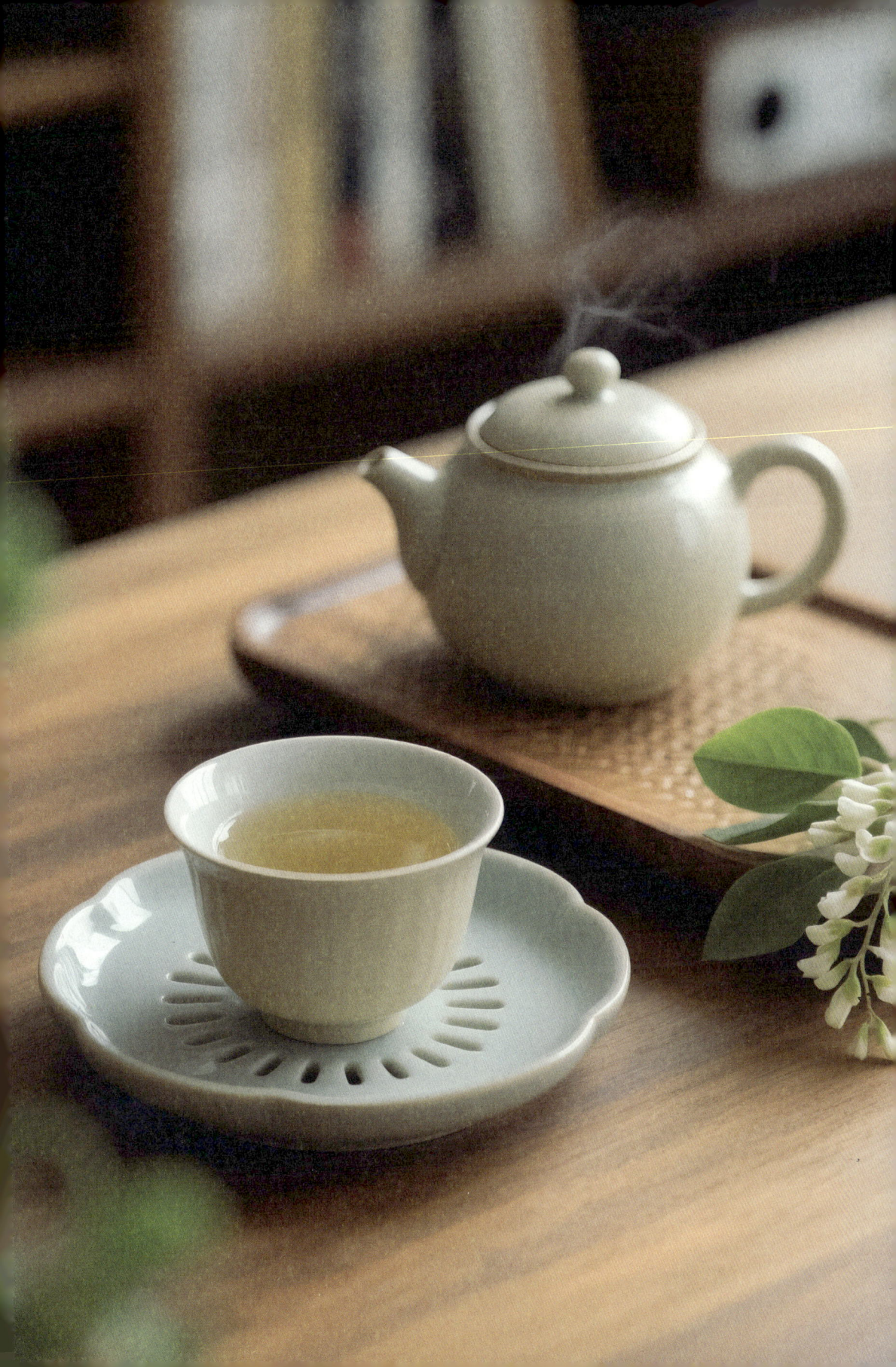

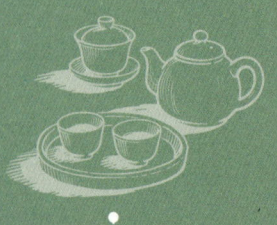

一杯好茶 为健康加分

中国是茶树的原产地，茶叶富含多种维生素和微量元素，饮茶也是中国人的首创，在当代，茶叶被人们誉为"健康绿色饮品"。随着茶疗养生的日渐盛行，更是将茶的养生功效发挥得淋漓尽致。了解茶叶的有效成分与保健作用，能更好地根据自身实际需要进行茶疗养生，让茶香满溢的生活，轻松为健康加分。

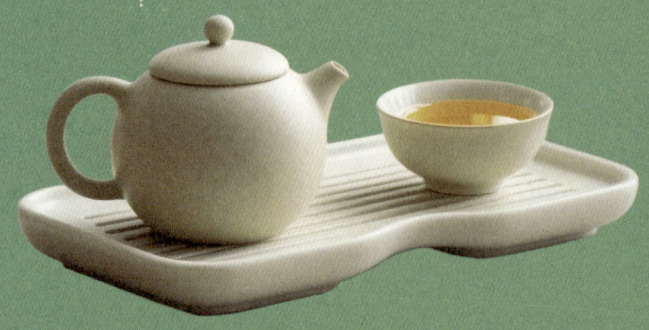

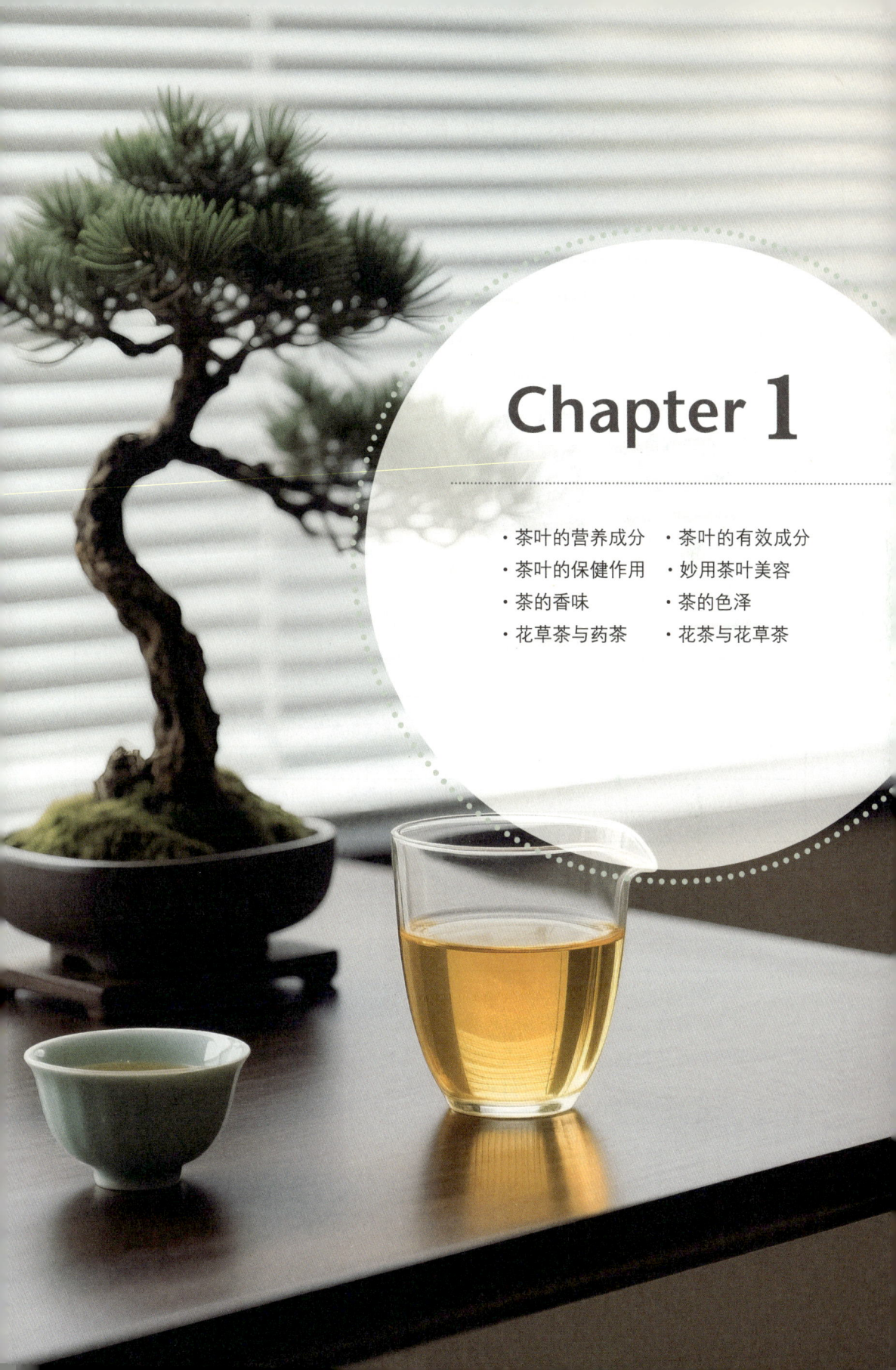

Chapter 1

- 茶叶的营养成分
- 茶叶的保健作用
- 茶的香味
- 花草茶与药茶
- 茶叶的有效成分
- 妙用茶叶美容
- 茶的色泽
- 花茶与花草茶

茶叶的营养成分

茶叶一直被誉为健康的自然护卫者。俗话说得好:"日饮一杯茶,年与茶寿。"这茶寿指的就是108岁。近几年,越来越多的科学研究资料表明,茶叶具有极高的营养价值与保健作用,那么到底是茶叶中的哪些物质起到了增进人体健康的作用呢?新鲜的茶叶中含有75%~80%的水和20%~25%的干物质。但是就在这20%~25%的干物质中含有成千上万的天然营养物质,这些营养物质主要是蛋白质、氨基酸、生物碱、茶多酚、碳水化合物等,正是这些营养物质,对人们的健康起着至关重要的作用。

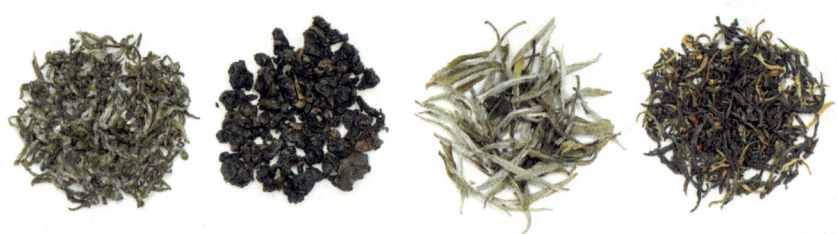

茶叶中的营养物质

营养成分	含量(%)	组　成
蛋白质	20~30	谷蛋白、球蛋白、精蛋白、白蛋白等
氨基酸	1~5	茶氨酸、精氨酸、谷氨酸、丙氨酸、苯丙氨酸等30多种
生物碱	3~5	咖啡因、茶碱、可可碱等
茶多酚	20~35	儿茶素、黄酮、黄酮醇、酚酸等
碳水化合物	35~40	葡萄糖、果糖、蔗糖、纤维素、果胶等
脂类化合物	4~7	磷脂、硫脂、糖脂等
有机酸	≤3	琥珀酸、苹果酸、柠檬酸、棕榈酸等
矿物质	4~7	钾、磷、钙、镁、铁、锰等30种
维生素	0.6~1.0	维生素A、B_1、B_2、C、泛酸、叶酸等

在以上所有营养物质中,茶多酚起着关键作用,茶多酚是自然界中最强有力的抗氧化剂之一。实验证明,10ug/mL茶多酚的作用可以相当于200ug/mL维生素E的作用。另外,和其他植物相比,茶叶中还含有儿茶素、钾、氟、维生素C、维生素E等物质。这些都是茶叶产生色、香、味的源泉,当然更重要的是它们让我们在喝茶的过程中获得了大量的营养物质。

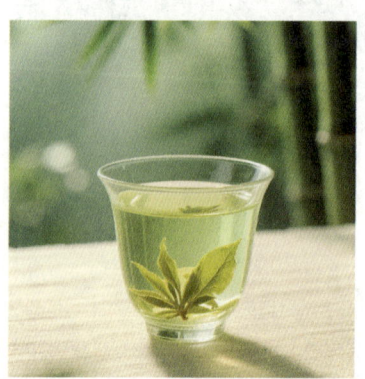

茶叶的有效成分

茶叶最早是作为药用食材的，可见其具有一定的保健强身功效。《本草纲目》中记载：茶味苦甘，微寒无毒，主治瘘疮，利小便，祛痰热，止渴，令人少眠有力，悦志，下气消食。而《神农本草经》也说：茶味苦，饮之使人益思、少卧、轻身、明目。因此，喝茶有消胀气、助消化、消除疲劳、增强耐力、祛痰治痢、益思少睡、清热降火、利尿明目、解毒止渴等作用。

根据现代科学分析，茶叶中有300多种化学成分，其中有很多对人体有益的物质，如儿茶素类及其氧化缩合物，具有抗氧化、抗突变、防癌、降低胆固醇、降低血液中低密度脂蛋白、抑制血压上升、抑制血小板凝集、抗菌、抗食物过敏、改善肠内微生物状况、除臭等作用。

儿茶素是目前被确认为活性最强的天然抗氧化剂之一，且能祛除有害自由基，可以有效抵抗老化。科学研究也证实，儿茶素可用于抗菌，它对肠炎弧菌、肉毒杆菌、金黄色葡萄球菌等都有很好的抑制与杀灭作用。另外，儿茶素对滤过性病毒也有良好的抵抗作用，它还可以降低胆固醇的吸收，从而达到防止动脉硬化及降血脂的作用。

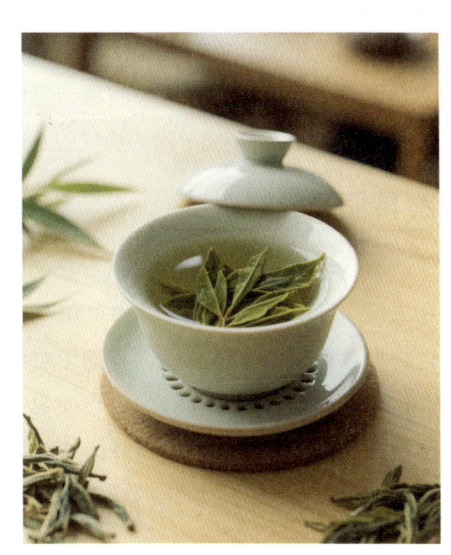

另外，茶叶中还蕴含很多种其他有效成分，它们都有自己独特的保健功效。其中几种重要成分具有的保健功效可以从下面的表格中看出。

茶叶所含有效成分的主要功效

有效成分	作 用
咖啡因	令神经中枢兴奋、提神、强心、利尿、抗喘息
杂链多糖类	抑制血糖上升，从而有效预防糖尿病
黄酮醇类	增强微血管抵抗性、抗氧化、降血压、除臭
胡萝卜素	增强免疫力、抗氧化、防癌
维生素C	抗氧化、防癌、抗坏血病
维生素E	抗氧化、防癌
锌	预防皮肤炎、增强免疫力、防止味觉异常
硒	防止心肌梗死、抗氧化、防癌
皂素	消炎、防癌
氟	防止蛀牙

茶叶的保健作用

茶叶中所含的成分将近 500 种，主要有咖啡因、茶碱、可可碱、胆碱等生物碱，黄酮类、儿茶素、花青素等酚类衍生物质，还有多种维生素、氨基酸和矿物质等，它们共同作用，对人体防病治病有着重要意义，无怪乎人们都说"宁可一日无食，不可一日无茶"。具体来说，茶叶主要具有以下几种保健作用。

1. 提神解劳

茶叶提神的功效主要是因为茶叶中含咖啡因、茶叶碱和可可碱等物质，这些生物碱能刺激机能衰退的大脑中枢神经，促使它由迟钝变为兴奋，集中注意力思考问题，从而起到提神益思、潜心静气的效果。

2. 降脂减肥解油腻

唐代《本草拾遗》中记载着茶"久食令人瘦"，茶叶中的咖啡因和黄烷醇类化合物可以促进消化道蠕动，有助于食物的消化，茶汤中的胆碱和叶酸等物质也具有调节脂肪代谢的功效，能增强肠胃分解脂肪的能力。茶叶在助消化的同时，还可以保护胃黏膜，防止因胃溃疡而引起出血，对肠胃有很好的保护作用。

3. 预防蛀牙、口臭

茶叶中含氟量较高，这些含氟物质可以杀死在齿缝中残留的细菌，起到预防蛀牙的作用，效果要远好于氟化物配合制剂。茶叶还可抑制人体钙质的流失，对预防龋齿、护齿、固齿，均是有益的。茶叶还能消除口腔内残留的蛋白质，从而清新口气、除口臭。

4. 利尿解乏

茶叶中的咖啡因、茶叶碱、可可碱等嘌呤类化合物能刺激肾脏，促使尿液迅速

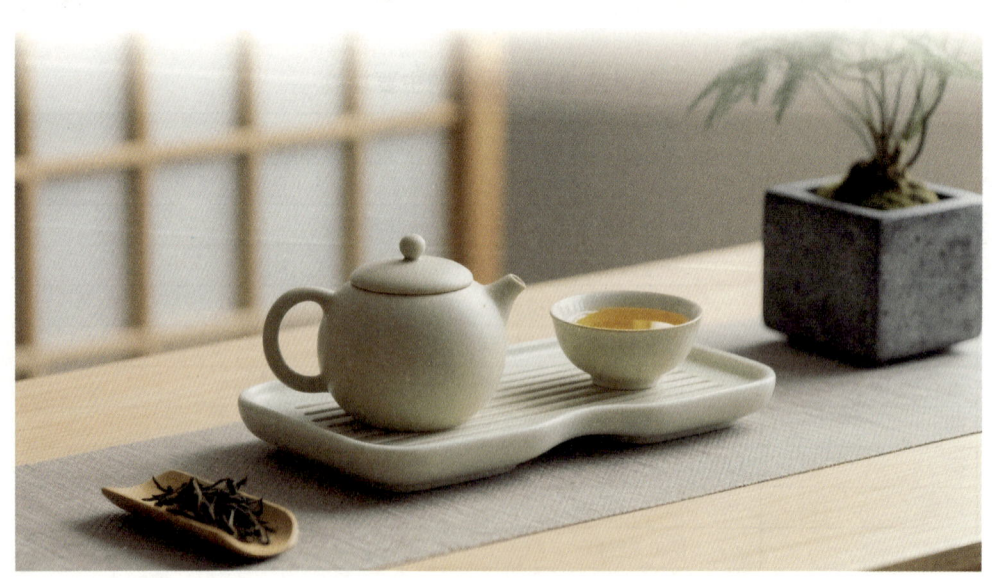

排出体外，提高肾脏的滤出率，减少有害物质在肾脏中的滞留时间，从而起到护肾固肾的效果。咖啡因还能促进排出尿液中过量的乳酸，有助于人体尽快消除疲劳。

5. 消炎杀菌

茶叶中的儿茶素类化合物对伤寒杆菌、副伤寒杆菌、黄色溶血性葡萄球菌、金黄色链球菌和痢疾等多种病原菌具有明显的抑制作用。茶多酚还具有较强的收敛作用，对消炎止泻有明显效果。

6. 抗癌、增强免疫力

茶叶中的茶多酚，主要是儿茶素类化合物，可以阻断亚硝酸铵等多种致癌物质在体内合成，并能直接杀伤癌细胞，提高机体免疫能力。据有关资料显示，喝茶对胃癌、肠癌等多种癌症的预防和辅助治疗均有裨益。

7. 延缓衰老

茶叶中的茶多酚具有很强的抗氧化性和生理活性，是人体自由基的清除剂，能有效阻断脂质过氧化反应，清除活性酶，抗衰老效果要比维生素E强18倍。所以常年饮茶，能身轻体健，延年益寿。

8. 抑制心血管疾病

茶叶中的儿茶素可以防止血液中和肝脏中胆固醇及其他中性脂肪的积累，从而预防动脉和肝脏硬化。

9. 降血糖，改善糖尿病

喝茶可以改善糖尿病的重要原因是茶叶中含有的茶多酚，这些物质能保持微血管的正常韧性，减少微血管的渗透性，所以能使微血管脆弱的糖尿病患者逐渐恢复微血管正常，这对改善糖尿病大有裨益。

10. 预防辐射

喝茶之所以能抵抗放射性物质伤害，主要是因为其含有儿茶素。另外，茶叶中含有的脂多糖、氨基酸等物质也能抵抗放射性物质的伤害。那些平时在高放射性环境中工作的人可以多喝茶来抵抗辐射，从而减轻对身体的伤害。

11. 养颜美容，保持青春

随着岁月的流逝，环境的日益破坏，皮肤容易出现粗糙、皱纹、青春痘等常见问题。而茶叶中含有丰富的维生素、矿物质及抗氧化物质，这些物质有润泽肌肤、乌黑头发、改善气色等作用，让人充满朝气和活力。

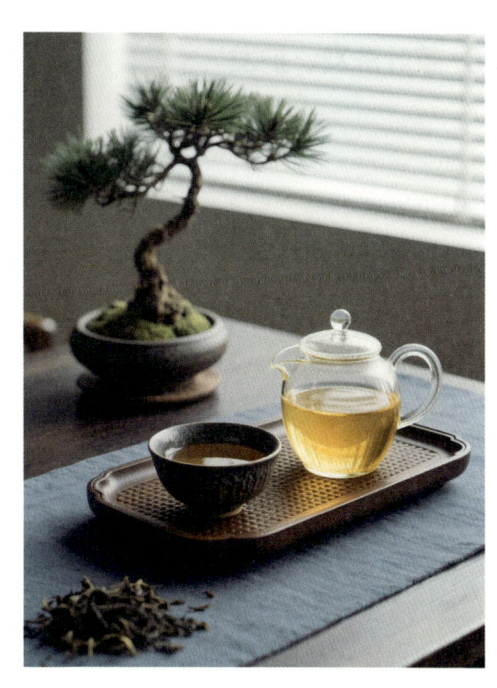

妙用茶叶美容

大部分人都知道，适量饮茶能达到很好的健身美容功效。另外，茶不但可以"内服"，还可以"外用"。茶的美容功效也不单单是用茶包祛除黑眼圈那么简单，巧妙地运用茶叶还可以收到很多其他意想不到的美容效果。

1. 茶汤洗脸

晚上洗脸后，泡一杯茶，把茶汤涂到脸上，轻轻拍脸，或者将蘸了茶汤的化妆棉敷在脸上，过几分钟后再用清水洗净。长期坚持能够祛除色斑、美白皮肤。

2. 茶叶面膜

1匙面粉和1个蛋黄，拌匀后加铁观音茶叶粉1匙，将它们均匀地抹在洗净的脸上，20分钟后再洗去；还可把1匙茶汤和1匙面粉调匀，做成面膜敷脸15～20分钟后洗去。茶叶的消炎、抑菌作用能够有效帮助消除粉刺，去除多余油脂。

3. 茶叶洗发、护发

茶叶中含有的茶皂素有很好的洗涤效果。以茶皂素为原料的洗发水具有去头屑、止痒的功效，并且对皮肤无刺激性，令头发清新飘逸。茶叶还可以护发，洗完头后把微细茶粉涂在头皮上，轻轻按摩，或者把茶汤涂在头上，按摩1分钟后洗净，这样能够防治脱发，去除头屑，起到护发的作用。

4. 茶叶减肥

茶叶中的咖啡因和黄烷醇类化合物可以促进人体消化道蠕动，有助于食物的消化，因此经常食茶可以有效减肥。每天吃1～2匙茶粉，不仅能够减轻体重，还能治疗便秘、高血压。用茶叶泡澡，能够去除角质，洗掉油脂，使皮肤柔软光滑，促进排汗，具有很好的减肥效果。

5. 茶汤沐浴、泡脚

把20～30克茶叶装到小布袋里，放到浴缸里泡浴，或者把泡好的茶汤倒进脚盆里泡脚。茶叶的消炎、抑菌功效以及茶叶中富含的多种维生素不但能够排毒靓肤，去除老化的角质皮肤，使皮肤光滑，还能去除体臭，使身上带有淡淡的茶香味。

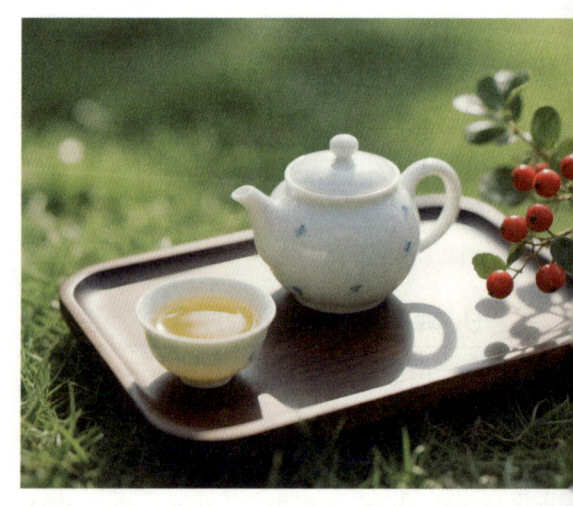

茶的香味

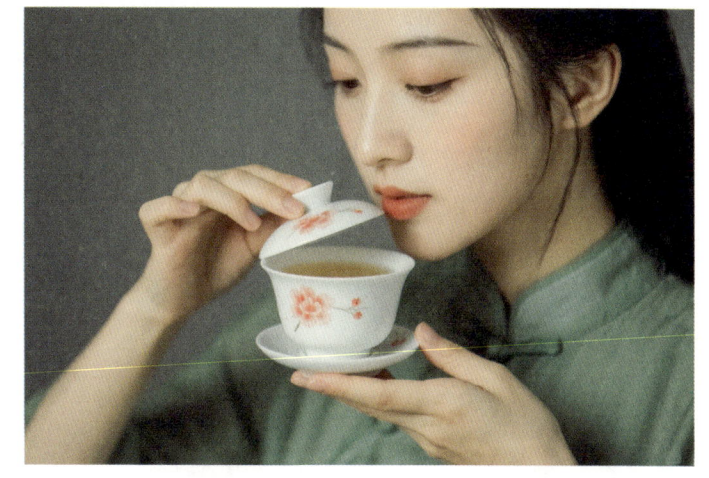

每种茶都有专属于自己的茶香,或清新,或浓郁,或醇厚,或馥郁……自古以来,品茶先闻其香。一杯茶在手,人们往往先被其独特的茶香吸引。茶叶种类繁多,因此不同茶的茶香也千变万化,想要在本书中穷尽每种茶的茶香显然不太现实。我们选择我国的六大类茶,即绿茶、红茶、白茶、黄茶、青茶(乌龙茶)和黑茶作为代表,对其茶香做一个简要的介绍。

绿茶的茶香清香宜人,给人一种清新醇和的感觉。刚刚冲泡好的优质绿茶,会有一股清新的花草香扑鼻而来。品饮时,将绿茶含在口中,在口舌之间慢慢旋动,会有一种清新之感。绿茶中的代表龙井,品之给人以香气鲜活,透彻心肺的感觉。

红茶与绿茶相比则茶香较为浓郁。红茶滋味多醇厚鲜爽,多数还带有丝丝的甘甜,再加上红茶温和的品性,历来受到人们的喜爱。红茶中的代表祁门红茶,闻之便具有独特馥郁的玫瑰花香,被称为"祁门香"。

白茶原料细嫩,香味偏淡。白茶干茶的香气清新淡雅,它既不同于龙井的高香,也不同于碧螺春明显的花果香,属于草木香型。冲泡之后的白茶茶香鲜爽馥郁,滋味甘醇鲜美。

黄茶同白茶相似,茶叶原料细嫩,茶味偏淡。优质的黄茶茶香清悦、香醇味甘。黄茶的品质特点是"黄汤黄叶、香醇味甘"。冲泡时,如果想使其香气得到充分发挥,可以选用紫砂壶;如果想观赏茶姿的形态、茶芽的沉浮以及气泡的生成等,则可选用玻璃杯。

青茶又称乌龙茶,属于半发酵茶。青茶种类繁多,风味独特,香气浓郁。品质优异的青茶有花香味,相反,质量较次的青茶带有烟味、青草味以及其他异味。青茶中的铁观音便具有天然的花果香气。

黑茶韵味独特,茶味粗犷,尤其是其中的普洱茶茶味醇厚回甘,香味愈陈愈香。优质的黑茶茶香浓郁纯正,滋味浓醇爽滑。

茶的色泽

不同的茶种,甚至同一茶种由于茶叶质量的优劣,干茶的色泽和冲泡出来的茶汤的清与浊、明与暗也迥然不同,这些都会影响到茶饮的观感与香味。现在我们多用透明的玻璃杯或白底的瓷杯饮茶,因此特别能显现出茶汤的浓淡、深浅和不同的色层来。

各种名茶不仅茶香各异,色泽也各不相同。庐山云雾茶、黄山毛峰、都匀毛尖等,汤色皆浅绿清澈;铁观音汤色黄艳丽,花茶汤色橙黄而明亮,龙井和玉露茶则汤色碧绿、晶莹剔透,武夷岩茶汤色橙黄。

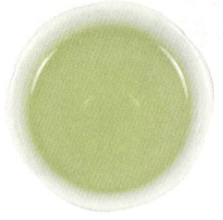 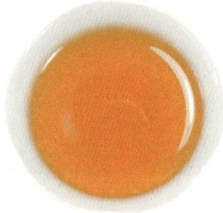 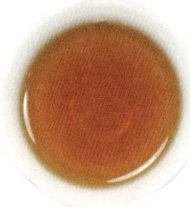

绿茶茶汤　　　　　　　　红茶茶汤　　　　　　　　乌龙茶茶汤

我国六大类茶在色泽上也有明显的区别。绿茶是不发酵茶,具有清汤绿叶的特点,汤色鲜灵清纯、莹亮清澈。红茶是全发酵茶,其干茶呈黑褐色,茶汤红艳明亮。红茶中的代表祁门红茶汤色红亮,云南"滇红"则汤色红浓。白茶属于微发酵茶,其干茶毫色银白,冲泡后,茶汤黄亮清澈,叶底嫩匀、叶片白色、叶脉翠绿。黄茶的特点是黄汤黄叶,汤色以黄汤明亮为好,暗黄或浊黄为次。乌龙茶属于半发酵茶,上品的乌龙茶干茶颜色或墨绿乌润或青绿油润,次等的乌龙茶干茶表面则呈乌褐色、褐色或橘红色;上品的乌龙茶茶汤呈金黄色或橙黄色,且清澈明亮,而质量次的乌龙茶汤色浑浊、红暗。黑茶属于后发酵茶,优质的黑茶茶汤明亮清澈,茶汤中没有悬浮的絮状物等杂质,茶叶叶底匀亮完整。

影响茶叶色泽的因素有很多,除了不同的茶具有不同的色泽外,不同的茶叶储藏方法和冲泡方式也会影响茶叶的色泽。用硬水泡茶,同时水温达不到要求的,泡出的茶水会有石灰的涩味,茶汤的色泽也会变浑浊。总之,优质的茶叶加上正确的冲泡方法,冲泡出来的茶汤才新鲜、清澈、明亮、洁净。

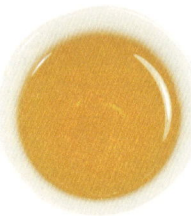 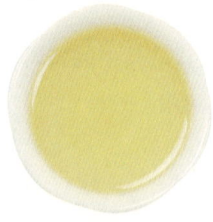 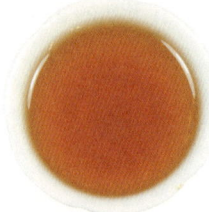

白茶茶汤　　　　　　　　黄茶茶汤　　　　　　　　黑茶茶汤

花草茶与药茶

花草茶是由欧洲传过来的，一般我们所说的花草茶，特指那些不含茶叶成分的香草类饮品，所以花草茶其实是不含"茶叶"成分的。确切来说，花草茶指的是将植物的根、茎、叶、花或皮等部分加以煎煮或冲泡，产生芳香味道的草本饮料。它天然、健康、气味芳香，冲泡方法简易，多具有美容护肤、美体瘦身、保健养生等功效，因而越来越受到现代人的青睐。

同时花草茶还具有低脂肪、低热量，不含咖啡因，富含维生素、类黄酮、矿物质等成分的特点，可以有效地舒缓紧张情绪，放松心情，消除失眠。在提倡自然养生的今天，花草茶已成为很多人的日常保健饮品，受到人们的喜爱和欢迎。然而，值得注意的是，花草茶也要根据自身的体质适量饮用，在饮用前一定要了解所饮用花草茶的特性和饮用禁忌，切不可随便饮用。

药茶是在茶叶中添加食物或药物制作而成的具有一定疗效的特殊饮品。药茶的茶材主要有茶叶，芳香性植物如姜、肉桂等，以及一些经由冲泡或煎煮后，会将其有效成分溶出的花、叶，新鲜或干燥的根茎、果实等。另外，有的茶材也会含有通常归类于中药范畴的动物药材或矿物质。药茶的制作形式，有将茶材直接以加茶或不加茶的方式冲泡或煎煮后，代替茶饮用的；也有将含有茶叶或不含茶叶的中草药经晒干或粉碎混合成粗末，等使用时以开水冲泡或煎服饮用的。

茶是人类最健康的饮品之一，花草茶则是女人最经典的饮品，所以古人有"上品饮茶，极品饮花"之说。而现代亦有"男人品茶，女人饮花"之言。花草茶品种繁多、形态优美、茶色艳丽、口味丰富，在人们普遍追求绿色、环保的今天，花草茶已成为人们的一种首选饮品。它不仅是一种全新的天然健康饮品，同时也带给人们一种纯净自然的生活方式。

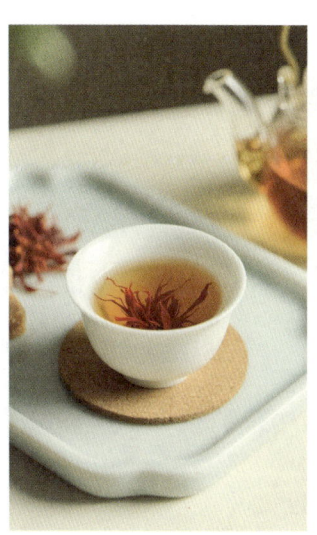
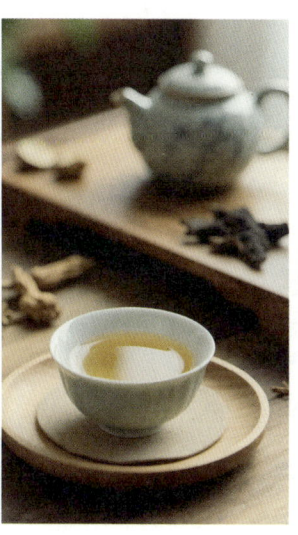
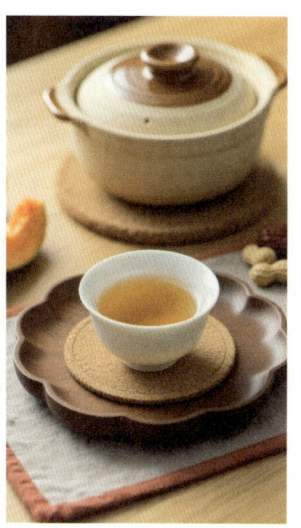

花茶与花草茶

花茶，又名香片，即利用茶善于吸收异味的特点，将有香味的鲜花和新茶一起闷制，待茶将鲜花的香味吸收后再把干花筛除而制成的花茶。花茶香味浓郁，茶汤色深，深得偏好重口味的中国北方人的喜爱。现在市面上最常见的花茶是用茉莉花制成的茉莉花茶。大部分花茶都是用绿茶制作而成的，也有用红茶、乌龙茶制作的。花茶是主要以绿茶、红茶或者乌龙茶作为茶坯，配以能够吐香的鲜花作为原料，采用窨制工艺制作而成的茶叶。

花茶根据其所用的香花品种不同，分为茉莉花茶、玉兰花茶、桂花花茶、珠兰花茶等。其中以茉莉花茶产量最大，约占熏茶用香花总量的80%，它具有浓醇爽口的花香，茶汤明净，鲜爽不浊，为民众喜爱。另外，大部分花茶外形条索紧结、匀整，色泽黄绿温润；内质香气鲜灵浓郁，具有明显的鲜花香气，汤色浅黄明亮，叶底细嫩匀亮。花茶宜于清饮，不加奶、糖，以保持其天然香味。冲泡花茶的茶具大多简单易用。独酌花茶适宜用瓷质小茶壶或瓷质盖杯泡茶；待客则用较大茶壶，冲以沸水，三五分钟后即可饮用，可续泡一两次，简单方便。

自古以来花茶就是爱美女士的最爱，《本草纲目》记载：花茶性微凉，味甘，入肺肾经，有平肝、润肺养颜之功效。近代医学证明，长期饮用花茶有祛斑、润燥、明目、排毒、养颜、调节内分泌等功效。然而花茶品种繁多，不同的花茶功效不同。医生指出，不少花茶具有副作用，饮用不当会造成不良后果，因此大家要针对自身的体质购买适合自己的花茶。

花草茶的英文名是"herb tea"。我们平时说的花茶更多的是指花草茶，属于广义的一种"茶"，但其中并不含茶叶成分。一些草本植物因其香味或其他刺激性气味，又或是其特殊作用，而被采集利用。其中被利用的可能是整株植物，也可能是这株植物的一部分，如根、茎、皮、枝、叶、花、果实、种子等。这种花草茶冲泡后饮用，有不错的香气和功效，也是近年来迅速兴起的饮品。

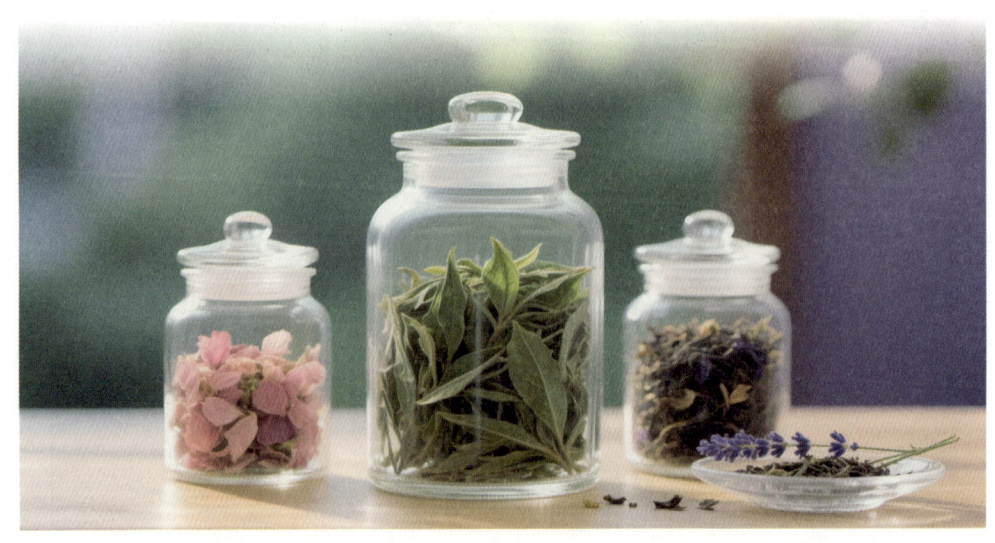

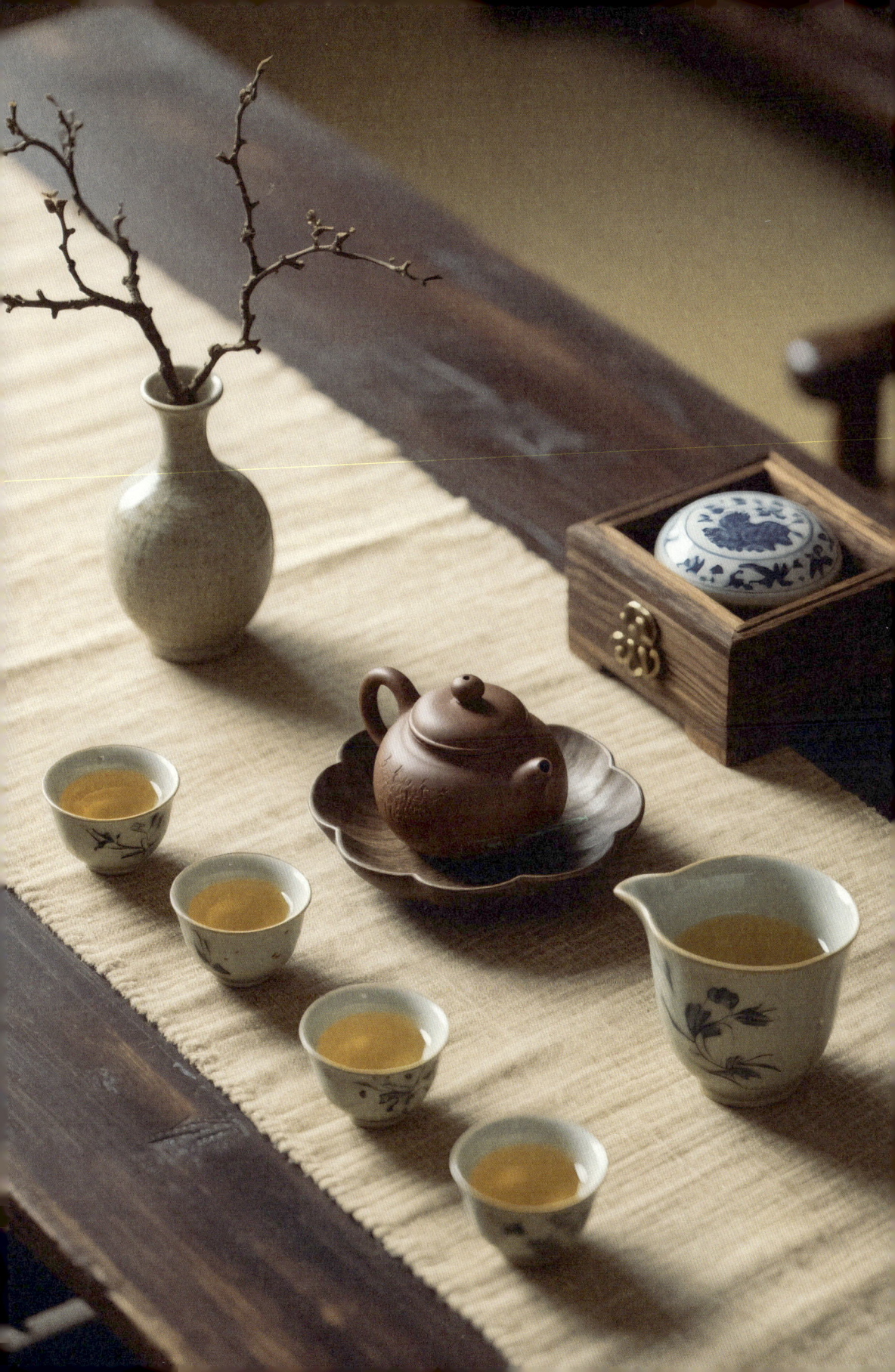

常见病症很烦人，对症饮茶更精神

绿茶、黄茶、红茶、青茶（乌龙茶）、白茶、黑茶等中国六大茶类，富含茶多酚、矿物质等，具有很强的养生保健功效，传统茶材在抗癌、抗心血管疾病、降脂、抑菌、美容等方面有很好的功效。花草茶是将植物的根、茎、叶、花、皮等部分进行冲泡或煎煮，其茶汤富含多种维生素及矿物质，不含咖啡因，具有舒缓紧张情绪、改善睡眠等作用。

需要注意的是，饮用花草茶时，一定要了解各种茶材的特性和饮用宜忌，方可达到健康养生的目的。

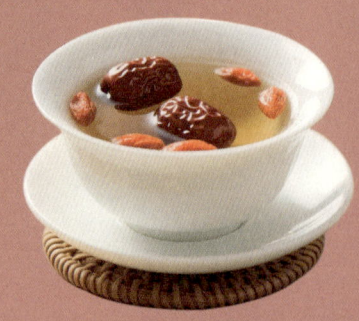

Chapter 2

- 绿茶
- 红茶
- 白茶
- 胖大海茶
- 枸杞茶
- 薰衣草茶
- 山楂茶
- 大枣茶
- 黄茶
- 青茶（乌龙茶）
- 黑茶
- 荷叶茶
- 菊花茶
- 鼠尾草茶
- 肉桂茶
- ……

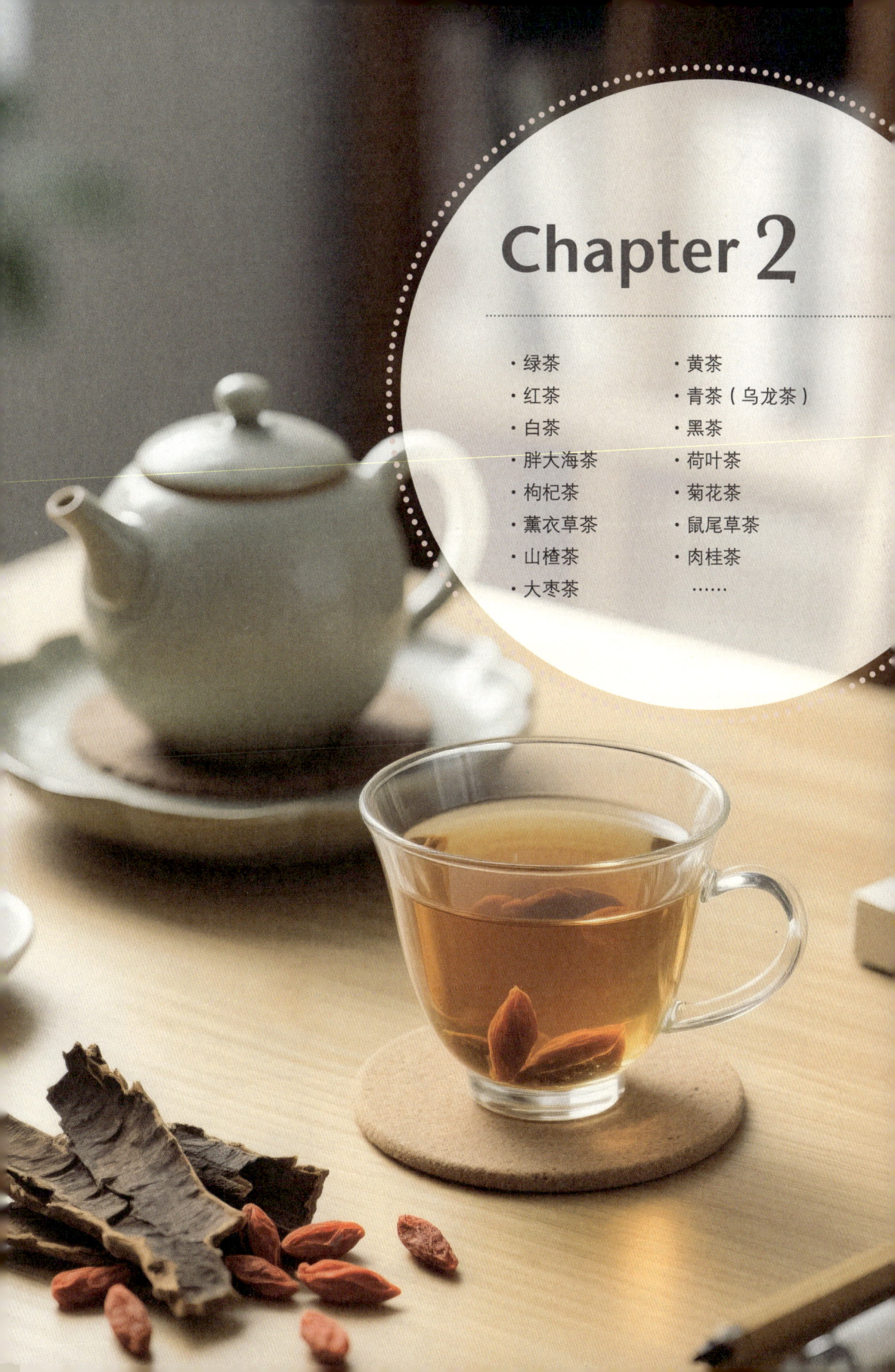

绿茶

- 办公室里辐射大
- 自我防护泡绿茶

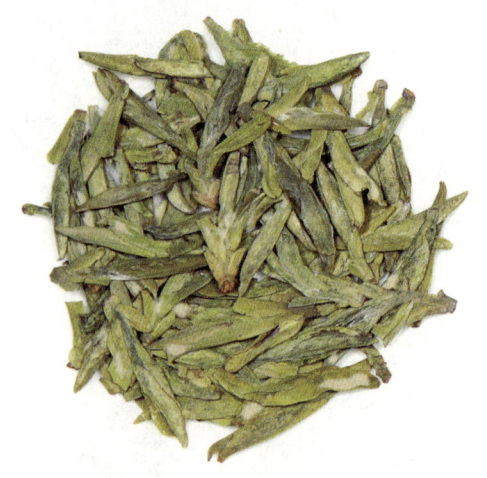

基状：优质绿茶条索紧结、肥硕，一般情况下，名优绿茶冲泡后，茶汤莹亮清澈，茶叶姿态十分优美

茶性：性凉，含有较多的茶多酚、儿茶素、叶绿素、咖啡因、氨基酸、维生素等营养成分

最佳功效：提神、醒脑、防辐射、防衰老、杀菌、消炎、防癌、抗癌等

适宜人群：学生、上班族等一般人群

养生茶方

绿茶醒脑茶

材料：西湖龙井3克，桂圆1~2颗。
做法：将桂圆开小口，同西湖龙井茶一同放入茶壶中，用85℃的水冲泡即可。
功效：防辐射、提神醒脑、缓解疲劳。

绿茶明目降火茶

材料：菊花、槐花、白茶、龙井各3克。
做法：将菊花和槐花处理干净，与白茶一起用400~500毫升的95℃以上的水冲泡饮用。
功效：平肝明目、清肝火。

绿茶润肺泻火茶

材料：绿茶3克，香梨、蜂蜜各适量。
做法：绿茶用沸水冲泡3~5分钟，取茶汤，放入切好的梨子和少许蜂蜜，搅拌均匀即可。
功效：润肺清肠、清热泻火。

甄选

首先，在购买绿茶时，要先观色，优质绿茶茶色新鲜嫩绿，有光泽，劣质绿茶茶色黄暗无光泽；其次要闻茶香、品茶味、观叶底，优质绿茶干茶香气鲜浓，滋味醇爽回甘，茶汤清澈绿亮，叶底明亮鲜绿。

服用禁忌

绿茶中所含咖啡因能兴奋中枢神经系统，因此在临睡前不宜饮用浓茶。此外，有贫血、失眠、胃溃疡、痛风、泌尿系统结石等症的人也不宜过量饮用。

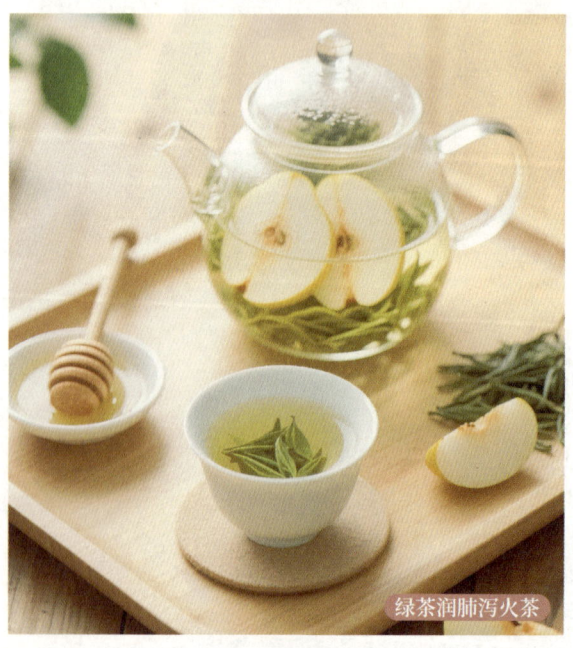

绿茶润肺泻火茶

黄茶

- 晚上吃饭应酬多
- 护肝养胃喝黄茶

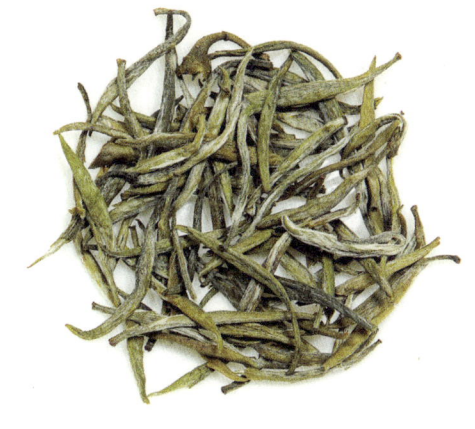

基状：黄茶最大的特点就是"黄汤黄叶"，一般以金黄色、鲜润的干茶为佳

茶性：性凉，富含维生素、可溶糖、茶多酚等物质

最佳功效：黄茶可改善消化不良、食欲缺乏，另外也有很好的抗癌、杀菌、消炎的功效

适宜人群：消化不良、食欲缺乏、懒动肥胖、饮食不规律或吃饭应酬多者

甄选

黄茶以金黄色鲜润者为好，色枯暗者为次。黄茶干茶香气以火工足、有锅巴香气者为好，火工不足者为次，有青闷气或粗青气者为差。汤色以黄汤明亮者为好，汤色暗黄或浊黄者为次。茶香以清悦者为好，有闷浊气者为次。滋味以醇和鲜爽、有回甘者为好，以苦、涩、淡者为次。芽叶以肥壮、匀整、黄色鲜亮者为好，芽叶暗黄薄瘦者为次。

养生茶方

黄芽枸杞养肝茶

材料：莫干黄芽3克，枸杞6克。
做法：将莫干黄芽和枸杞一同放入杯中，倒入沸水冲泡即可。
功效：清肝明目、助消化。

银针清热姜盐茶

材料：君山银针3克，生姜10克，精盐少许。
做法：将君山银针、生姜一同用沸水冲泡30分钟，加少许精盐即可。
功效：温中止呕、清热润燥。

霍山解燥冬瓜茶

材料：霍山黄芽3克，冬瓜50克，姜片1片。
做法：将冬瓜洗净切小块，和姜片一同放入锅中煮熟，和冲泡好的霍山黄芽调和即可。
功效：解暑解燥、消肿利尿。

服用禁忌

贫血患者、神经衰弱者、活动性胃溃疡患者、便秘者、泌尿系结石者等均不宜饮用黄茶，以免加重病情。

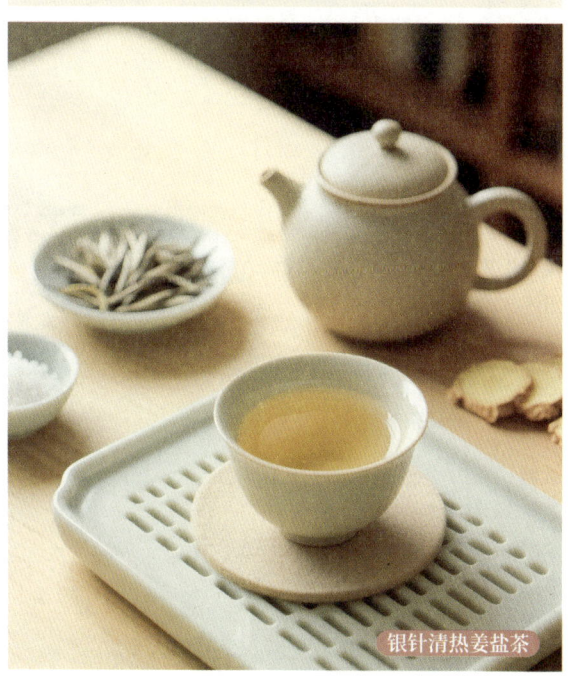

银针清热姜盐茶

红茶

- 护理血管好帮手
- 一杯红茶伴左右

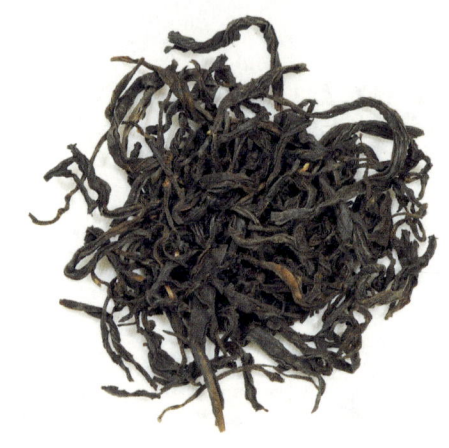

基状： 红茶以"红叶红汤"著称，红茶茶色呈乌黑色，油润有光泽

茶性： 性温，富含维生素、胡萝卜素等

最佳功效： 提神清热、杀菌解毒、抗氧化、延缓衰老、养胃护胃、抗癌

适宜人群： 疲劳烦躁、记忆力减退、体寒、肠胃功能不好、高血压、高血脂、冠心病、动脉硬化、糖尿病患者

养生茶方

宁红杜仲降压减脂茶

材料： 宁红工夫3克，杜仲叶5克。
做法： 将宁红工夫和杜仲叶一同用沸水冲泡5～8分钟即可。
功效： 补肝益肾、降血压、防心肌梗死。

白琳橘花开胃茶

材料： 白琳工夫、橘花各3克。
做法： 将橘花和白琳工夫一同放入杯中用沸水冲泡，加盖闷8～10分钟即可。
功效： 养颜开胃。

正山小麦抗衰茶

材料： 正山小种3克，浮小麦30克，大枣20克，甘草8克。
做法： 将所有原料洗净后放入锅中煎煮，沸腾10分钟后取汤即可。
功效： 缓解精神紧张、抗衰老。

甄选

红茶种类很多，质量也良莠不齐。高档红茶的茶芽含量高，小叶种红茶条索紧细，大叶种红茶条索肥壮紧实，干茶颜色呈乌黑色，油润有光泽，金毫显露，茶味甜香浓郁。沏泡后，优质红茶在碗壁与茶汤接触的地方会有金黄色的光圈，入口后，滋味甜醇鲜爽。

服用禁忌

红茶饮后会让人兴奋，且茶中的茶多酚有利尿作用，因此睡前不宜饮用。此外，孕妇、哺乳期妇女、儿童等不宜饮用红茶。

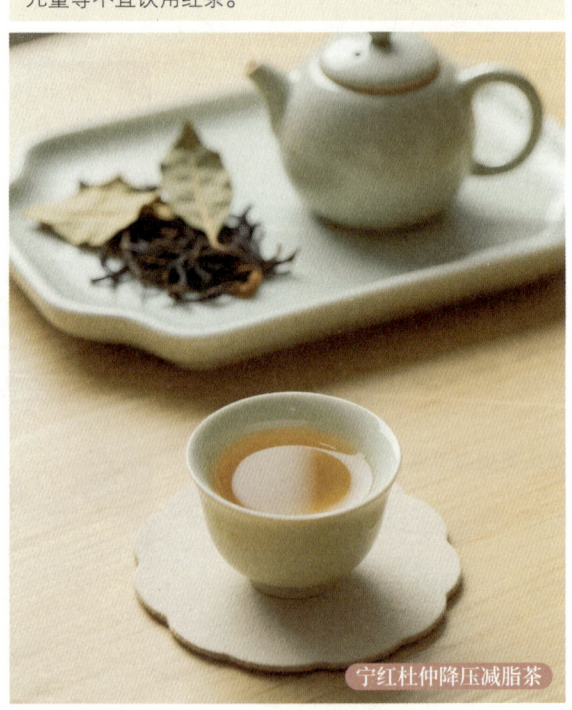

宁红杜仲降压减脂茶

乌龙茶

- 防癌护肝效果佳
- 绿叶红边乌龙茶

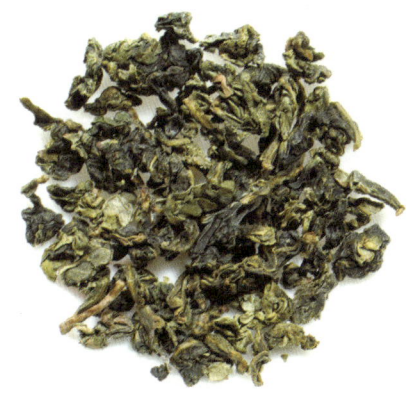

基状：条索紧结重实。茶叶冲泡后，叶片中间呈绿色，边缘有明显的红边，有"绿叶红镶边"的美称

茶性：性温凉，富含茶多酚类、植物碱、蛋白质、氨基酸、维生素等

最佳功效：消除疲劳、生津利尿、解热防暑、杀菌消炎、解毒防病、消食去腻

适宜人群：过度疲劳、口干舌燥、皮肤松弛衰老、体虚肥胖、高血压者

甄选

首先，从外形上看，优质的乌龙茶条索紧结重实、肥厚卷曲，绿叶镶红边。其次，上品的乌龙茶颜色砂绿乌润或青绿油润。再次，上品的乌龙茶汤色呈金黄色或橙黄色，且清澈明亮。最后，闻茶香，品质优异的乌龙茶有清新的花香味。

服用禁忌

乌龙茶中丰富的茶多酚使人不易入睡。另外，乌龙茶性寒，饮用冷茶会对胃不利。茶叶中含有大量茶多酚、咖啡因等，这些对胎儿和幼儿都会产生不利影响，因此孕妇、哺乳期妇女和儿童不宜饮用。

养生茶方

观音灵芝护肝茶

材料：安溪铁观音3克，灵芝草8克。
做法：灵芝草切细，与安溪铁观音一同用沸水冲泡即可。
功效：护肝、提高免疫力。

大红袍减脂茶

材料：武夷大红袍3克，冬瓜皮、山楂各10克，何首乌20克。
做法：将冬瓜皮、山楂、何首乌先放入沸水锅中焖煮10分钟，取汁后冲泡武夷大红袍即可。
功效：轻身减脂、软化血管。

白鸡冠防癌茶

材料：白鸡冠、枸杞子各3克。
做法：用小火煎煮枸杞子，再取汁冲泡白鸡冠即可。
功效：调节血脂、延缓衰老、防癌。

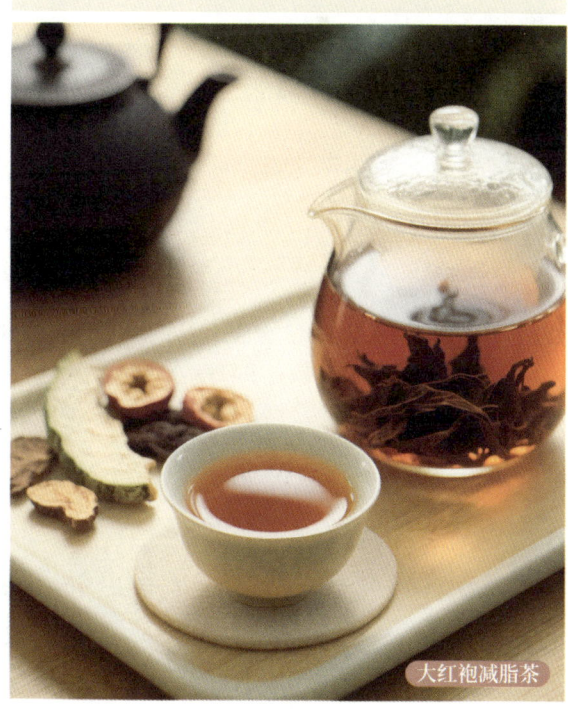

大红袍减脂茶

白茶

- 电脑伤眼不得了
- 常饮白茶视力好

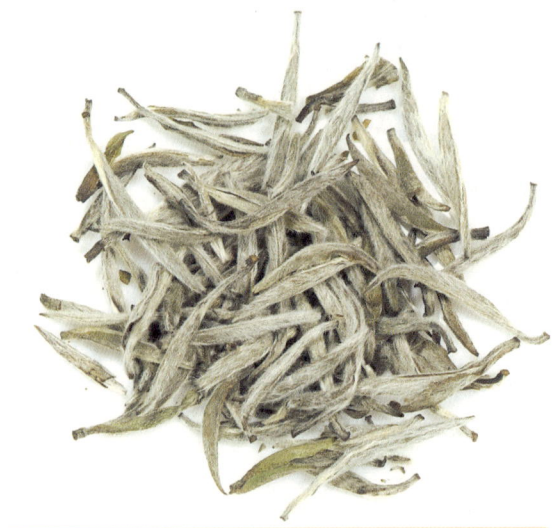

基状：白茶最主要的特点是毫色银白，外形条索紧凑，全芽肥嫩，毫芽肥壮

茶性：性寒，含有人体必需的活性酶、二氢杨梅素等黄酮类天然物质

最佳功效：防癌、抗癌、防暑、解毒、治牙痛、护眼明目

适宜人群：感冒发烧、眼干眼涩、牙龈肿痛、烟酒过度、油腻过多、肝火旺盛者

甄选

白茶最主要的特点是毫色银白，外形条索紧凑、肥嫩全芽、毫芽肥壮，优质干茶颜色光亮油润，香气清幽淡雅，属于草木香型。白茶沏泡后，茶汤黄亮清澈，叶底嫩匀，叶片呈灰绿色，叶脉微红。茶香鲜爽馥郁，滋味甘醇鲜爽。

服用禁忌

白茶性寒凉，对于胃"热"者可在空腹时适量饮用；而胃"寒"者则要在饭后饮用，以免刺激肠胃。

养生茶方

银针木槿明目茶

材料：白毫银针3克，木槿花30克，蜂蜜少许。

做法：木槿花洗净后放入沸水锅中煮沸，调入蜂蜜，与用沸水冲泡的白毫银针充分调和即可。

功效：清热凉血、润燥消肿、护眼明目。

贡眉清热茶

材料：芦根60克，贡眉3克。

做法：芦根洗净后放入锅中煎煮成汁，贡眉用沸水冲泡取茶汤，两者均匀调和即可。

功效：清热解暑、清胃热。

抗辐射白茶

材料：生姜10克，新工艺白茶5克。

做法：生姜去皮后切片，加水煎煮，与用沸水冲泡的新工艺白茶调和即可。

功效：温肺止咳、缓解感冒、抗辐射。

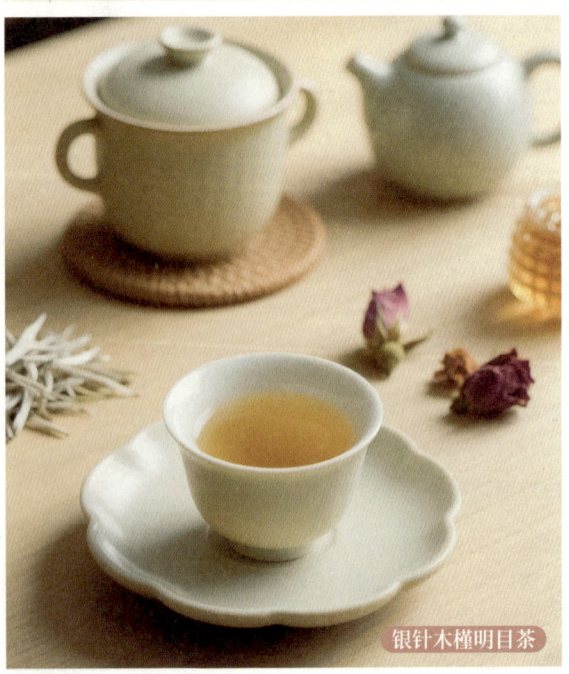

银针木槿明目茶

黑茶

- 各类肥胖不用怕
- 去脂暖身饮黑茶

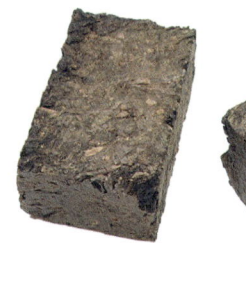
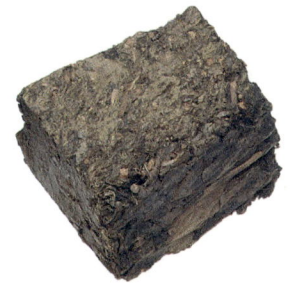

基状：茶形紧结端正，叶片大多呈现暗褐色

茶性：性温和，富含维生素、矿物质、蛋白质、氨基酸、糖类物质等

最佳功效：消炎，抗氧化，延缓衰老，延年益寿

适宜人群：身体肥胖、身体毒素堆积、高血压、高血脂、有心血管疾病者

养生茶方

米砖减肥茶

材料：湖北赤壁米砖茶3克，决明子20克，冰糖适量。

做法：决明子用水煎煮成汁，加适量冰糖调味，冲泡湖北赤壁米砖茶即可。

功效：养肝明目、瘦身减脂。

青砖理肠茶

材料：湖北青砖茶3克，栗子肉20克，桂圆肉、大枣各10克。

做法：栗子肉、桂圆肉和大枣一同煎煮，煮升后冲泡湖北青砖茶即可。

功效：美容养颜、补益气血、清理肠道。

湖南千两降脂茶

材料：湖南千两茶3克，葡萄30克，生姜汁30毫升，蜂蜜少许。

做法：将湖南千两茶用沸水冲泡，加入生姜汁和榨好的葡萄汁，调入适量蜂蜜搅拌均匀。

功效：补气血、降脂调压。

甄选

众所周知，黑茶越陈，口感越好。黑茶中最普遍的是普洱茶紧压茶，选购时要先看茶的包装材料是否紧实牢固、无异味，再看标签上的字迹是否清楚；其次，要看茶形是否端正，条索是否清晰。冲泡后，观察茶汤是否明亮，上等普洱茶茶汤中不应该有絮状悬浮物，茶香浓郁纯正，滋味浓醇爽滑，叶底匀亮完整。

服用禁忌

黑茶味苦，具有中医"消法"的功能，因此老年人、孕妇、小儿及病后体质虚弱而无积滞者忌用黑茶。

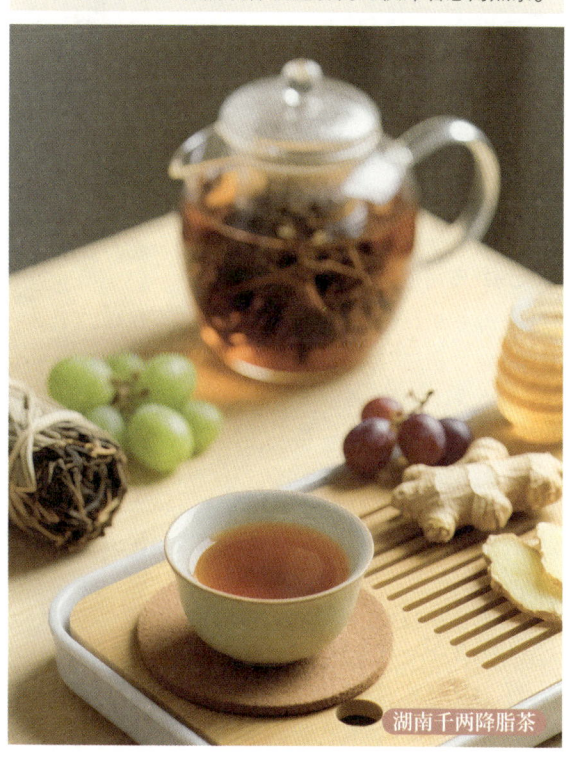

湖南千两降脂茶

胖大海茶

- 有一种痛苦叫有口难言
- 有一种解药叫胖大海

别名： 莫大、澎大海、安南子、大海子、大洞果、胡大海、胡大发

性味： 性凉，味甘、有微苦

最佳功效： 清热润肺、利咽解毒、润肠通便

适宜人群： 适用于慢性咽喉炎、外感引起的咽喉疼痛，急性扁桃体炎，感冒头痛、声音嘶哑、便秘等患者

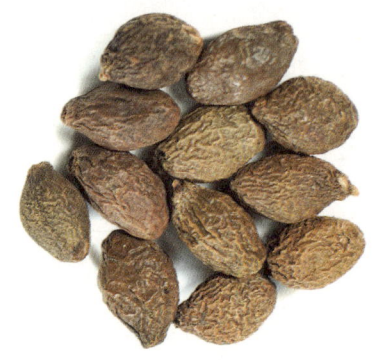

胖大海，生长于越南、印度、马来西亚等地。每年4～6月果实成熟开裂时，采收种子，晒干备用。干果呈棕褐色，外形似橄榄，吸水后膨胀成海绵状，体积成倍增加。

养生茶方

胖大海利咽茶

材料： 胖大海3个，绿茶4克，橄榄4克，蜂蜜少许。

做法： 将橄榄放入水中煮沸，再用橄榄水冲泡胖大海与绿茶，最后加入蜂蜜即可。

功效： 改善黏膜炎症，治疗慢性咽炎、喉炎。

胖大海蜂蜜通便茶

材料： 胖大海4个，蜂蜜适量。

做法： 沸水浸泡胖大海，待水温稍凉后，加入少许蜂蜜，片刻后代茶饮。

功效： 清热润肺、润肠通便。

胖大海甘草清热茶

材料： 胖大海2个，桔梗10克，甘草6克。

做法： 将上述材料用沸水冲泡，加盖静置15分钟后即可饮用。

功效： 清肺化痰、利咽开音、清热解毒，治疗肺热咳嗽、咽痛喑哑。

甄选

胖大海为梧桐科植物胖大海的干燥成熟种子，其伪品常为梧桐科植物圆粒苹婆的成熟种子。正品手摇无声，伪品则有声。胖大海在水中浸泡后迅速膨胀至原体积的6～8倍。而圆粒苹婆的种子呈类圆形，表面具有光泽和较紧密的皱纹，水中浸泡膨胀较慢，体积也小。

服用禁忌

脾胃虚寒，平时就伴有腹部冷痛、大便稀溏者，服用胖大海容易引起腹泻，损伤元气。

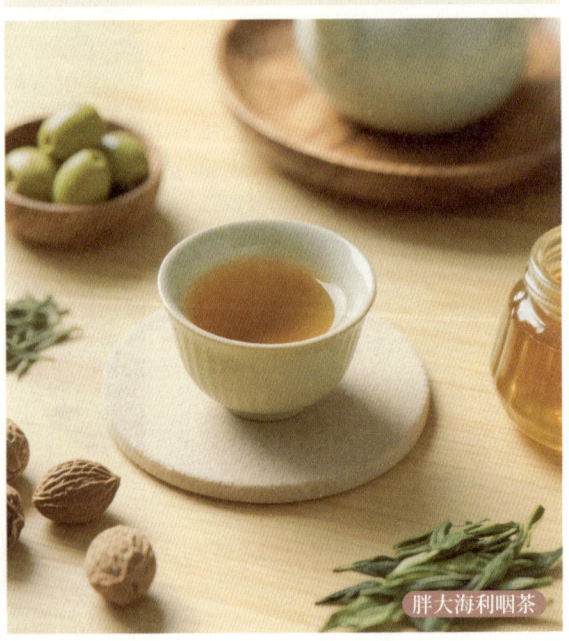

胖大海利咽茶

荷叶茶

- 经期量多还腹痛
- 喝点荷叶没烦恼

别名：莲叶、鲜荷叶、干荷叶、藕叶

性味：性平、味涩、有微苦

最佳功效：消暑利湿、生津止渴、散瘀止血、排毒养颜、降脂减肥

适宜人群：适用于暑热烦渴、头痛眩晕、水肿、高血脂、肥胖、月经量多、妇女产后恶露、跌打损伤等患者

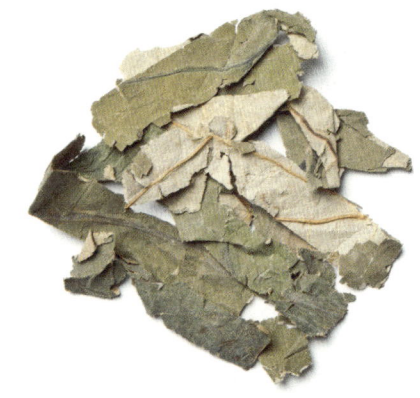

荷叶为睡莲科植物莲的叶子。每年6～7月花未开放时采收，除去叶柄，晒至七八成干，对折成半圆形，晒干备用。常喝荷叶茶有很好的减肥美容效果，是现代白领的日常饮品之一。

养生茶方

生地荷叶调经茶

材料：生地30克，荷叶半张。

做法：将荷叶与生地用沸水冲泡20分钟，过滤后即可饮用。

功效：凉血止血，治疗便秘、便血、经期量多等症。

荷叶排毒减肥茶

材料：荷叶30克，蜂蜜适量。

做法：将荷叶放在茶壶或大茶杯里，注入沸水冲泡，静置5～6分钟后即可饮用，可酌情加蜂蜜调味。

功效：降脂减肥、排毒养颜、滋肝润肺。

荷叶清暑茶

材料：荷叶15克，金银花10克，竹叶心6克。

做法：将上述材料用沸水浸泡，代茶饮。

功效：清热祛暑，适用于暑热烦渴、上火等症。

甄选

上好的干荷叶大、整洁、外观完整，叶色为绿色。选购荷叶时以野生鲜嫩白荷花荷叶为好，尤其需要注意的是，荷叶一定要晒干的，而不是晾干的。晾干的荷叶，水分存留过多，虽然外观油绿好看，但很容易发霉变质，有效物质含量相对也低。

服用禁忌

喝荷叶茶基本上不会产生副作用，但荷叶性微凉，身体瘦弱、气血虚弱者需酌情饮用。

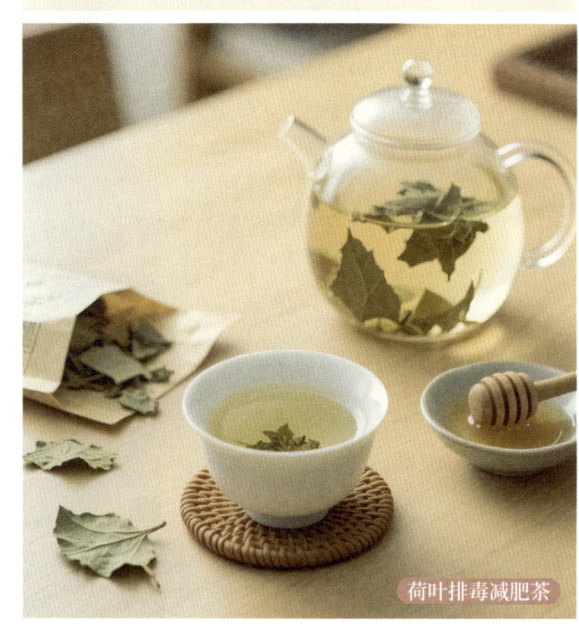

荷叶排毒减肥茶

枸杞茶

- 加班多、压力大
- 头晕目眩就喝枸杞茶

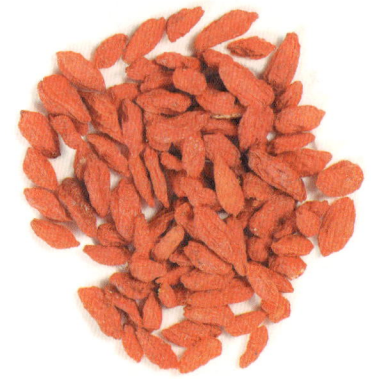

别名： 杞子、枸杞菜、红珠仔刺、牛右力、狗牙子、狗牙根、红耳坠

性味： 味甘，性平

最佳功效： 养肝明目、滋肾、润肺

适宜人群： 适用于虚劳精亏、腰膝酸痛、眩晕耳鸣、阳痿遗精、内热消渴、血虚萎黄、目昏不明等人群

枸杞是宁夏五宝之一，宁夏中宁县更是中国著名的枸杞之乡，已经有600多年的种植历史。中宁地区土壤碱性重，昼夜温差大，这样的自然条件适合枸杞的生长，早在明朝，这里的枸杞就被列为贡品。

养生茶方

枸杞菊花明目茶

材料： 枸杞子20粒，杭白菊5朵。
做法： 将枸杞子与杭白菊放入茶杯中，用沸水冲泡10分钟后即可饮用。频代茶饮。
功效： 疏肝理气、清火明目。

枸杞红枣养颜茶

材料： 枸杞子20粒，红枣3～4颗。
做法： 将枸杞及红枣放入大水杯中，以开水冲泡，静置10分钟后即可饮用。频代茶饮。
功效： 养肾补血、防止皱纹、养颜美容。

枸杞西洋参滋补茶

材料： 枸杞子15粒，西洋参5克。
做法： 将枸杞子和西洋参放入保温杯中，用沸水冲泡5分钟后即可饮用。频代茶饮。
功效： 滋阴补肾、补充体力、抗疲劳。

甄选

枸杞中以宁夏中宁枸杞为最好，其呈椭圆形或纺锤形，略压扁，表面呈鲜红色至暗红色，具有不规则的皱纹，略有光泽。肉质柔润，内有多数黄色种子，扁平似肾脏形。以粒大、肉厚、种子少、色红、质柔软者为佳。

服用禁忌

腹胀、脾胃虚弱、消化不良、高血压及容易上火的人应慎用。腹泻者用枸杞容易加重病情，因此应避免食用。

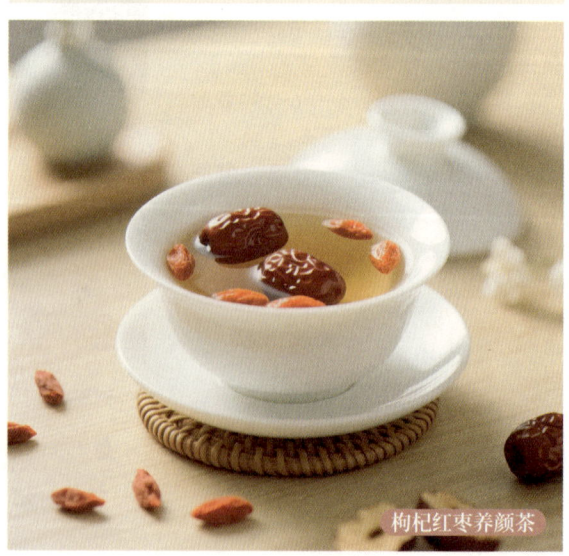

枸杞红枣养颜茶

菊花茶

- 眼干失眠压力大
- 每天一杯菊花茶

别名：黄花、九花、女华、日精、节华、朱赢、延寿客

性味：性微寒，味微甘辛、有微苦

最佳功效：疏风散热、降火解毒、清肝明目、降压安神、消炎利尿

适宜人群：适用于头痛眩晕、肿毒、高血脂、高血压、冠心病、肺热等患者

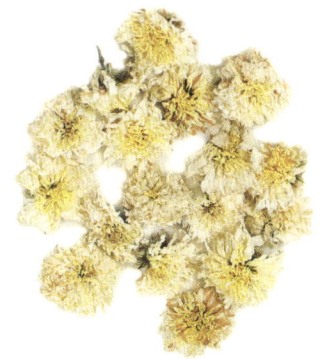

菊花的花形一般呈舌状或筒状。菊花茶作为常见的花草茶品种很多，光是传统的四大名菊就有贡菊、杭白菊、滁菊、亳菊，用作花草茶的菊花以贡菊和杭白菊为佳。

甄选

菊花茶在挑选时，以花朵完整、体轻、质地柔润、颜色鲜艳、气味清香、梗叶等杂质较少、味甘微苦者为上品。杭白菊则应选择花朵肥大、花蕊金黄、干燥无发霉变质的购买。

服用禁忌

痰湿型、血瘀型高血压患者不宜饮用菊花茶。体虚、脾虚、畏寒腹泻者不宜饮用菊花茶。

养生茶方

杭白菊清心明目茶

材料：干燥的杭白菊 1 茶匙，红糖或蜂蜜适量。

做法：将杭白菊放入茶杯中，用一杯滚烫开水冲泡，加盖闷约 10 分钟后即可饮用，可酌加红糖或蜂蜜调味。

功效：养肝明目、生津止渴、清心健脑、防辐射。

菊花枸杞滋养茶

材料：干燥的菊花 1 茶匙，枸杞 10 粒。

做法：将菊花和枸杞用沸水冲泡，加盖静置 10 分钟后即可饮用。

功效：滋阴补肾、养肝明目。

菊槐疏散降压茶

材料：干燥的菊花和槐花各 1 茶匙。

做法：将菊花和槐花同放入茶壶，缓缓倒入沸水冲泡约 15 分钟后即可饮用。

功效：治疗高血压，预防冠心病、脑出血、脑血栓。

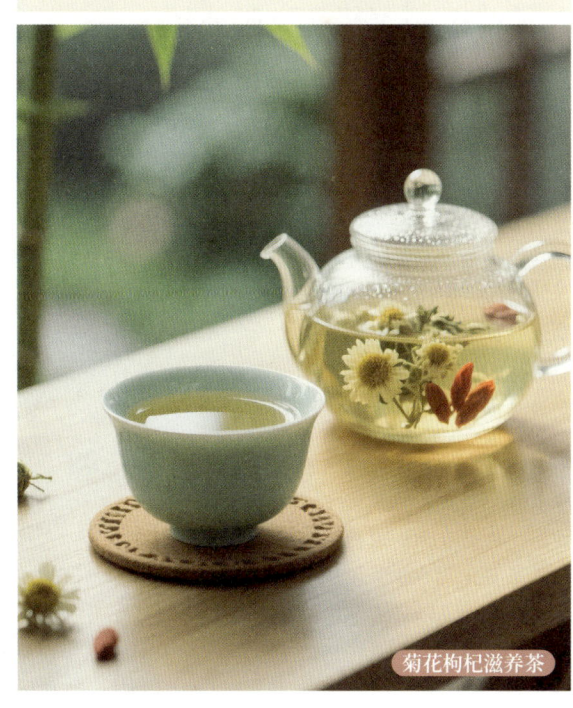

菊花枸杞滋养茶

薰衣草茶

- 一杯薰衣草
- 肌肤问题没有了

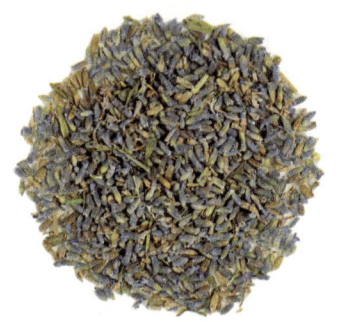

别名： 灵香草、香草、黄香草、爱情草

性味： 性凉，味甘

最佳功效： 安神、调理肠胃功能、美容、排毒、促进血液循环

适宜人群： 适用于感冒、紧张性头痛、焦虑、失眠、抑郁、更年期综合征、消化不良、口臭等患者

薰衣草是一种馥郁的紫蓝色小花，原产于地中海沿岸、欧洲各地及大洋洲各岛，后被广泛种植。薰衣草性喜干燥，花形如小麦穗状，历来被人们称为"爱情之草"，因其特殊的功效，被称为"香草之后"。

养生茶方

薰衣草玫瑰美白茶

材料： 薰衣草1茶匙，干玫瑰花5朵，绿茶少许。

做法： 将上述材料放入茶壶中，用开水冲泡，加盖闷5分钟后即可饮用。

功效： 疏肝理气、美白祛斑、排毒祛痘。

薰衣草陈皮健胃茶

材料： 薰衣草1茶匙，陈皮3片，葡萄干10粒。

做法： 将薰衣草、陈皮和葡萄干用开水冲泡，静置10分钟后即可饮用。

功效： 助消化、消除胃胀气。

薰衣草薄荷清凉茶

材料： 薰衣草1茶匙，薄荷3片，枸杞10粒，冰糖少许。

做法： 将薰衣草、薄荷、枸杞和冰糖放入茶壶，用500毫升开水冲泡，加盖静置10分钟后即可饮用。

功效： 清凉润肺，治疗嗓子干疼、声音沙哑。

甄选

购买薰衣草茶时，应先掂一掂花茶的重量，质量较重，叶梗、碎末等杂质较少的为佳品。然后再看外形，优质的薰衣草茶花朵完整饱满、色泽均匀，闻之花香纯正浓郁。另外，优质的薰衣草茶干品花形完整、干燥不受潮。

服用禁忌

薰衣草茶适合在早上或晚餐后喝一杯，但每天一杯就够了，不宜过多。过敏体质和孕妇不宜饮用。

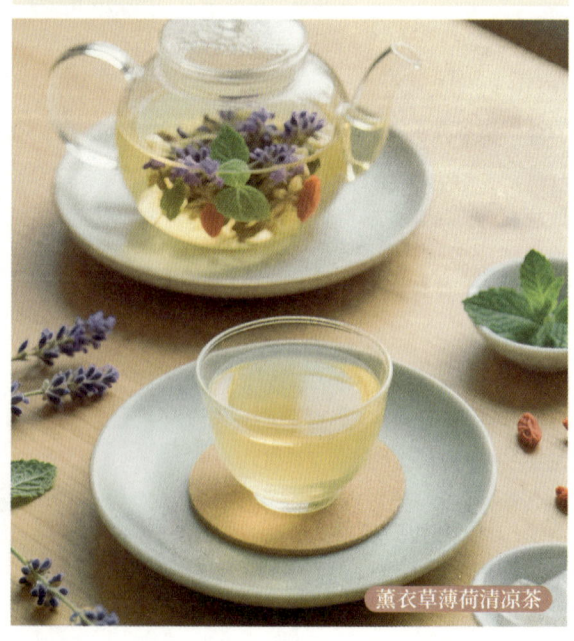

薰衣草薄荷清凉茶

莲子茶

- 久坐腰酸腿痛没精神
- 莲子提神又解乏

别名： 莲米、莲蓬子、莲宝

性味： 性平，味甘涩

最佳功效： 安神明目、健脑益智、补中养神、健脾补胃、益肾固精

适宜人群： 适用于虚烦、惊悸、失眠、脾虚泄泻、肾虚遗精等患者

养生茶方

莲子红枣提神茶

材料： 红枣40克，莲子20克，冰糖适量。

做法： 将红枣和莲子用水浸泡至软后捞起，然后放进保温杯中，用沸水冲泡30分钟后调入冰糖即可饮用。

功效： 补血润肤，是长期疲劳过度、消耗精神者的补养佳饮。

莲子安神解乏茶

材料： 绿茶10克，莲子30克，冰糖20克。

做法： 将莲子用温水浸泡2小时后，与绿茶一起用沸水冲泡30分钟后即可饮用。

功效： 健脾益肾，主治食欲不佳、腰酸腿痛、疲倦乏力、懒言少动、女性带下量多等症。

莲子桂圆壮阳茶

材料： 莲子10粒，桂圆干20克，蜂蜜适量。

做法： 将莲子用温水浸泡2小时后，与桂圆一起用沸水冲泡30分钟，加入适量蜂蜜即可饮用。

功效： 补中养神、健脾补胃、益肾固精。

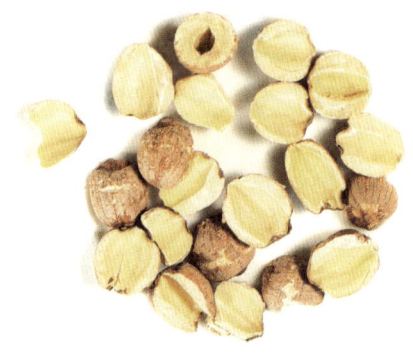

莲子是多年生水生草本植物莲的成熟种子。每年大暑前后采收的称为伏莲或夏莲，立秋以后采收的称为秋莲。我国大部分地区均出产莲子，以江西赣州、福建建宁产者最佳。

甄选

选购莲子时，应选颗粒饱满、粒大均匀、身干、肉厚、色泽鲜亮、无虫蛀、碎粒少、刀伤少的购买。用牙轻咬或锤敲易脆裂破碎的，表明莲子身干、无霉变现象，是优质的莲子；用牙轻咬带韧性，留有齿痕的，表明为身潮或尚未成熟的莲子，不宜购买。

服用禁忌

发霉的莲子会霉变产生黄曲霉素等致癌物，因此发霉、发黄的莲子不能食用。舌质偏红、爱流鼻血的身体内热大者喝莲子茶会引起便秘，不宜饮用。

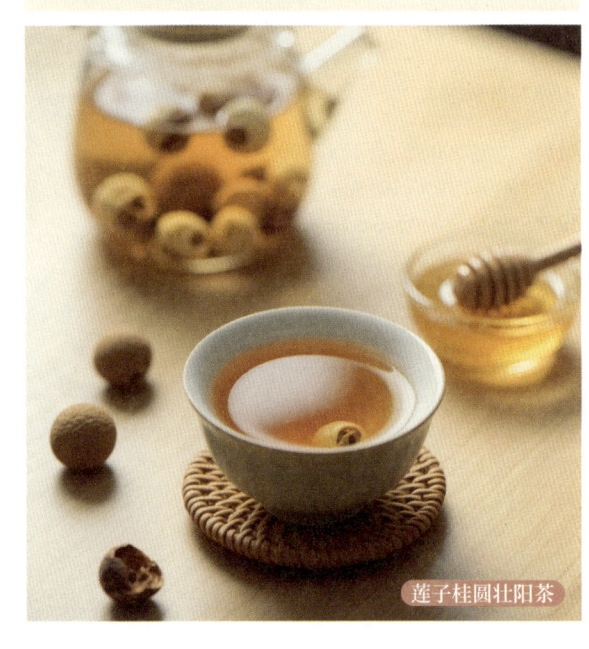

莲子桂圆壮阳茶

山楂茶

- 上班久坐不消化
- 健胃整肠山楂茶

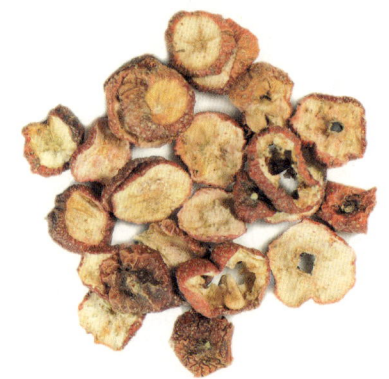

别名： 山里红、红果、胭脂果、海红、山梨

性味： 性微温、味酸、甘

最佳功效： 开胃消食、活血散瘀、化痰行气、降逆平喘

适宜人群： 适用于消化不良、细菌性肠胃炎、咳嗽、湿痰、高血压、冠心病、闭经或产后瘀阻腹痛、恶露不尽等患者

山楂，可食用植物，质硬，果皮薄，口味酸甜，广泛种植于山东、河南、河北等北方地区。在我国，山楂是果实兼用药食。山楂的成熟果实可生用或炒黄入药。

甄选

山楂有南山楂与北山楂之分。选购北山楂时，色泽呈红色、肉厚籽少、片大而干、质地坚硬、无发霉虫蛀现象的为佳品；南山楂则以色泽呈棕黄色、大小均匀、呈扁饼状、无发霉虫蛀现象的为佳品。如果山楂表面有黑色小细点，则有虫蛀，不宜购买。

养生茶方

山楂果消食茶

材料： 山楂30克，蜂蜜少许。
做法： 将山楂用料理机打碎，用开水冲泡15分钟，过滤后添加蜂蜜即可饮用。
功效： 消积化食，可治疗消化不良。

山楂荷叶养颜茶

材料： 山楂500克，干荷叶200克，薏苡仁200克，甘草100克。
做法： 将以上材料共研细末，分为10包，每日取一包，沸水冲泡，代茶饮。
功效： 排毒养颜、降脂减肥。

山楂毛冬青降脂茶

材料： 山楂30克，毛冬青30克。
做法： 将上述材料用清水煎煮，每日1剂，温服。
功效： 降胆固醇、清热消脂、活血通络。

服用禁忌

肠胃功能弱者应少吃山楂。空腹或消化性溃疡患者不宜多食，以免刺激胃黏膜，使胃部胀满、反酸。

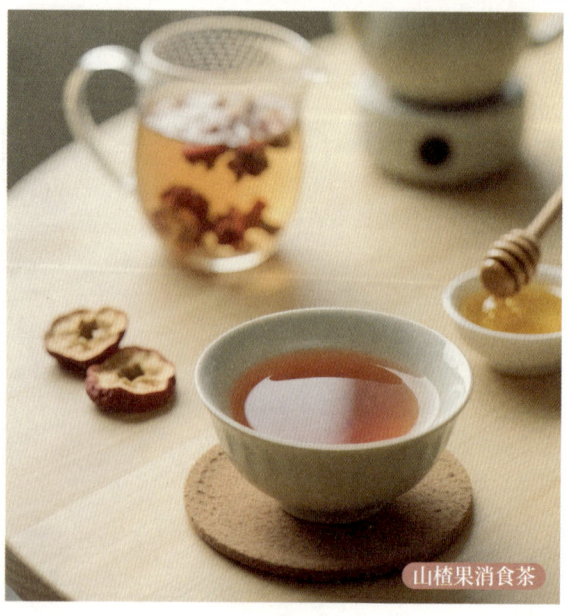

山楂果消食茶

肉桂茶

- 四肢冰凉不用慌
- 一味肉桂帮你忙

别名：玉桂、牡桂、菌桂、筒桂、桂皮、大桂、辣桂

性味：性大热，味辛、甘

最佳功效：促进血液循环、暖脾胃、增进食欲、解热散寒

适宜人群：久病体虚、腰膝冷痛、积食、消化不良、闭经、阳痿等患者

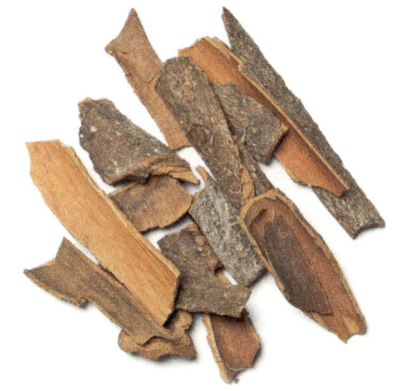

肉桂即肉桂树的干燥树皮，气味芳香。肉桂不仅是常用的调味品，可健脾开胃，行气化食，而且也可入药疗疾，为中医"五大味"之一。在我国广西、广东、福建等地区有大面积种植。

甄选

选购肉桂时，应选择皮细肉厚、外皮呈灰褐色、断面平整、呈紫红色、油性大、香味浓、味甜微辛的购买。若断面呈锯齿状可能是以其他树皮冒充的，要谨慎选择。

服用禁忌

肉桂是温热性药物，如有口渴、咽干舌燥、咽喉肿痛、鼻子出血等热性症状者不宜服用。患有干燥综合征、红斑狼疮、大便干燥、痔疮、目赤者不宜服用。

养生茶方

肉桂红枣祛寒茶

材料：肉桂3～5克，红枣3颗。
做法：将上述材料放入茶杯中，开水冲泡，浸泡10分钟，过滤后即可饮用。可代茶饮。
功效：增进食欲、祛热散寒。

肉桂玫瑰润颜茶

材料：肉桂3～5克，玫瑰花3～5朵。
做法：将上述材料放入茶杯中，开水冲泡，浸泡10分钟，过滤后即可饮用。
功效：促进血液循环、调经润颜。

肉桂马鞭草活血茶

材料：肉桂3～5克，马鞭草3～5克，蜂蜜适量。
做法：将上述材料放入茶杯中，开水冲泡，浸泡10分钟，过滤后加入适量蜂蜜调味即可饮用。
功效：助消化、活血通经。

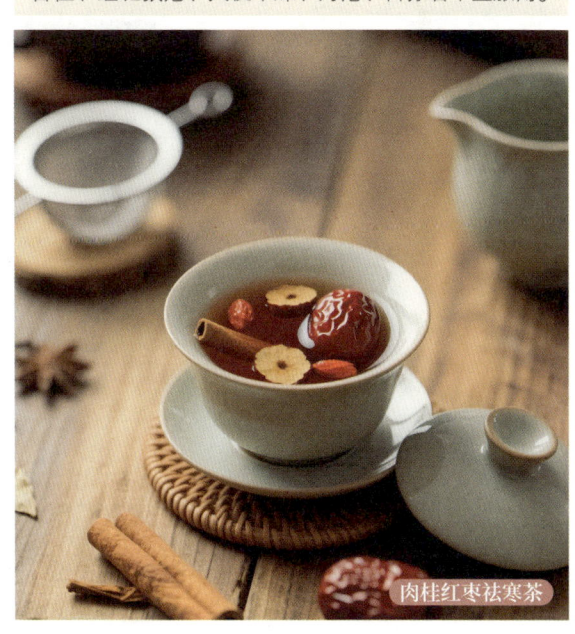

肉桂红枣祛寒茶

大枣茶

- 告别"熊猫眼"
- 大枣一泡露红颜

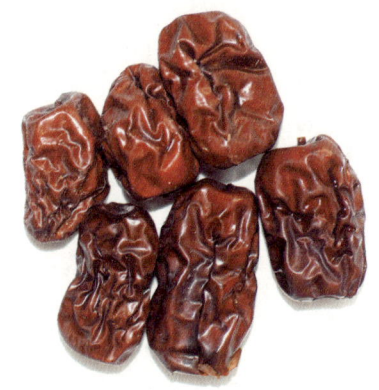

别名：红枣、干枣、枣子、丹枣、枣

性味：性温，味甘

最佳功效：补脾和胃、益气生津、养血活血

适宜人群：适用于食欲缺乏、倦怠乏力、面黄肌瘦、失眠健忘、贫血烦躁等患者

大枣在中国已有八千多年的种植历史，自古以来就被列为"五果"（桃、李、梅、杏、枣）之一。大枣富含多种维生素成分，其中维生素C的含量在果品中名列前茅，有维生素之王的美称。

甄选

大枣应选择表皮鲜亮，呈紫红色，颗粒大且均匀，饱满肉厚，皮薄果核小，无破损，皱纹少的购买。选购时用手捏一下，感觉坚实而干燥的为上品；手感松软粗糙的，质量较差，不宜购买。

养生茶方

大枣蜂蜜补血茶

材料：大枣100克，蜂蜜适量。

做法：把大枣用料理机打碎，放入锅中加水煮成糊状，待凉了放入冰箱中，每天舀一两勺，加入一点蜂蜜，用开水冲成茶喝。

功效：补血健脾、治疗便秘。

大枣枸杞提神茶

材料：大枣100克，枸杞5克。

做法：将一把大枣放到铁锅里，干锅翻炒，将表皮炒成黑色，每次拿5～6颗，加几粒枸杞，泡成大枣枸杞茶。

功效：充实精神、保护眼睛、抗辐射。

大枣玫瑰茶

材料：玫瑰花3～5朵，大枣6颗。

做法：将一把大枣放到铁锅里，干锅翻炒，将表皮炒成黑色，每次拿5～6颗，加几朵玫瑰花，泡成大枣玫瑰茶。

功效：补脾和胃、活血调经。

服用禁忌

食枣不宜过多，过度食用会引起胃酸过多和腹胀。有湿热痰热者不宜食用。体质燥热的女性，不宜在经期食用。脾胃虚寒、有牙病、便秘者不宜食用。

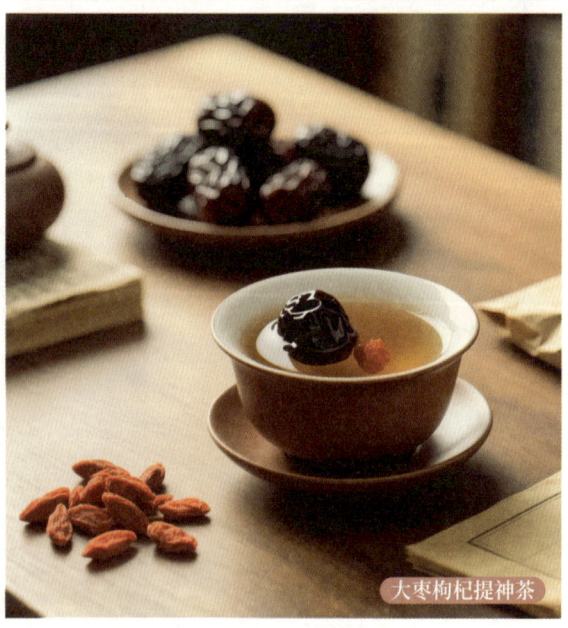

大枣枸杞提神茶

人参花茶

- 只用一点人参花
- 轻松提高记忆力

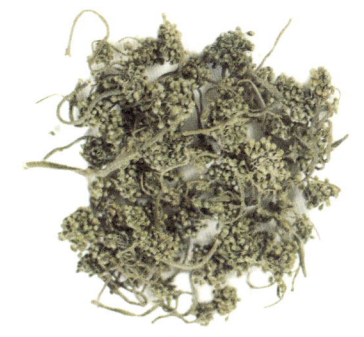

别名： 神草花

性味： 性微凉，味甘、有微苦

最佳功效： 滋阴补肾、益气活血、益智明目、增强免疫力、提高记忆力

适宜人群： 适用于高血压、高血脂、冠心病、体弱多病、肠胃虚弱、食欲缺乏、记忆力减弱等患者

人参花是我国名贵药材之一，含有二十种皂苷活性物质、十七种氨基酸、十一种微量元素、三种抗癌活性硒及粗蛋白等。具有益气活血、调节内分泌、促进新陈代谢、提高人体免疫力的作用，素有"绿色黄金"之称。

甄选

选购人参花时，需注意其与三七花不同，从外形上看，三七花较为紧结，花朵比较大，人参花花朵小，花朵比较散；从味道上看，三七花有甘苦味，人参花苦味比较重。

服用禁忌

人参花性微凉，过量服用或久服易感冒，一次用量过大还会造成头晕，服用人参花时，在饭后热饮为宜，每次1～4朵开水冲泡温服即可。

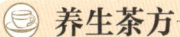 养生茶方

参花枸杞健脑茶

材料： 人参花5克，杭白菊5克，枸杞5粒。

做法： 将人参花与其他材料一起放入杯中，用沸水冲泡5分钟后即可饮用。

功效： 清凉明目、益气活血、提高记忆力、抗衰老。

人参花补气茶

材料： 人参花5克，冰糖或蜂蜜适量。

做法： 将人参花与冰糖一起置入杯中，用热开水冲泡4分钟即可饮用。

功效： 益气养精、清热退虚火、补元气、主治倦怠、心烦气躁。

人参花康乃馨祛痘茶

材料： 人参花5克，康乃馨3朵。

做法： 将人参花和康乃馨放入茶壶，缓缓注入沸水冲泡，10分钟后即可饮用。

功效： 治疗暗疮、青春痘。

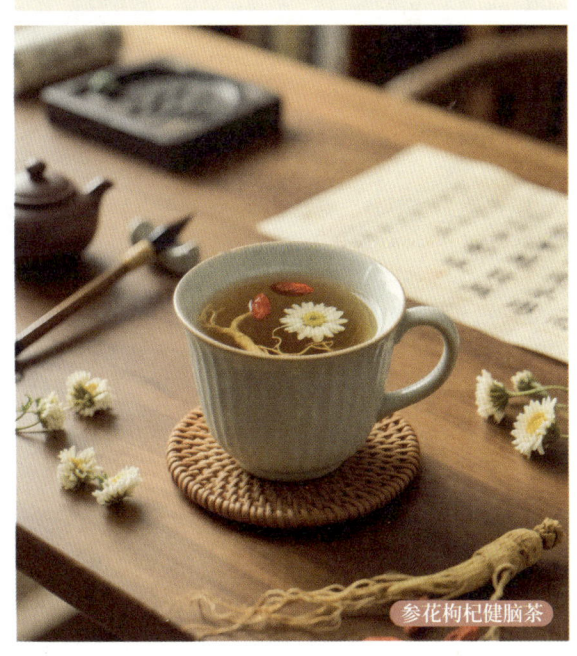

参花枸杞健脑茶

干姜茶

- 没事泡杯干姜茶
- 暖身健胃防感冒

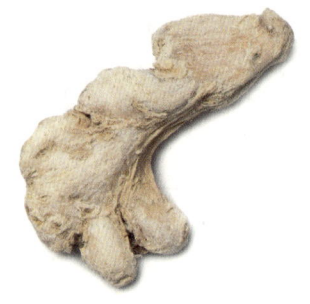

别名：白姜、均姜、干生姜、老姜、姜头、姜

性味：性热，味辛

最佳功效：活血暖身、温胃止痛、发热散寒、增进食欲、抗菌解毒

适宜人群：适用于胀气、消化不良、呕吐、痛经、气管炎、风湿性关节炎、伤风感冒、晕车晕船、月经腹痛等患者

干姜为姜的干燥根茎。在冬季茎叶枯萎时挖取，去净茎叶、须根、泥沙，晒干或用微火烘干。干姜多呈扁平、不规则的块状。我国大部分地区都有生产，主产区为四川、贵州等地。

甄选

干姜多为扁平块状，表面为灰黄色或灰棕色。优质的干姜质地坚实，断面呈黄白色或灰白色且粉性足，内皮层环纹明显，气香特异，味道辛辣。

养生茶方

干姜感冒茶

材料：干姜25克，红糖少许。

做法：将切碎的干姜加上红糖，以开水冲泡服用。

功效：治疗外感风寒、鼻子不通、流清鼻涕、头痛发烧或被雨淋后发冷、肚子痛等症。

干姜止咳茶

材料：干姜15克，橘子皮15克。

做法：将上述材料用开水冲泡20分钟，一日3次，代茶饮用。

功效：祛寒止咳，治疗慢性咳嗽有特效。

干姜养胃茶

材料：干姜30克，食醋、红糖少许。

做法：把干姜洗净切片，以醋浸泡一昼夜，用时取适量姜片加红糖、开水冲泡，代茶饮用。

功效：治疗慢性胃炎、胃痛、恶心呕吐。

服用禁忌

干姜性热，阴虚内热、血热妄行者禁服。不可与黄连、黄芩、天鼠矢同服。孕妇慎服。

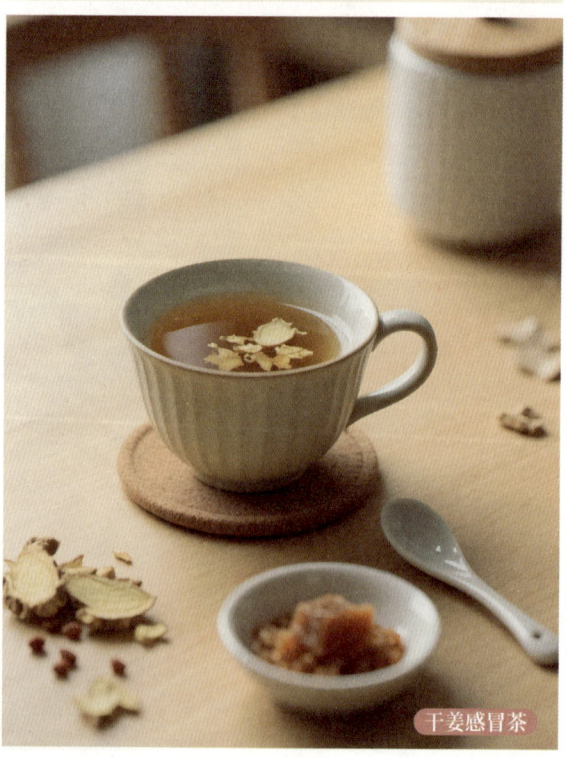

干姜感冒茶

桑葚茶

- 冲杯桑葚茶
- 轻松告别便秘之苦

别名：桑果、桑枣、桑实、桑子、乌椹
性味：性寒，味甘
最佳功效：补血滋阴、生津止渴、养心益智、安神乌发
适宜人群：适用于头晕目眩、耳鸣心悸、烦躁失眠、腰膝酸软、须发早白、血虚便秘等患者

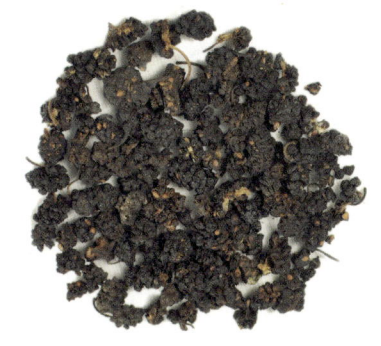

桑葚为桑树的成熟果实。其味甜多汁，是人们常食的水果之一。桑葚在生长过程中，没有任何污染，所以它又被称为"民间圣果"，据说早在两千多年前就已经是皇帝的御用补品了。

甄选

新鲜的桑葚以个大、颗粒饱满、色泽紫红、厚实、无出水、外观完整、不腐烂、无杂质者为佳。市面上有的桑葚颜色比较深，吃起来却比较生，可能是经过染色的桑葚，不宜购买。

养生茶方

桑葚清火通便茶

材料：桑葚40克，冰糖20克。
做法：将上述材料用开水冲泡15分钟后即可饮用。
功效：滋肝肾、充血液、祛风湿、清虚火，主治神经衰弱和津液不足引起的大便干燥。

玉竹桑葚滋阴茶

材料：玉竹12克，红枣12克，桑葚12克。
做法：将上述材料用沸水冲泡，加盖静置20分钟后即可饮用。
功效：滋阴养血，适用于气血不足、面色萎黄、腰腿酸软、口干咽燥者。

桑葚润燥茶

材料：锁阳20克，桑葚子20克，蜂蜜适量。
做法：将锁阳和桑葚用开水冲泡15分钟，待茶稍凉时调入蜂蜜即可饮用。
功效：治疗肾功能不佳、腰膝无力、烦躁失眠等症。

服用禁忌

桑葚中含有溶血性过敏物质，过量食用容易引发溶血性肠炎。桑葚中含有较多的鞣酸，会影响人体对钙、铁、锌的吸收，因此儿童、脾虚腹泻者不宜多吃。

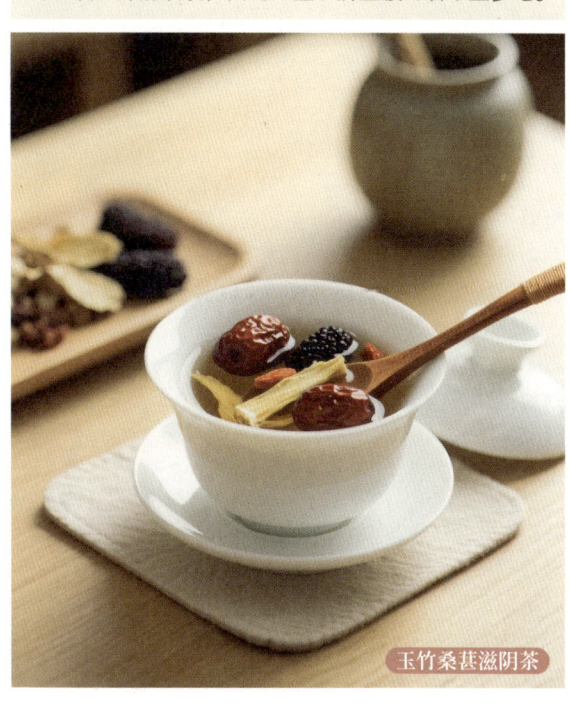

玉竹桑葚滋阴茶

益母草

- 经期腹痛惹人烦
- 益母草常伴办公族身边

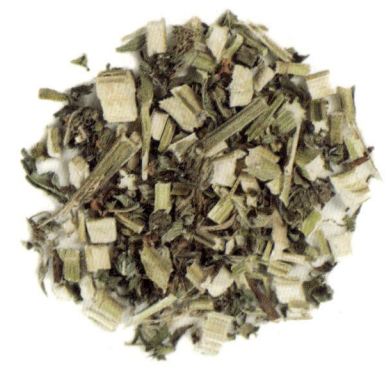

别名： 益母蒿、益母艾、红花艾、坤草、茺蔚、贞蔚、田芝麻

性味： 性凉，味辛、有微苦

最佳功效： 去瘀生新、活血调经、利尿消肿、益精明目、美容养颜

适宜人群： 适用于月经不调、痛经闭经、恶露不尽、急性肾炎水肿、关节疼痛等患者

益母草为唇形科植物益母草的全草。全草都可以入药，为一年或二年生草本植物，夏季开花。益母草多生于田埂、山野荒地、草地等，在我国大部分地区均有分布。

甄选

益母草分为鲜品和干品两种。平时用来冲泡茶饮的多为干品。优质的益母草鲜品质地鲜嫩，叶片繁茂、颜色呈青绿色。优质的干品则茎表面呈灰绿色或黄绿色，质地坚韧，无发霉变质现象。

养生茶方

益母草红糖调经茶

材料： 益母草5克，香附子5克，红糖适量。

做法： 将上述材料放入保温杯中，用500毫升沸水冲泡30分钟后即可饮用。

功效： 活血调经，改善痛经和不适、祛痘美容。

益母草活血利尿茶

材料： 干益母草90～120克，若为鲜品则加倍。

做法： 将益母草放在保温杯中，以沸水冲泡15分钟后分2～3次饮用，每日1剂。

功效： 活血利尿，治疗急性肾小球肾炎。

益母草绿茶

材料： 干益母草20克，绿茶2克。

做法： 上述材料沸水冲泡，加盖闷5分钟后即可。饮完后，再冲再饮，至淡尽为止。

功效： 主治原发性高血压、妇女痛经。

服用禁忌

益母草性凉，寒性体质、气血虚弱者禁服。胃下垂、子宫下垂、慢性泄泻等病人禁用。孕妇禁用。

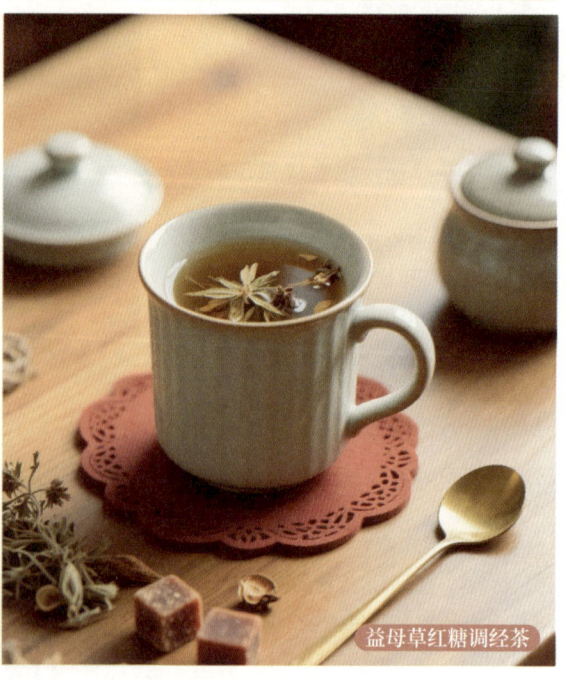

益母草红糖调经茶

麦芽茶

- 麦芽很便宜
- 强身健体很神奇

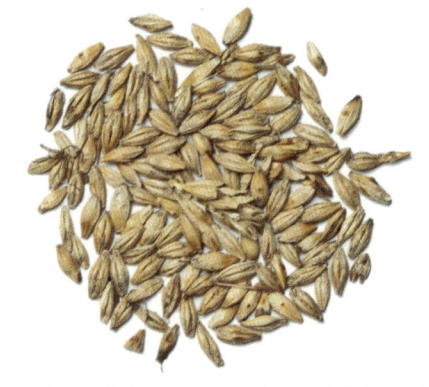

别名：麦蘖、大麦蘖、大麦芽、大麦毛、扩麦蘖、草大麦

性味：性平，味甘

最佳功效：滋养强壮、助消化、和中下气、开胃、降血糖

适宜人群：老少咸宜，尤其适用于病后胃虚、食欲不佳、呕吐腹泻、乳胀不消、便秘、需产后回乳者

麦芽为禾本科植物大麦的成熟果实经过发芽干燥后制成的，即将麦粒用水浸泡后，保持适宜的温度、湿度，待幼芽长至约 0.5cm 时，晒干或低温干燥而成。麦芽通常要经过炒制后才能食用。

养生茶方

麦芽强身茶

材料：炒麦芽 30 克，乌龙茶 8 克（炒焦）。

做法：将上述材料放入茶壶中，用沸水冲泡，10 分钟后即可饮用。

功效：滋养强身、消食健脾、利湿止痢。

山楂麦芽降压茶

材料：山楂 15 克，麦芽 20 克，白糖 5 克。

做法：将山楂洗净、去核、切片，与麦芽一起放入砂锅中，放入适量水大火煮沸，再用文火煎煮 20 分钟，去渣，加入白糖即可饮用。

功效：开胃助消化、降血压。

麦仁陈皮开胃茶

材料：炒麦芽 30 克，陈皮 10 克。

做法：将上述材料放入茶壶中，沸水冲泡，10 分钟后即可饮用。

功效：和中下气、理气开胃、助消化。

甄选

优质的麦芽色泽呈淡黄色，外观为菱形、两端尖、粒大、饱满，且带有香气。而劣质的麦芽色泽发灰、颗粒细小干瘪，有些还带有发霉的味道，有明显的虫蛀现象，不宜购买。

服用禁忌

麦芽忌与水杨酸钠、阿司匹林、四环素族抗生素、烟酸等同服。服用麦芽期间忌饮茶。哺乳期女性禁服。

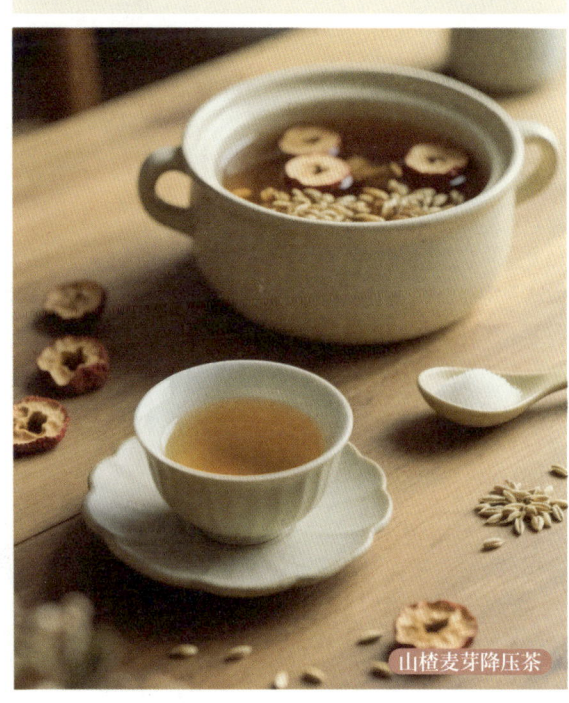

山楂麦芽降压茶

桂圆茶

- 面色苍白气血差
- 热水冲泡桂圆茶

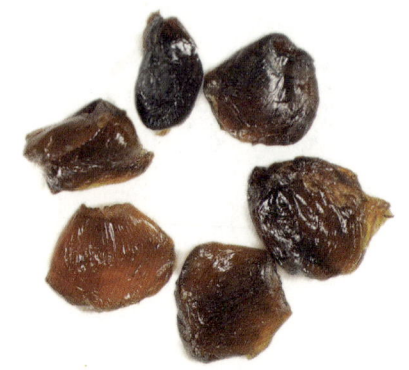

别名： 桂圆肉、桂圆干、益智、龙眼

性味： 性温，味甘

最佳功效： 补心益脾、养血安神、补脾固气、润肺止咳

适宜人群： 适用于病后虚弱、气血不足、体虚乏力、失眠健忘、产后血亏、贫血、健忘、神经衰弱等患者

桂圆是我国南方亚热带地区的名贵特产。在历史上，它与北方的人参齐名，有"南桂圆，北人参"之称。桂圆营养丰富，自古就受到人们的喜爱，其有明显的滋补功能，被视为珍贵的补品。

养生茶方

桂圆当归补血茶

材料： 桂圆肉 10 克，当归 5 克。

做法： 将上述桂圆肉和当归用沸水冲泡，静置 20 分钟后即可，不拘时，代茶饮。

功效： 补血调经，用于产后体弱和病后调理、缓解脑力衰退。

桂圆枸杞安神茶

材料： 桂圆干 5 粒，菊花 15 克，枸杞 10 克。

做法： 将桂圆干、菊花和枸杞用沸水冲泡 15 分钟后即可饮用。

功效： 清热明目、补肾安神，治疗干眼症。

桂圆茉莉补肾茶

材料： 桂圆 12 克，茉莉花 10 克。

做法： 将桂圆肉和茉莉花用沸水冲泡 10 分钟后即可饮用。

功效： 利水消肿、温气补肾、镇静神经，治疗便血。

甄选

挑选桂圆，首先要看它的外形。优质的桂圆颗粒较大，壳色黄褐，壳面光洁，外壳薄而脆。质量较次的桂圆，颗粒较小，壳面粗糙不平。挑选桂圆时可以摇一摇，优质桂圆摇动时没有声响。另外，优质桂圆肉色黄亮，质脆柔糯，味道浓甜。

服用禁忌

桂圆性温味甘，能助火化燥，凡具有阴虚内热、湿阻中满症状或痰火体质的人都不宜服用。

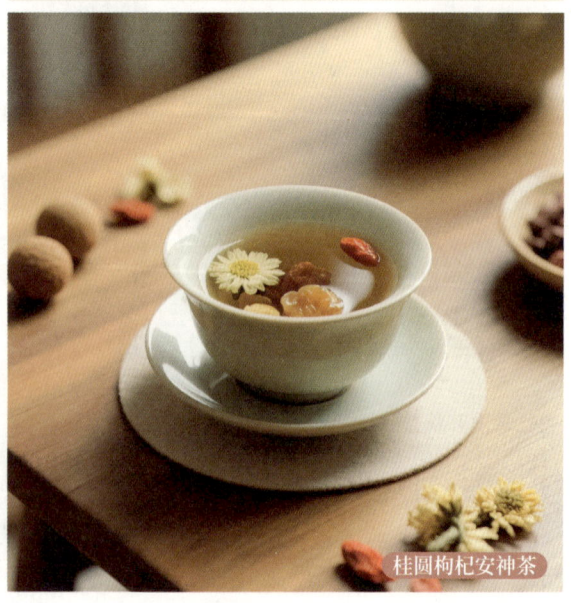

桂圆枸杞安神茶

板蓝根茶

- 嘴角长疱"不敢言"
- 板蓝根解除你的尴尬

别名：靛青根、蓝靛根、大蓝根、兰龙根、板蓝

性味：性寒，味苦

最佳功效：清热解毒、抗菌消肿、凉血利咽、抗病毒、止渴消烦

适宜人群：适用于风热感冒、病毒性肝炎、麻疹、小儿水痘、带状疱疹、感冒、咽喉炎等患者

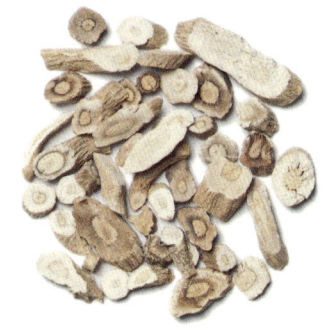

板蓝根为植物菘蓝或草大青的干燥根，呈细长圆柱形，其叶称为大青叶。板蓝根质坚实而脆，断面皮部呈黄白色或浅棕色。主产于河北、江苏、安徽等地。

甄选

板蓝根冲剂相对于未经加工的板蓝根而言，简单、易食用，然而在功效上却大打折扣，因此很多人还是愿意购买未经加工的板蓝根进行冲泡。选购板蓝根时，应选择体干、条长、粗细均匀、断面皮部呈白色，闻之有酸气，味道微甜而带有苦涩味道的。

养生茶方

板蓝根甘草去火茶

材料：板蓝根45克，甘草5克，冰糖适量。

做法：将板蓝根与甘草倒入瓦罐中，加入1000毫升水，大火烧开，小火煮15分钟，加入适量冰糖即可饮用。

功效：清热解毒、去火利咽。

板蓝根山楂清热茶

材料：板蓝根45克，山楂5克。

做法：将上述材料用清水煎煮，大火烧开，小火煮15分钟，倒出晾凉即可饮用。

功效：清热解毒、健脾止渴。

板蓝根罗汉果感冒茶

材料：板蓝根30克，罗汉果10克，冰糖适量。

做法：将板蓝根切成小段、罗汉果敲碎，倒入瓦罐中，加入1000毫升的水，大火烧开，小火煮15分钟，倒出加入适量冰糖即可饮用。

功效：清热解毒、抗菌消肿。

服用禁忌

板蓝根性寒，使用不当会损伤肠胃，因此脾胃虚寒者不宜服用。无实热火毒者慎用。避免长期大量服用。

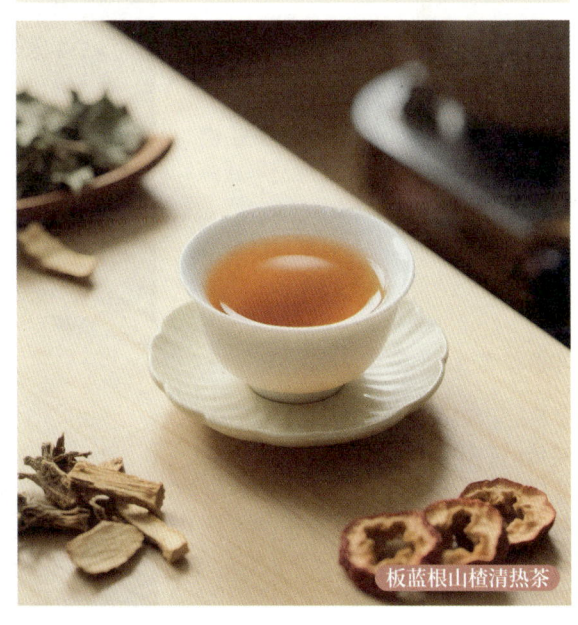

板蓝根山楂清热茶

车前草茶

- 小便不利苦难说
- 消肿利尿车前草

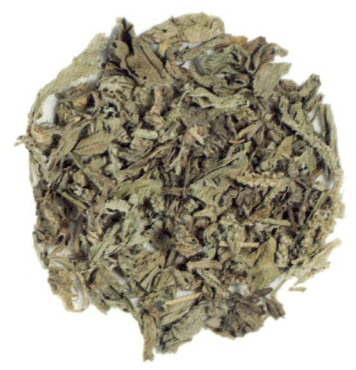

别名： 车轮菜、五更草、田灌草

性味： 性平，味甘

最佳功效： 清热利尿、祛痰止咳、凉血解毒

适宜人群： 适用于感冒、眼疾、小便不利、便血、肠炎、前列腺炎、支气管炎等患者

车前草属多年生草本植物，连花茎高达50厘米，具须根。其主要分布在黑龙江地区，每年5月初出苗，分为大车前草、平车前草两类。

养生茶方

车前草消肿利尿茶

材料： 车前草、鱼腥草、土豆根适量。

做法： 将车前草、鱼腥草、土豆根洗净，放入茶壶中，沸水冲泡，3分钟后即可饮用。

功效： 清热利尿、明目祛痰。

车前草五加皮益肾茶

材料： 车前草30克，五加皮30克。

做法： 将上述材料洗净切细，置于保温杯内，加入沸水冲泡约15分钟后即可服用。每日2次，每次1杯。

功效： 补益肝肾、利水通淋，也可用于治疗糖尿病。

车前草清热止血茶

材料： 车前草100克，绿茶1克。

做法： 车前草加水煎沸5分钟后，趁沸加入绿茶。每日1剂，分3次服用。

功效： 清热、解毒、止血、止泻，适用于肾炎、尿血、前列腺炎等症状。

甄选

鲜品车前草，以叶薄如纸，叶柄细长，叶片有五条清晰的主脉、叶片完好的为佳品。干品车前草，以叶柄与叶片等长，叶片完整，叶片边缘呈不明显波状锯齿者为佳。

服用禁忌

车前草性寒，脾胃虚弱、精气不固、内伤疲劳者不宜饮用。孕妇慎用。

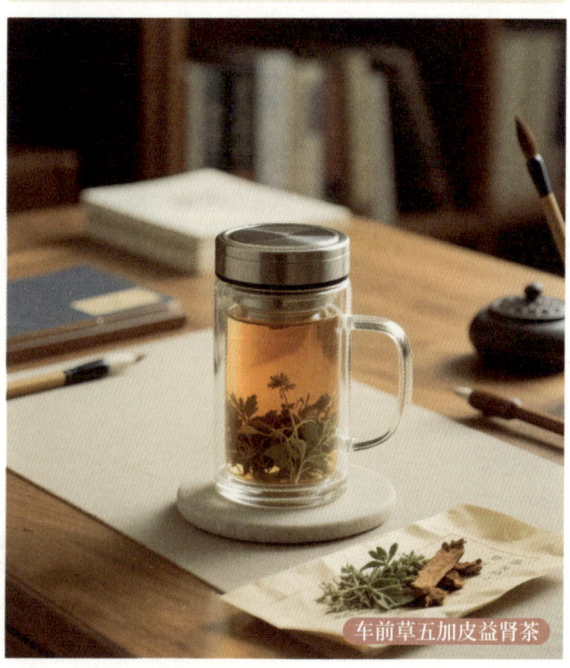

车前草五加皮益肾茶

绞股蓝茶

- 体虚多病显衰老
- 常喝一杯绞股蓝

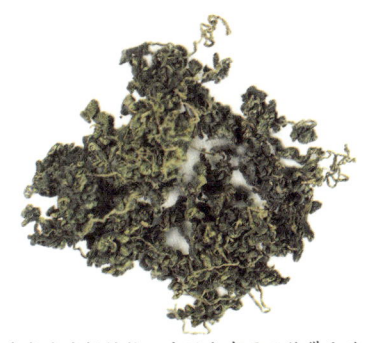

别名：五叶参、七叶胆、七叶参、小苦药、福音草

性味：性寒，味苦

最佳功效：清热补虚、清血解毒、防癌抗癌、调节内分泌、增强抵抗力

适宜人群：适用于咳嗽、痰喘、慢性气管炎、传染性肝炎、高血压、动脉硬化、肾脏病、记忆力减退、便秘、体虚等患者

绞股蓝为多年生宿根植物，广泛分布于亚热带和北亚热带地区。在我国，绞股蓝主要生长在神农架大山深处。民间称其为神奇的"不老长寿药草"。

甄选

绞股蓝质量的优劣主要从气味上进行鉴别。优质的绞股蓝，有一股自然清新的山野气息，气味清香绵长；而质量较差者，气味淡而不清新；质量粗劣的绞股蓝有发霉的味道或者没有任何味道。

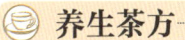 养生茶方

益绞股蓝强身茶

材料：绞股蓝 10 克。

做法：将绞股蓝用沸水冲泡 10 分钟后即可。代茶频饮，不拘时。

功效：补五脏、强身体、去病抗癌，适用于一切虚证，尤其是体弱多病者。

绞股蓝降压减脂茶

材料：绞股蓝 10 克，茵陈蒿 8 克。

做法：将绞股蓝和茵陈蒿用沸水冲泡，静置 10 分钟后即可饮用。

功效：降血压、降胆固醇、降低血脂，治疗高血压、高血脂。

绞股蓝荷叶减肥茶

材料：绞股蓝 10 克，干荷叶 8 克。

做法：将绞股蓝和干荷叶用沸水冲泡，静置 10 分钟后即可饮用。

功效：调节内分泌、排毒减肥。

服用禁忌

绞股蓝性寒，腹胀腹泻者不宜多饮。少数人服用后，会出现恶心、呕吐、腹胀、腹泻等中毒症状，发生这种情况后要及时就医。

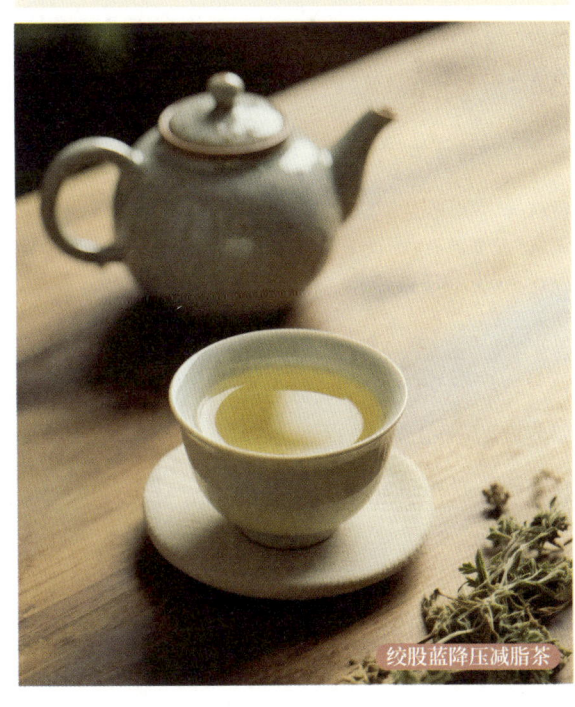

绞股蓝降压减脂茶

紫苏茶

- 脾胃不和很难受
- 常饮一杯紫苏茶

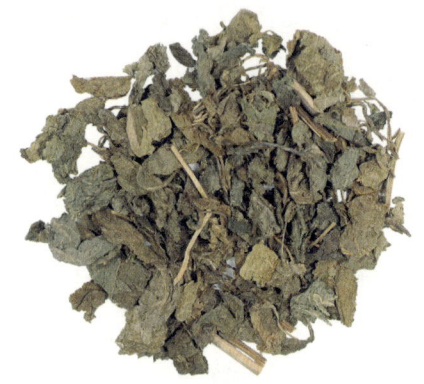

别名：白苏、赤苏、红苏、香苏、黑苏、白紫苏、青苏、野苏、苏麻、苏草、唐紫苏

性味：性温，味辛

最佳功效：解表散寒、开胃健脾、解毒安胎、减轻贫血

适宜人群：适用于感冒咳嗽、脾胃气滞、胎气不安、鱼蟹中毒等患者

紫苏主要生长在热带及亚热带地区，从头到脚都有一种特殊芳香气味，是一种重要的香料植物。紫苏在我国种植应用有近2000年的历史，在药用、油用、香料、食用等方面用途十分广泛。

甄选

紫苏分为鲜品和干品两种。鲜品应选择叶片完整、新鲜幼嫩、没有枯萎的购买。干品则以叶片完整、色紫、不带枝梗、干燥、无虫蛀、香气浓郁的为佳品。

养生茶方

紫苏健脾和胃茶

材料：新鲜紫苏叶3～5片，白糖少许。
做法：将紫苏叶洗净沥水，放入杯内用开水冲泡，调入白糖即可饮用。
功效：健胃解暑、增强食欲、助消化、防暑降温。

紫苏红糖暖身茶

材料：紫苏叶16克，姜5克，红糖适量。
做法：将紫苏叶晒干研末，与姜一起用开水冲泡，加红糖溶化后饮用。
功效：发散风寒，适用于感冒风寒初期鼻塞流涕、畏寒、全身肢节酸痛等。

紫苏甘菊镇静止痛茶

材料：紫苏1/3匙，甘菊1/3匙，薄荷1/3匙。
做法：将上述材料用开水冲泡，静置10分钟后即可饮用。
功效：镇静止痛、抗菌消炎、增进食欲、治疗肠胃腹泻。

服用禁忌

紫苏里含有大量草酸，所以紫苏茶不宜长期饮用，容易上火又气虚体弱者也不宜饮用。

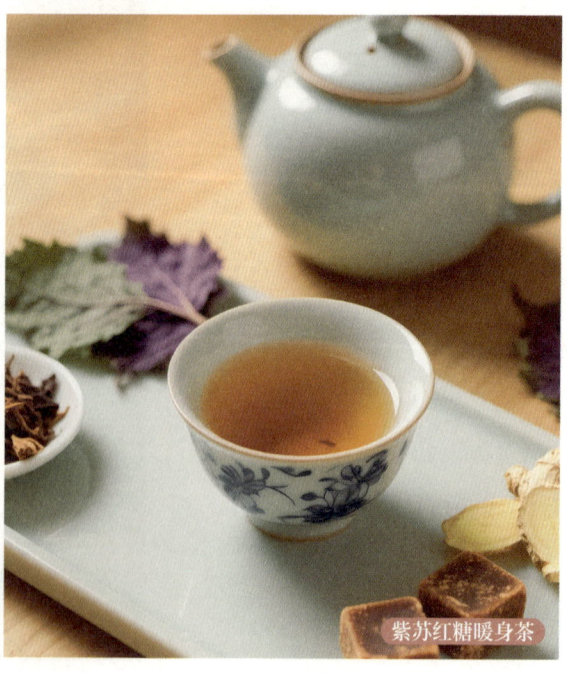

紫苏红糖暖身茶

白茅根茶

- 交际应酬饮酒多
- 别忘了喝杯白茅根

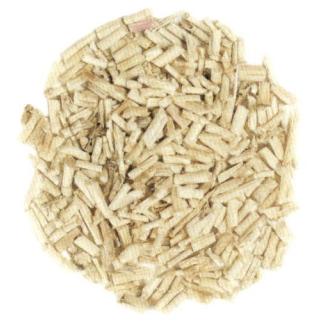

别名：茅草根、茹根、白茅、茅根、地节根

性味：性寒，味甘

最佳功效：祛瘀止血、消肿利尿、补血解酒、消暑清热

适宜人群：适用于高血压、泌尿系统感染、气喘、肾炎水肿、烦躁口渴、身体虚弱儿童、流鼻血、牙龈肿胀等患者

白茅根是多年生草本植物白茅的根茎。一般在春秋二季采挖、晒干，除去须根及膜质叶鞘，切段生用或炒备用。白茅根在我国各地均有生产，以华北地区居多。

甄选

在选购白茅根时要注意观察它的色泽、形状等特征。新鲜的白茅根以表皮洁白、无根须、外观粗壮、洁净，有甜味者为佳。白茅根干品则以表皮接近黄色、枝干上有竹节般结节且口感微甜者为佳品。

服用禁忌

白茅根性寒，脾胃虚寒、经常腹泻者，孕妇及月经期妇女不宜饮用。

养生茶方

白茅根车前子降脂茶

材料：白茅根、车前子各30克，白糖15克。

做法：将白茅根、车前子洗净捣碎，置保温瓶中，冲入适量沸水静置15分钟，加入白糖后代茶饮用，每日1剂。

功效：祛瘀止血、补血解酒，用于治疗高血压、高血脂等病症。

白茅芦苇根清热茶

材料：白茅根、芦苇根各30克。

做法：将上述材料用沸水冲泡，加盖静置20分钟后即可饮用。

功效：清肺热、止鼻血，治疗感冒引起的发烧、咳嗽。

白茅根利尿茶

材料：白茅根10克、绿茶3克。

做法：将白茅根捣碎，与绿茶一起放入茶杯中，用沸水冲泡，加盖静置20分钟后即可饮用。

功效：消肿利尿、补血解酒、消暑清热。

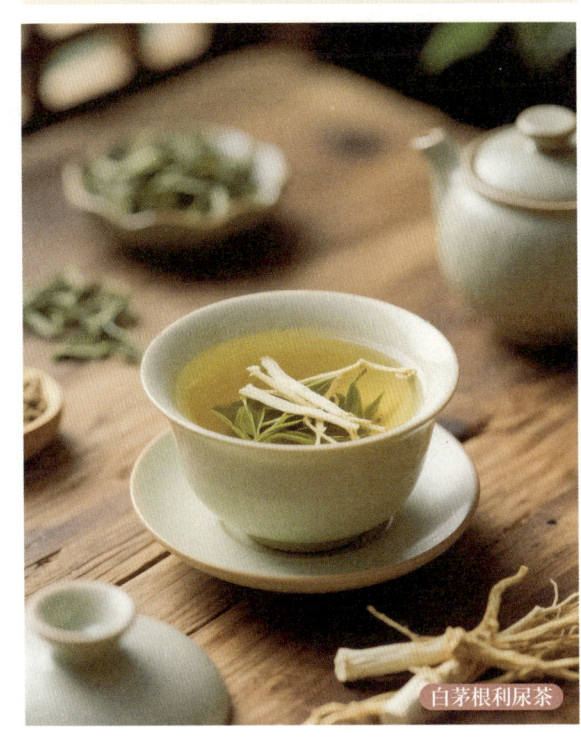

白茅根利尿茶

松子茶

- 每天一杯松子茶
- 强身健体疾病消

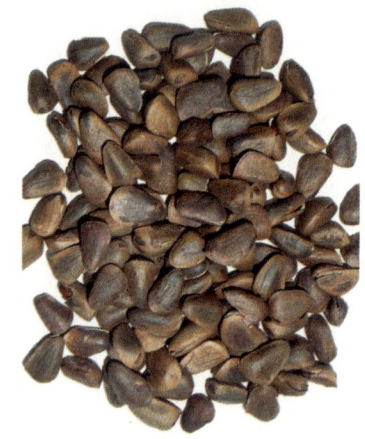

别名： 海松子、松子仁、松米、松果、红松果

性味： 性平，味甘

最佳功效： 补血润燥、滋养五脏、润肠通便、增强身体抵抗力

适宜人群： 适用于体弱多病、骨质疏松、腰痛、便秘、眩晕、小儿生长发育迟缓等患者

松子即松树的种子，含有脂肪、蛋白质、碳水化合物等营养物质。松子既是重要的中药，同时也有很高的食疗价值。目前国内的松子主要分为巴西松子和东北松子。

🛒 甄选

市面上的松子仁质量良莠不齐，因此在选购松子仁时要仔细辨别。优质的松子仁色泽白净，颗粒大且饱满，闻之有清香气、无异味，干燥、不潮湿；质量差的松子仁色泽发黄、干瘪、口感发涩。

❗ 服用禁忌

腹泻、咳嗽、脾虚便溏、肾亏者慎用。因松子含油脂丰富，所以胆功能严重不良者应慎食。孕妇慎用。

养生茶方

松子仁蜂蜜通便茶

材料： 松子仁20克，蜂蜜适量。
做法： 将松子仁磨成粗末后用沸水冲泡，加入适量蜂蜜即可饮用。
功效： 补血润燥、润肠通便。

松子仁核桃止咳茶

材料： 松子仁10克，核桃仁10克。
做法： 将松子仁与核桃仁一起磨成粗末后用沸水冲泡，1分钟后即可饮用。代茶饮。
功效： 润燥止咳、滋养五脏。

松子仁白菊花明目茶

材料： 松子仁20克，白菊花3～5朵。
做法： 将松子仁磨成粗末后同白菊花一起用沸水冲泡，3分钟后即可饮用。代茶饮。
功效： 滋养明目、增强身体抵抗力。

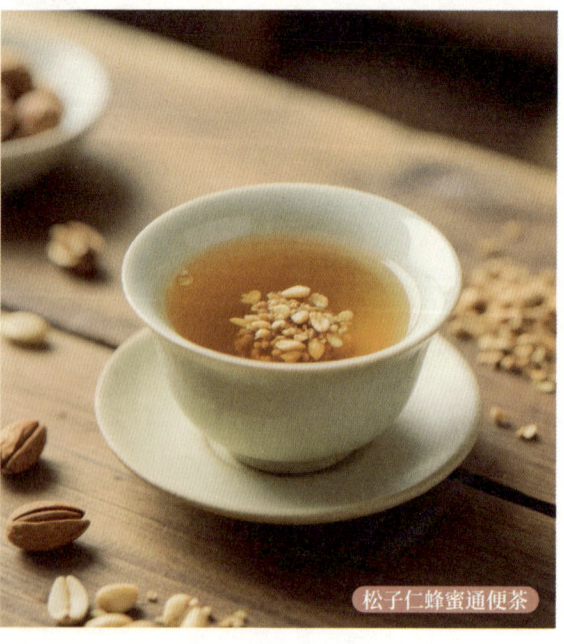

松子仁蜂蜜通便茶

薏苡茶

- 脸上有雀斑怎么办？
- 用薏苡茶将它喝回去！

别名：苡米、苡仁、土玉米、薏米、起实、薏珠子

性味：性凉，味甘、淡

最佳功效：滋阴补肾、强筋健骨、益气和中、消水肿、降低血糖、清热排脓

适宜人群：适用于风湿病、神经痛、关节炎、肩膀酸痛、慢性肠胃炎、雀斑、痤疮等患者

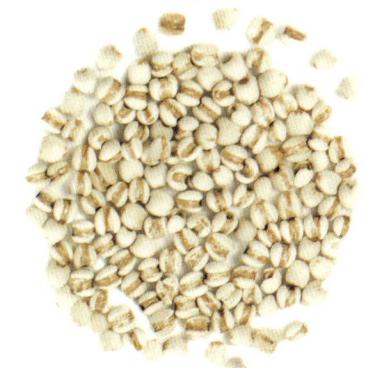

薏苡仁耐涝耐旱，多生产于广东、广西等岭南地区。薏苡仁既是常用的中药，又是普遍、常吃的食物。在每年的9~10月份，大部分薏苡仁已经成熟，摘取后晒干备用。

养生茶方

薏苡荷叶美白茶

材料：薏苡仁10克，鲜荷叶5克，山楂5克。

做法：将薏苡用水洗净，放入平底锅用小火慢慢翻动炒熟，然后将熟薏苡与荷叶、山楂一同用开水冲泡，加盖静置15分钟后饮用。

功效：利尿消肿、淡化黑斑、美白肌肤。

薏苡百合祛斑茶

材料：炒薏苡仁50克，百合10克。
做法：将上述材料用500毫升温开水冲泡，酌加冰糖饮用。
功效：治疗扁平疣、雀斑、痤疮。

薏苡乌梅护发茶

材料：熟薏苡粉5克，乌梅2颗。
做法：将上述材料用500毫升温开水冲泡，代茶饮用。
功效：降暑解渴、利水消肿、清热解毒、营养头发。

甄选

挑选薏苡仁时应选择质地坚硬、颗粒饱满完整，表面呈乳白色，腹纵沟中有残留的种皮，干燥，味道微甜、无杂质的来购买。

服用禁忌

常饮薏苡茶会使身体虚冷，所以手脚冰冷、脸色苍白的虚寒体质的人不宜长期饮用，孕妇和正值经期的妇女也应避免饮用。

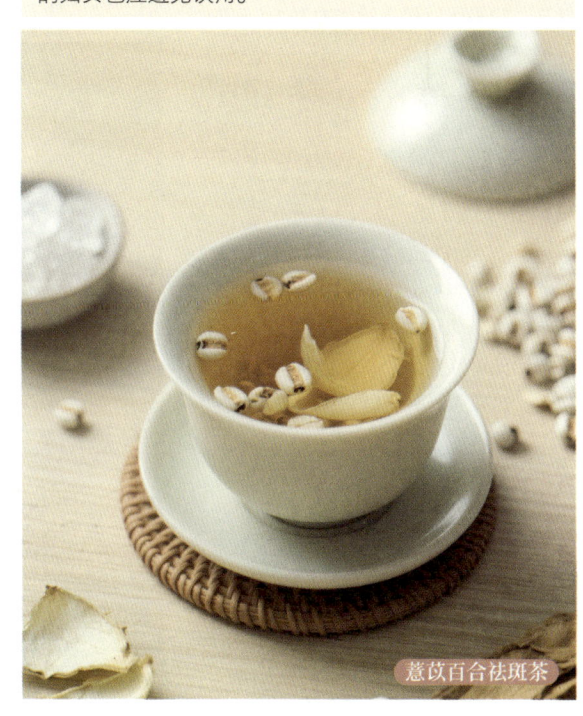

薏苡百合祛斑茶

杏仁茶

- 咳得胸口都疼了
- 为什么不喝杯杏仁茶？

别名：杏核仁、杏子、木落子、苦杏仁、杏梅仁

性味：性微温，味苦

最佳功效：镇咳、平喘、抗炎、镇痛、润肠通便、柔嫩肌肤、预防动脉硬化、舒缓精神紧张

适宜人群：喉咙肿胀、慢性支气管炎及慢性支气管炎咳嗽者、头发稀疏者

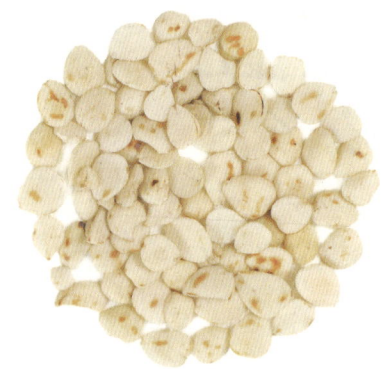

在我国，杏仁多分为南杏仁和北杏仁两种。南方产的杏仁属于甜杏仁，味道细腻甜润，可以当作零食吃，而北方产的杏仁是苦杏仁，有苦味，多用来入药。

甄选

在选购杏仁时，应选择粒大、均匀、饱满、有光泽，形状多为鸡心形或扁圆形的，另外仁衣呈浅黄略带红色，颜色清新鲜艳，纹理清楚但不深，仁肉白净、干燥、无异味的来购买。

服用禁忌

肺结核、慢性肠炎、干咳无痰、容易腹泻的患者不宜饮用，产妇、幼儿、糖尿病患者也不宜饮用。

养生茶方

杏仁化痰止咳茶

材料：干杏仁 11 克，川贝母 15 克，半夏 11 克，蜂蜜或枸杞少许。

做法：将上述材料用沸水冲泡 10 ~ 20 分钟后即可饮用。

功效：止咳化痰、治疗慢性支气管炎、感冒咳嗽。

杏仁人参润肺茶

材料：杏仁 15 克，人参须 11 克，当归 11 克。

做法：将上述材料用沸水冲泡 10 ~ 15 分钟后即可饮用。

功效：抗疲劳、补元气、降气润肺。

杏仁抗衰茶

材料：杏仁、芝麻、西洋参、川七各 19 克，牛奶、蜂蜜少许。

做法：将前四者研成细末，用热开水冲泡，调入牛奶、蜂蜜即可饮用。

功效：止咳定喘、润肠通便、抗衰老。

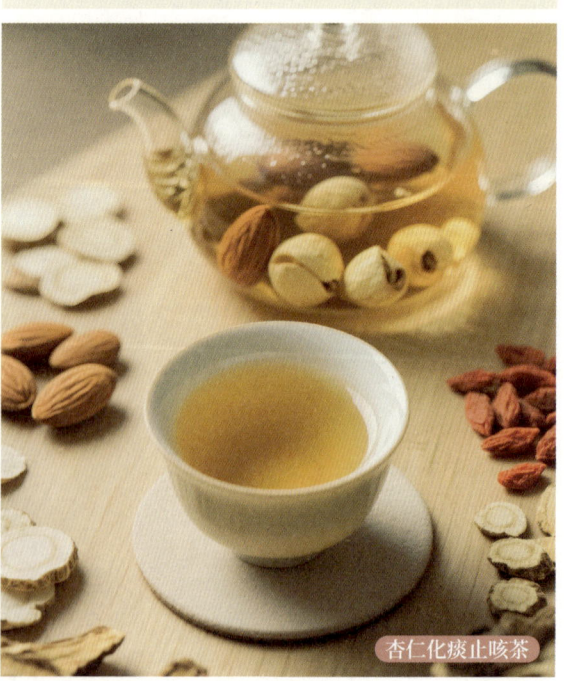

杏仁化痰止咳茶

桂花茶

- 常饮桂花茶
- 白嫩肌肤喝出来

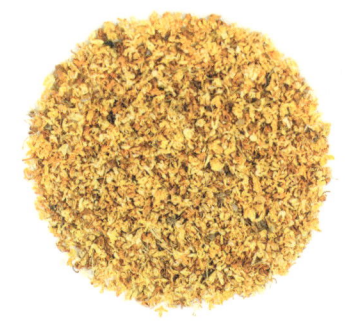

别名：九里香、木樨花、四季桂、丹桂、银桂、岩桂

性味：性温，味辛

最佳功效：提神醒脑、生津止渴、健胃整肠、美白肌肤

适宜人群：适用于感冒咳嗽、痰多气喘、口臭、牙痛、面有色斑、胃胀气、十二指肠溃疡、胃下垂等患者

桂花茶是用鲜桂花窨制而成的。桂花茶用鲜桂花窨制后，既不失茶的味道，又带有浓郁的桂花香气，饮后有通气和胃的作用，很适合于胃功能较弱的人饮用。

甄选

桂花茶以广西桂林、湖北咸宁、四川成都、重庆等地产制最盛。优质的桂花茶外形条索紧细匀整、色泽呈金黄色、气味醇和浓厚，闻之有桂花的清香。

服用禁忌

桂花性温，因此有胃灼热疼痛、口干、厌食、小便色黄、大便黏腻等症状的脾胃湿热者不宜饮用桂花茶。

养生茶方

桂花荷叶嫩肤茶

材料：干桂花1克，荷叶少许，茶叶2克。

做法：将干桂花、荷叶放入茶杯中，用沸水冲泡6分钟后即可饮用。

功效：强肌滋肤、活血润喉，用于皮肤干燥、声音沙哑、牙痛等症。

桂花冰糖祛痰茶

材料：干桂花数朵，冰糖1小匙。

做法：将桂花用盐水反复清洗、沥干，然后与冰糖一起置入杯中，冲入开水，盖上杯盖约闷3分钟后即可饮用。

功效：化痰散瘀、治咳嗽。

桂花暖胃祛寒茶

材料：干桂花2克，红茶1小匙，红糖少许。

做法：将桂花、红茶和红糖用开水冲泡，盖上杯盖，5分钟后即可饮用。

功效：暖胃止痛、祛风散寒、益气养血，适用于脾胃虚寒者。

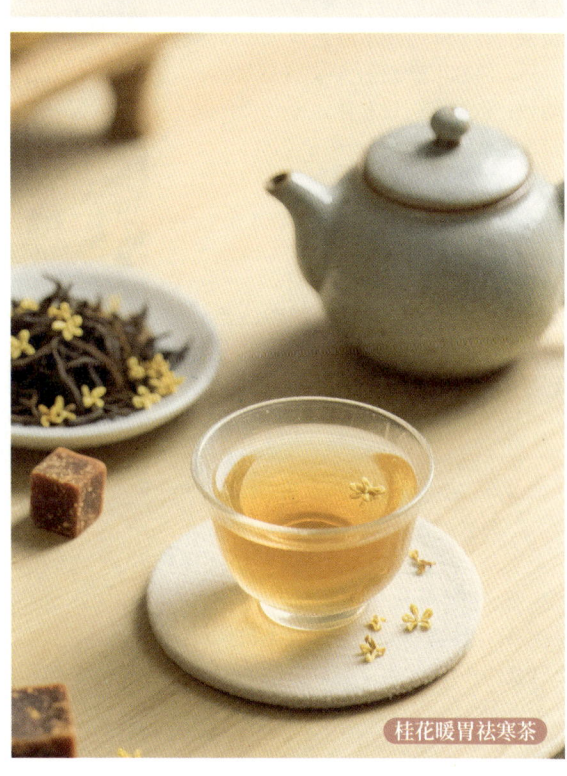

桂花暖胃祛寒茶

银杏仁茶

- 痰多咳不停
- 经常喝点银杏仁茶

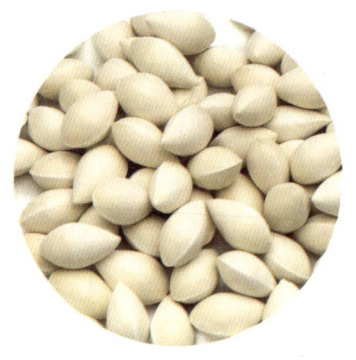

别名： 银杏、白果、鸭脚子、公孙树、灵眼

性味： 性寒，味甘苦

最佳功效： 敛肺平喘、止带浊、缩小便、滋阴养颜、收敛除湿

适宜人群： 一般人均可食用。尤其适用于虚咳、燥咳、哮喘、女性体虚白带过多、男性遗精等患者

银杏仁是银杏树的成熟干燥种子，其如杏核大小、颜色洁白如玉。银杏仁具有很高的营养价值和药用价值，它富含粗蛋白、粗脂肪、核蛋白、粗纤维、多种维生素等营养物质，能够延年益寿、强健身体，在宋代被列为皇家贡品。

养生茶方

银杏仁祛痰茶

材料： 银杏仁5克，花茶3克。
做法： 用250毫升水煎煮银杏仁至水沸后，冲泡花茶饮用，冲饮至味淡。
功效： 敛肺气，止咳喘，缩小便，利带浊，抗菌，抗结核。

银杏党参利便茶

材料： 银杏仁5克，蜂蜜少许。
做法： 用250毫升水煎煮银杏仁至水沸后，加入适量蜂蜜调味即可饮用。
功效： 止带浊、缩小便、收敛除湿。

甄选

银杏仁应挑选新鲜的鲜品，陈年老货则已经丧失了很多营养成分。新鲜优质的银杏仁粒大光亮、颗粒均匀饱满，用手摇之没有声响，种仁呈黄绿色，干燥、无发霉虫蛀现象。陈年的劣质银杏仁颗粒干瘪、壳色往往呈糙米色。

服用禁忌

银杏仁有小毒，不可生吃或长期服用。儿童、孕妇及咳嗽痰浓者慎服。银杏叶含有有毒成分，用其泡茶可引起阵发性痉挛、神经麻痹、过敏和其他副作用。

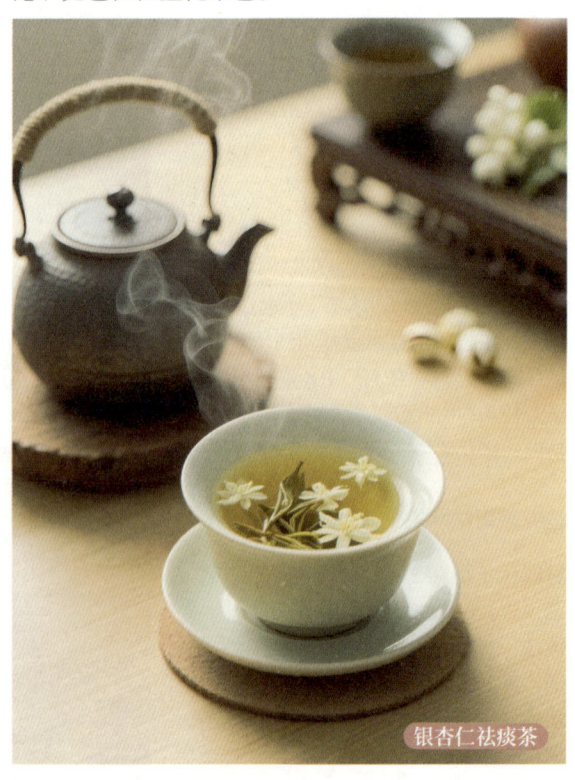

银杏仁祛痰茶

迷迷香茶

- 白领用脑过度显疲劳
- 迷迭香帮你找回最佳状态

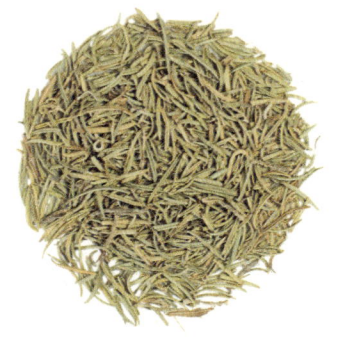

别名：海中之露、万年老

性味：性热，味辛

最佳功效：镇定止痛、杀菌保健、安神醒脑、健胃强体

适宜人群：适用于头痛感冒、腹胀腹痛、筋骨疼痛、醉酒、低血压、口腔炎、牙龈炎、焦躁不安、用脑过度疲劳等患者

迷迭香是地中海一带的著名香草植物，最初是作为西餐料理尤其是烤肉最常用的一种香料。后来它的美容保健功效逐渐被发掘出来，成为人们常饮的一种花草茶。

甄选

在选购迷迭香鲜品时，应观察鲜品的枝叶是否繁茂，叶片是否鲜嫩完整并且排列紧密，只有枝叶繁茂，叶片完整鲜嫩、排列紧密的为佳品。优质的干品则叶片完整、香气清新、干燥无发霉变质现象。

服用禁忌

迷迭香茶里的芳香性精油含有刺激成分，因此癫痫患者、孕妇及6岁以下儿童不宜饮用。

养生茶方

迷迭香柠檬提神茶

材料：干迷迭香花1茶匙，干迷迭香叶1/2茶匙，柠檬1片，蜂蜜少许。

做法：将迷迭香的花叶和柠檬片放入温过的茶壶中，缓缓注入500毫升开水冲泡，静置3分钟后即可饮用，可酌量添加蜂蜜，亦可回冲。

功效：提神醒脑、治疗头痛。

迷迭香玫瑰防辐射茶

材料：干迷迭香叶1茶匙，玫瑰花、薄荷叶少许。

做法：将迷迭香、玫瑰花和薄荷叶用开水冲泡，静置5分钟后即可饮用。

功效：防辐射、美容养颜、消除胃胀气。

迷迭香茉莉花安神茶

材料：干迷迭香叶1茶匙，茉莉花5克。

做法：将迷迭香、茉莉花用开水冲泡，静置5分钟后即可饮用。

功效：镇静神经、安神止痛。

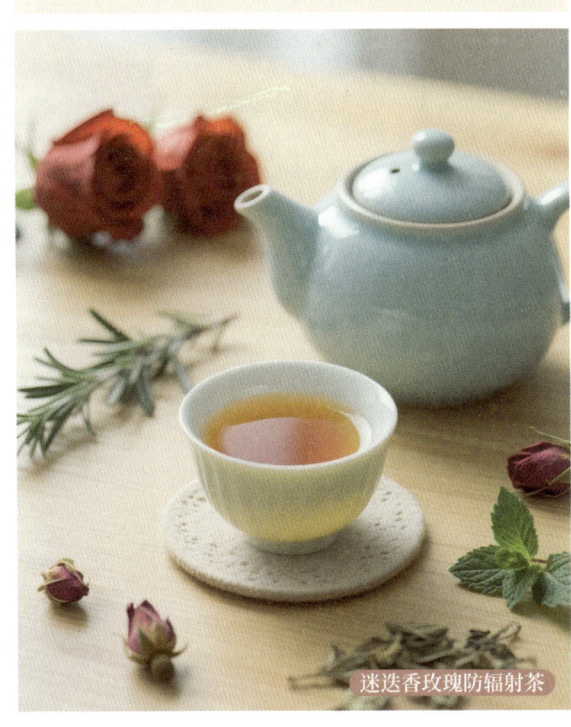

迷迭香玫瑰防辐射茶

玫瑰花茶

- 经期酸痛苦不堪
- 玫瑰花茶在身边

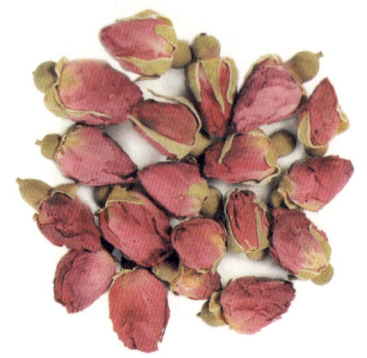

别名： 徘徊花、刺客、穿心玫瑰、长寿花、庚甲花、笔头花

性味： 性温，味甘，微苦

最佳功效： 行气活血、疏肝解郁、排毒、美容养颜

适宜人群： 适用于痛经、月经不调、经期腰酸背痛、乳房胀痛、色斑、抑郁不眠、手脚冰凉、疲劳等患者

玫瑰花茶是用鲜玫瑰花和茶叶的芽尖按比例混合窨制而成的高档茶，其香气有浓、淡之别，和而不猛。玫瑰花是一种珍贵的药材，玫瑰花茶具有很好的滋补养颜功效。

甄选

优质的玫瑰花茶用手拿起来一朵以后可感到花蕾有分量，外观完整且没有梗或碎花屑等杂质，花苞未开，花朵干燥，轻而质脆，气味芳香浓郁。

养生茶方

玫瑰花调经养颜茶

材料： 干玫瑰花1茶匙或新鲜的花瓣10克、蜂蜜少许。

做法： 将玫瑰花放入茶壶，倒入500毫升的热开水，浸泡5分钟即可饮用。

功效： 健胃益肠、理气止痛、舒缓情绪、美容养颜。

玫瑰红枣滋补茶

材料： 干玫瑰花蕾5~7朵，去核红枣3颗。

做法： 将上述材料用沸水冲泡，加盖焖5分钟即可饮用。

功效： 滋阴补肾、去心火。

玫瑰百合花祛痘清火茶

材料： 玫瑰花3~5朵、百合花2~3朵、柠檬片1片。

做法： 将上述材料放入茶杯中，沸水冲泡，三分钟后即可饮用。

功效： 行气活血、排毒、清火。

服用禁忌

玫瑰花最好不要与其他茶叶泡在一起喝，因为茶叶中有大量鞣酸，会影响玫瑰花舒肝解郁的功效。此外，由于玫瑰花活血散瘀的作用比较强，月经量过多的人在经期最好不要饮用。孕妇忌服。

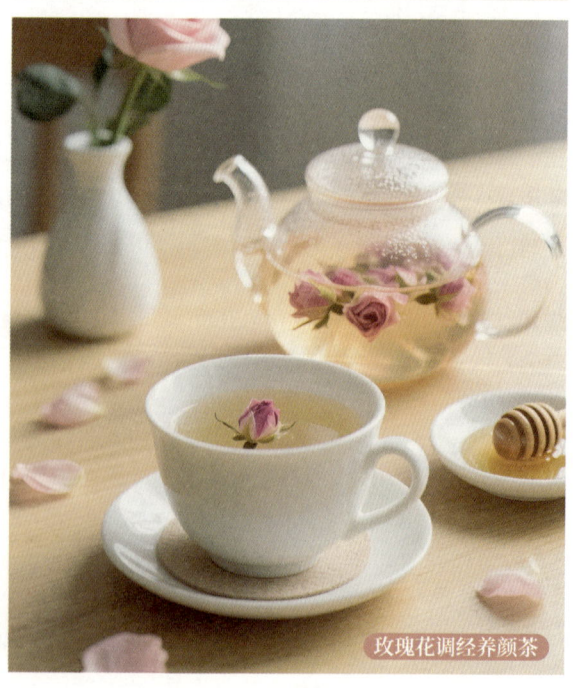

玫瑰花调经养颜茶

薄荷叶茶

- 上班瞌睡没精神
- 薄荷叶小用途大

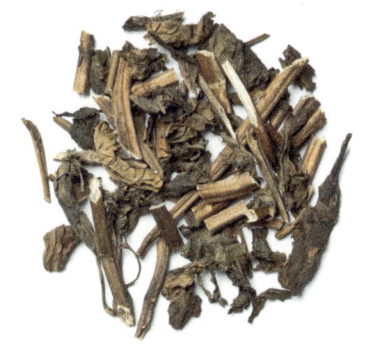

别名：夜息香、银丹草、水益母、人丹草

性味：性凉，味辛

最佳功效：清热解毒、提神醒脑、清热利咽、止痒镇痛、止咳化痰

适宜人群：适用于感冒发烧、咽喉肿痛、牙痛、恶心、腹部胀气、消化不良、便秘、口臭、皮肤瘙痒等患者

薄荷广泛分布于全国各地，多生长在水旁湿地中。薄荷独特的消炎杀菌功效令它应用于生活的各个方面。我们日常用的牙膏、口香糖、清凉油等都含有薄荷叶的成分。

甄选

薄荷茶的叶片较厚，而且比其他茶叶要稍微大些。如果是嫩芽叶制成的薄荷茶，则外形粗壮、卷曲，基本上不会有茸毛。优质的薄荷叶茶光泽性好，多呈墨绿色、灰黑色，色泽自然。

养生茶方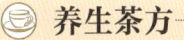

冰糖薄荷提神茶

材料：薄荷叶 10 片，冰糖或蜂蜜、果汁少许。

做法：将薄荷叶用冷水洗净后放到茶杯中，用开水冲泡 15～20 分钟后即可饮用，也可添加冰糖、蜂蜜或果汁调味。

功效：提神醒脑、消除牙龈肿痛、消除胃胀气、醒酒。

玫瑰薄荷镇定茶

材料：薄荷叶 10 克，玫瑰花 4～5 朵。

做法：将干玫瑰花与薄荷 同放入杯中，用开水冲泡 15～20 分钟后即可饮用。

功效：活血化瘀、稳定情绪。

薄荷菊花清热茶

材料：薄荷 10 克，菊花 5 克。

做法：将菊花与薄荷一起放入茶杯中，用开水冲泡 15 分钟后即可饮用。

功效：清热解毒、缓解疲劳、化痰止咳。

服用禁忌

薄荷芳香辛散、发汗耗气，因此体虚多汗、脾胃虚寒、腹泻便溏者不宜使用。

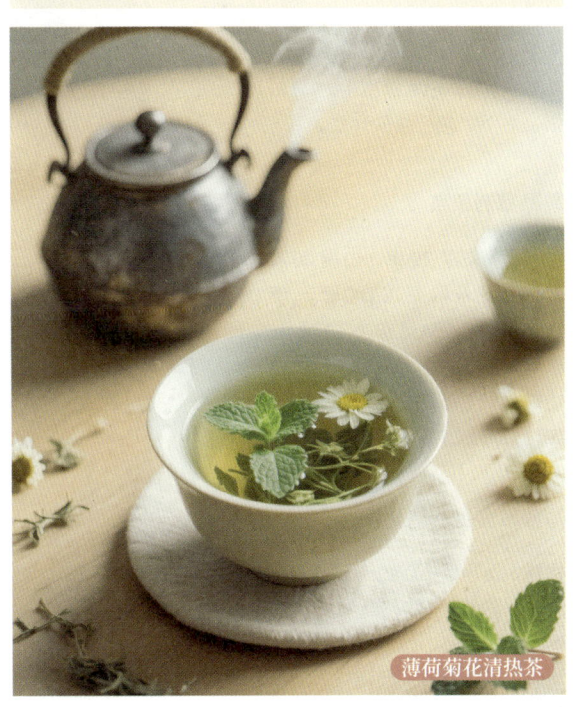

薄荷菊花清热茶

马鞭草茶

- 久坐形成大象腿
- 马鞭草消肿瘦腿效果好

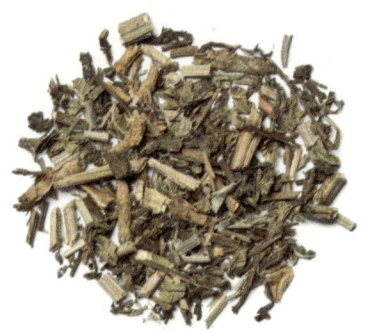

别名： 紫顶龙芽草、野荆芥、龙芽草、凤颈草、蜻蜓草、退血草、燕尾草

性味： 性凉，味苦

最佳功效： 清热解毒、活血通经、利水消肿、消炎止痛、助消化

适宜人群： 适用于疟疾、咽喉肿痛、湿疮肿毒、水肿、下半身肥胖、消化不良等患者

马鞭草是多年生草本植物，原产于南欧，种类很多，最常见的是带有如柠檬般清香的柠檬马鞭草。马鞭草在花开时进行采割，去除杂质后，晒干备用。

甄选

购买新鲜的马鞭草时，应选择叶片呈暗绿色、脉纹清晰、茎叶有光泽的。干品则应选择外形完整、干燥不受潮，具有柠檬香气的。

养生茶方

马鞭草瘦腿茶

材料： 马鞭草、柠檬草、迷迭香各5克，蜂蜜少许。

做法： 将上述材料放入茶壶中，用沸水冲泡，加盖静置15分钟后即可饮用。

功效： 消除下半身水肿、缓解静脉曲张，对下半身肥胖很有效。

马鞭草利尿茶

材料： 马鞭草20克，白糖20克。

做法： 把马鞭草用200毫升沸水冲泡25分钟后，过滤放入白糖搅匀即可饮用。

功效： 清热解毒、通经散瘀、利尿止痒，治疗急性病毒性肝炎及小便不利。

马鞭草茴香助消化茶

材料： 马鞭草20克，茴香20克。

做法： 把上述材料用沸水冲泡20分钟后即可饮用。

功效： 活血通经、助消化。

服用禁忌

马鞭草茶性凉，脾胃虚寒者和孕妇不宜饮用，健康体质的人也应避免过量饮用。

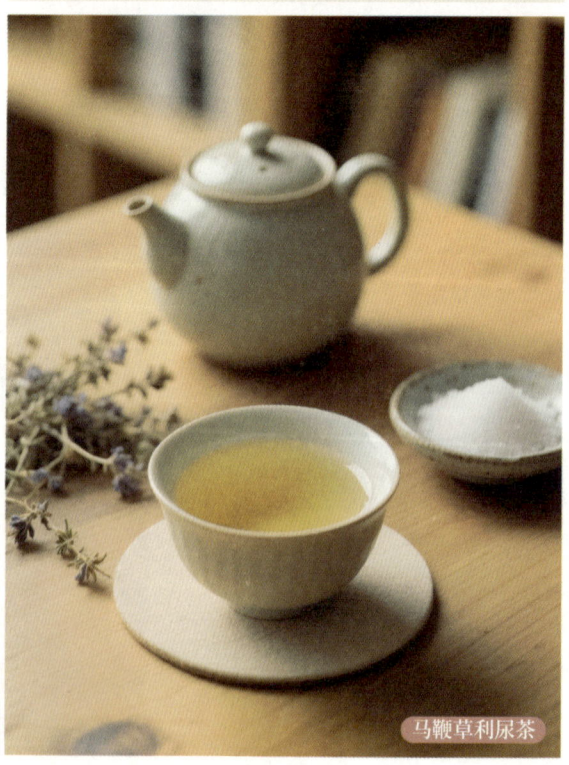

马鞭草利尿茶

茴香茶

- 口臭便秘齐上身
- 茴香茶来解重围

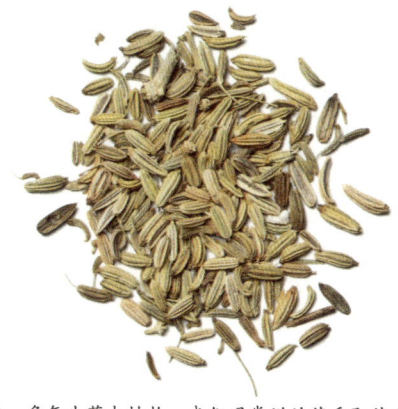

别名：茴香、谷茴香、香子、香丝菜、小香、小茴香

性味：性平，味甘辛

最佳功效：温阳散寒、理气止痛、健胃行气、助消化

适宜人群：适用于慢性胃炎、肾虚腰痛、胃寒呕吐、脘腹冷痛、口臭、便秘等患者

茴香，多年生草本植物。我们通常说的茴香即茴香的种实，常用作香料。我国各地普遍种植。夏末、秋初果实成熟时采收，除去杂质，晒干备用。

甄选

茴香作为日常香料和饮品的材料大多是晒干后的干品。优质的茴香干品颗粒均匀、质地饱满、无干瘪现象，色泽黄嫩、香气浓郁，干燥、无柄梗等杂质。

服用禁忌

舌质偏红、阴虚火旺者不宜食用。发霉变质的茴香不宜食用。

养生茶方

茴香蜂蜜清口茶

材料：茴香1/2匙，蜂蜜少许。

做法：茴香以汤匙背压碎，用开水冲泡，闷约10分钟后，加入蜂蜜即可。

功效：开胃止呕，消胃胀气，治疗慢性胃炎、口臭、便秘。

茴香大麦催奶茶

材料：茴香5克，大麦茶。

做法：用大麦茶直接冲泡茴香种子，加盖闷5分钟即可饮用。

功效：帮助消化、促进新陈代谢，亦可增加母亲的奶水，适合哺乳的母亲饮用。

茴香减肥茶

材料：茴香3克，薄荷叶2片，玫瑰花3朵，甜叶菊1片。

做法：将上述材料用开水冲泡，加盖闷10分钟即可。

功效：清新提神，可排出体内多余水分、减肥美容。

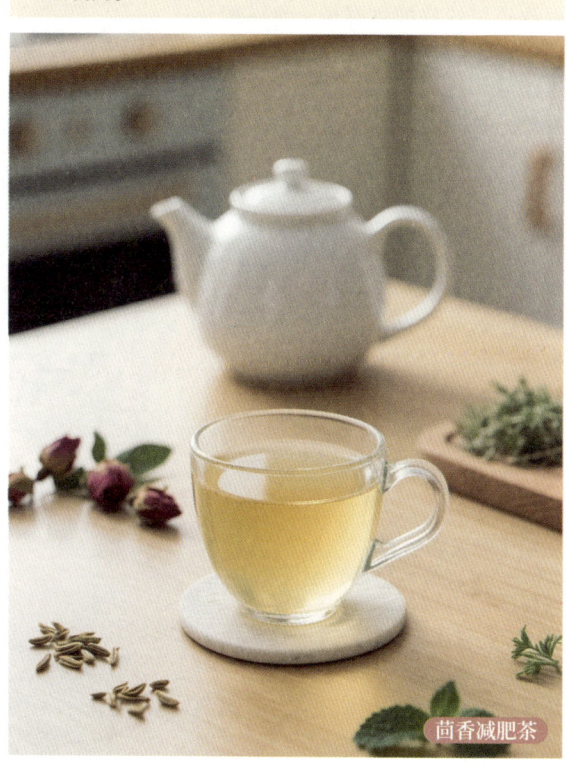

茴香减肥茶

决明子茶

- 久盯电脑眼干涩
- 常饮决明子茶明目益肝

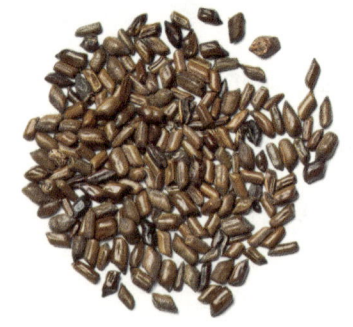

别名： 草决明、马蹄子、千里光、羊角豆、还瞳子、决明

性味： 性微寒，味微苦

最佳功效： 清肝明目、利水润肠、益肾益肝

适宜人群： 适用于目赤肿痛、便秘、动脉粥样硬化、高血压、肝硬化等患者

决明子为草本植物决明或小决明的干燥成熟种子，多生长在路旁、村边、旷野等处，现已被大面积种植。决明子在使用之前，一般都需要放入炒制的容器中，进行加热翻炒，直至有香气溢出。

🛒 甄选

在选购决明子时，应选择质地坚硬、不易破碎、颗粒饱满、外观呈棕褐色光泽的棱方形，并且两端平行倾斜的来购买。

养生茶方

决明子明目茶

材料： 决明子、绿茶各5克。
做法： 将炒好的决明子、绿茶同放杯中，用沸水冲泡3～5分钟后即可饮用。
功效： 清热平肝、降脂降压、润肠通便、明目益睛。

杞菊决明子清火茶

材料： 决明子5克，菊花、枸杞子、冰糖适量。
做法： 决明子与菊花、枸杞子用热水冲泡，添加冰糖调味即可饮用。
功效： 清肝明目、润肠通便、治疗目赤肿痛、动脉粥样硬化、便秘。

决明子蜂蜜润肠茶

材料： 决明子15克，蜂蜜25克。
做法： 将决明子捣碎，清水煎煮10分钟，冲入蜂蜜搅拌均匀即可服用。
功效： 润肠通便，对前列腺增生兼习惯性便秘者有较好的疗效。

⚠ 服用禁忌

决明子茶药性寒凉，饮用时需将决明子炒熟后再冲泡，不适合脾胃虚寒、脾虚泄泻及低血压等患者饮用。

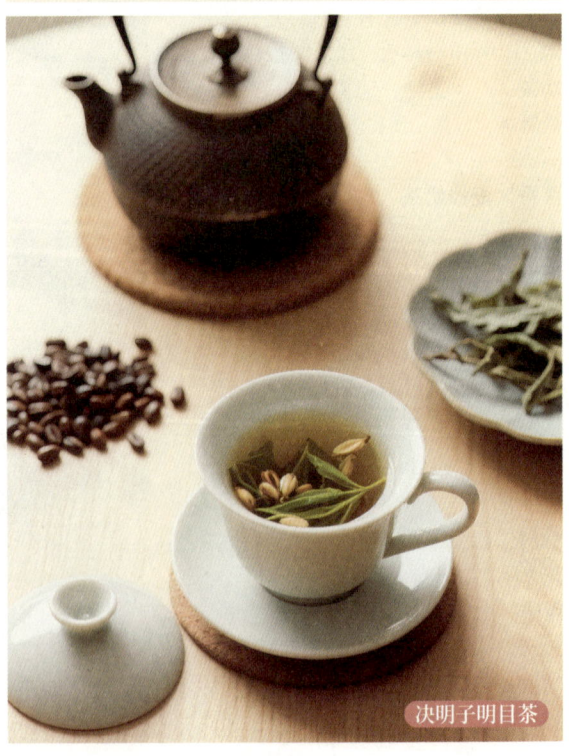

决明子明目茶

金银花茶

- 感冒发炎不用怕
- 金银花消炎解毒见效快

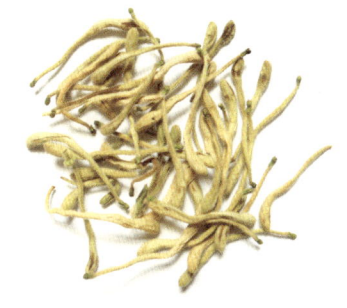

别名： 忍冬、金银藤、银藤、二色花藤、二宝藤

性味： 性寒，味甘

最佳功效： 清热解毒、消炎排脓、抑菌、抗病毒、降血脂

适宜人群： 适用于风热感冒、咽喉肿痛、肠胃湿热、流感、皮肤疮毒等患者

市场上的金银花茶有两种，一种是鲜金银花与少量绿茶拼合，按金银花茶窨制工艺窨制而成的金银花茶；另一种是用烘干或晒干的金银花与绿茶拼合而成的。前者花香扑鼻，以品赏花香为主；后者茶香味较淡，但可保持金银花的药效作用。

🛒 甄选

优质的金银花茶从外形上看，条索紧细匀直，色泽灰绿有光泽，花蕾大且多，花身干燥、质地柔软、无发霉虫蛀现象，香气清纯，汤色黄绿明亮。假冒品山银花与金银花大小相似，但表面淡黄，微带紫色，无花。

🍵 养生茶方

金银花清热解毒茶

材料： 干燥的金银花1茶匙，冰糖或蜂蜜适量。

做法： 将干燥的金银花茶用一杯滚烫开水冲泡，闷约10分钟后即可饮用，也可添加冰糖或蜂蜜调味。

茶疗功效： 清热解毒、凉散风热，用于治疗风热感冒、咽喉肿痛。

金银菊花祛暑茶

材料： 金银花、菊花、山楂各10克，蜂蜜100克。

做法： 将金银花、菊花和山楂用沸水冲泡10分钟后调入蜂蜜即可饮用。频代茶饮。

功效： 治疗暑热头痛、心烦口渴。

金银花薄荷茶

材料： 金银花茶3克，薄荷、苏叶各5克。

制法： 薄荷、苏叶洗净后，同金银花茶用沸水冲泡即可。

功效： 清热解毒、宣散风热。

⚠️ 服用禁忌

金银花性寒，故脾胃虚寒者和孕妇应酌情饮用，气虚、疮疡、脓清者忌服。

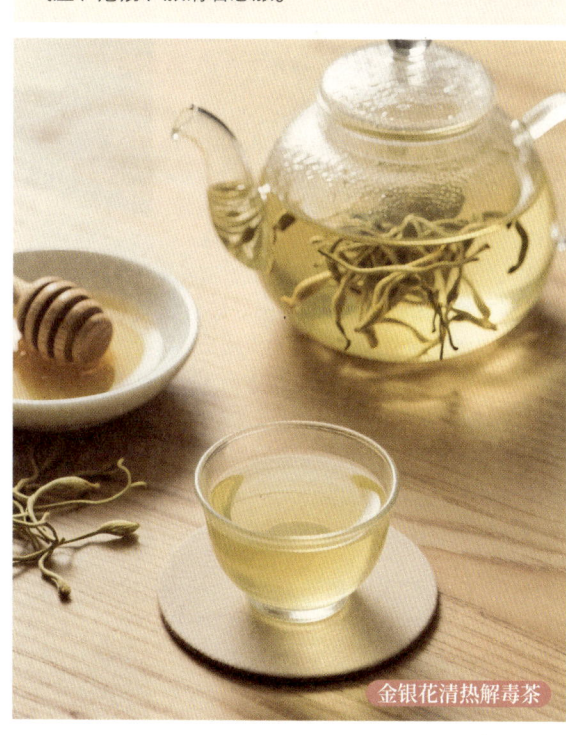

金银花清热解毒茶

茉莉花茶

- 小小茉莉功效多
- 办公室中应常备

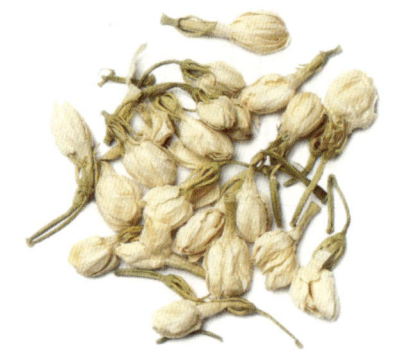

别名：抹丽花、奈花、木梨花、茉莉

性味：性温，味辛甘

最佳功效：理气止痛、消肿解毒、提神益脑、养颜美容、镇静神经、健胃

适宜人群：适用于忧郁、痛经、内分泌失调、肥胖、下痢腹痛、疮毒、感冒发烧、便秘等患者

茉莉花茶又叫茉莉香片，是将茶叶和茉莉鲜花进行拼合窨制，使茶叶吸收花香而成。茉莉花茶外形秀美，毫峰显露，泡饮鲜醇爽口。茉莉花茶是市场上销量、需求量最大的花茶，在我国的东北、华北地区很受欢迎。

🛒 甄选

选购茉莉花茶时，一定要注意选外形完整、香气自然、嫩芽完好、条形饱满且白毫多的，低档的茉莉花茶多是以叶为主，几乎无嫩芽，甚至无芽。

❗ 服用禁忌

茉莉花辛香偏温，火热内盛，因此燥结便秘、神经衰弱、缺铁性贫血者慎用。孕妇禁用。

养生茶方

茉莉玫瑰美容茶

材料：茉莉花4茶匙，玫瑰花、红茶适量。

做法：将上述材料用沸水冲泡，加盖闷5分钟。

功效：排毒、美容、瘦身、清新口气。

传统茉莉花茶

材料：茉莉花茶。

做法：特种茉莉花茶的冲泡，宜用玻璃杯，水温在80～90摄氏度为宜。其他茉莉花茶，如银毫、特级、一级等，宜选用瓷盖碗茶杯，水温宜高，接近100摄氏度为佳，通常茶水的比例为1∶50，每次冲泡时间为3～5分钟。

功效：清肝明目、提神醒脑、抗辐射。

陈皮茉莉消暑茶

原料：茉莉花茶3克，陈皮5克。

制法：陈皮洗净后切成小块，同茉莉花茶用沸水冲泡即可。

功效：清热解毒、消暑除烦。

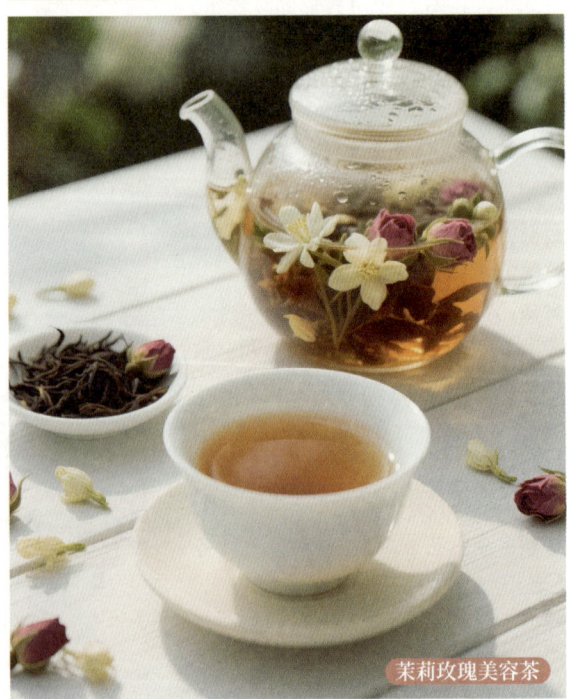

茉莉玫瑰美容茶

洛神花茶

- 忙于应酬常醉酒
- 洛神花解酒又健脾

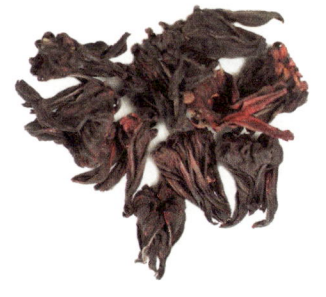

别名：洛神葵、山茄、玫瑰茄、洛济葵
性味：性平，味辛
最佳功效：健胃止渴、消暑除烦、解毒消暑、解酒、清热凉血、益气养颜
适宜人群：适用于肠胃病、高血压、高血脂、酒醉、痰多咳嗽、支气管炎、消化不良、食欲缺乏等患者

洛神花分布于热带及亚热带地区，花朵颜色鲜红艳丽，有植物界的"红宝石"之称。洛神花茶含有丰富的蛋白质、有机酸、维生素C、多种氨基酸等，这些物质对宿醉后的肠胃能起到很好的保护和复原作用。

养生茶方

洛神花健脾茶

材料：洛神花干品10克，冰糖或蜂蜜适量。
做法：将洛神花置入杯中，用热开水冲泡5分钟，添加蜂蜜或冰糖后即可饮用。
功效：清热解毒、健脾助消化、生津止渴。

复合洛神花醒酒茶

材料：洛神花1/2匙，覆盆子叶1/2匙，柠檬草1/3匙，玫瑰果1/2匙。
做法：将上述材料放到温过的茶壶中，注入开水冲泡10分钟后即可饮用。
功效：消暑、降压、强化血管，治疗高血压、中暑、咳嗽、酒醉等症。

洛神甘菊解压茶

材料：洛神花1/2匙，杜松莓1/3匙，德国甘菊1/2匙。
做法：将上述材料放到温过的茶壶中，用开水冲泡15分钟后即可饮用。
功效：缓解压力所致的肩膀酸痛。

甄选

购买洛神花茶时，首先要掂一掂花茶的重量，优质的花茶较重，且叶梗、碎末较少；劣质的花茶较轻，杂质较多。同时，优质的花茶外形完整、花朵饱满、色泽均匀、香气纯正。

服用禁忌

洛神花茶味酸，泡茶时不宜过量，脾胃虚弱和病后初愈者不宜饮用。孕妇慎服。

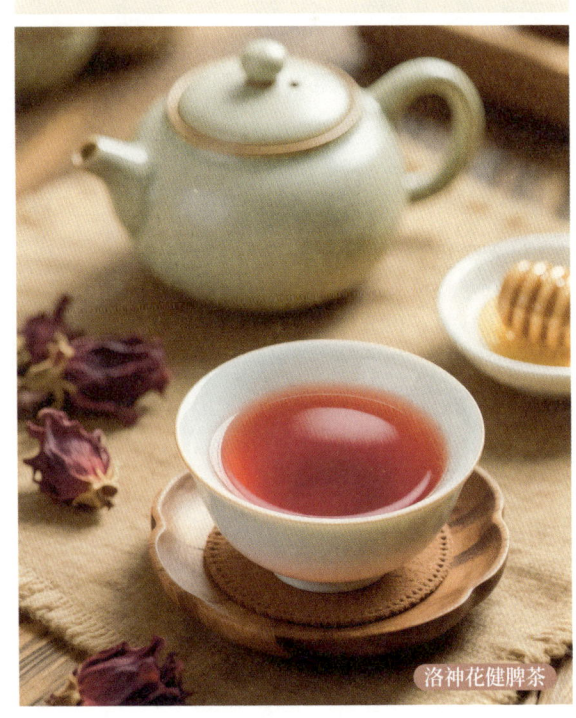

洛神花健脾茶

陈皮茶

- 没有食欲精神差
- 喝点陈皮茶理肠胃

别名： 橘皮、贵老、红皮

性味： 性温，味辛苦

最佳功效： 理气健脾、燥湿化痰、解腻留香、降逆止呕

适宜人群： 适用于胸脘胀满、食欲缺乏、呕吐腹泻、咳嗽多痰、小便不利等患者

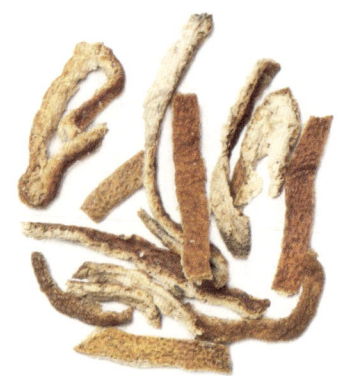

陈皮为橘的干燥果皮。在每年橘子成熟的时节，人们采摘成熟果实、剥除果肉，通过晒干或低温干燥制成陈皮。陈皮以贮藏的时间越久越好，只有贮藏了3年以上的才能称为陈皮。

养生茶方

陈皮生姜健胃茶

材料： 陈皮10克，生姜3克，蜂蜜少许。

做法： 将陈皮、生姜放入茶杯中，加开水冲泡，盖上杯盖闷10分钟左右，待茶凉调入少许蜂蜜后饮用。

功效： 治疗感冒咳嗽、胃寒引起的消化不良。

陈皮消暑止咳茶

材料： 陈皮10克，蜂蜜少许。

做法： 将陈皮放入茶杯中，用开水冲入，盖上杯盖闷10分钟左右，调入少量蜂蜜后即可饮用。

功效： 消暑、止咳、化痰、健胃。

陈皮红枣止吐茶

材料： 陈皮10克，红枣3颗。

做法： 将陈皮、红枣放入茶杯中，加开水冲泡，盖上杯盖闷10分钟左右即可饮用。

功效： 祛寒止吐。

甄选

陈皮以广东生产的质量最好，年份越久，质量越好。首先从手感上区分，年份短的陈皮皮身较软；年份长的陈皮皮身较硬且易碎。其次通过颜色来辨别，年份短的陈皮外表面呈鲜红色或暗红色，内表皮呈白色；年份久的陈皮外表面呈棕褐色，内表皮呈棕红色。

服用禁忌

陈皮茶性温热，所以舌质偏红、容易口干的内热体质者，体弱气虚、阴虚火旺、燥咳无痰者不宜饮用。

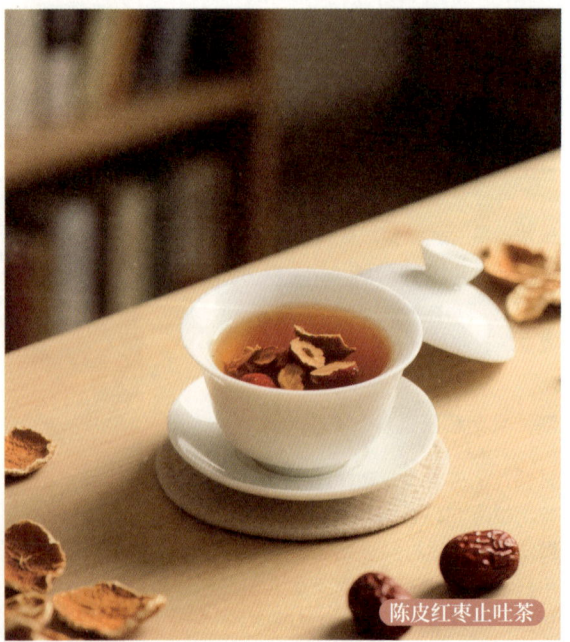

陈皮红枣止吐茶

夏枯草茶

- 常饮夏枯草
- 养肝明目没烦恼

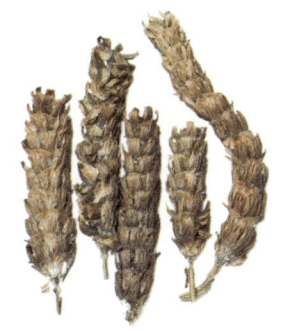

别名：棒头花、棒槌草、大头花、麦穗夏枯草、铁线夏枯草、铁色草、乃东

性味：性寒，味苦辛

最佳功效：清肝明目、清热散郁结、利尿解毒、降血压

适宜人群：适用于甲状腺肿大、肝火引起的口苦烦热、高血压、头目眩晕、瘰疬、乳痈、乳癌等患者

夏枯草主要生长在荒山、疏林、田埂及路旁，现在已经被大面积种植。由于其在冬季发芽生长，在夏季枯萎凋零，故名夏枯草。因为其显著的清凉去火功效，已经被广泛运用于各种凉茶中。

甄选

夏枯草是植物夏枯草的干燥果穗。一般在夏季果穗成熟时进行采摘，然后取出杂质、晒干备用。优质的夏枯草果穗粗长干燥、体质轻脆、无梗叶等杂质，呈暗红色，闻之有淡淡的清香气。

养生茶方

夏枯草防癌茶

材料：夏枯草60克。

做法：将夏枯草置保温瓶中，以沸水冲泡15分钟，代茶饮用，每日1剂。

功效：清肝散结，主治瘰疬、瘿瘤、乳痈、乳癌。

夏枯草绿茶护肝茶

材料：夏枯草1棵，绿茶、蜂蜜少许。

做法：将夏枯草切成小段，与绿茶混匀冲泡，闷约10分钟后可酌加红糖或蜂蜜饮用。

功效：清热平肝、降血压。

夏枯草清肝明目茶

材料：夏枯草30克，干荷叶12克。

做法：将夏枯草切成小段，与干荷叶一起放入保温杯中，用沸水冲泡，闷约10分钟后即可饮用。

功效：祛暑升清、清肝散结、明目止泪。

服用禁忌

因夏枯草茶性寒，会加重虚寒之症，所以脾胃虚寒和风湿病患者不宜饮用；孕妇及月经期女性都应避免食用寒凉之物，故不宜饮用。

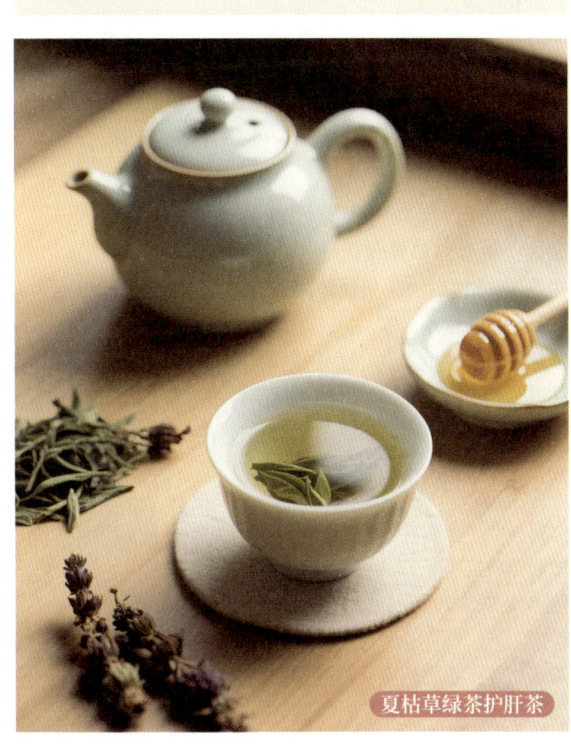

夏枯草绿茶护肝茶

西洋参茶

- 身体虚弱面发黄
- 西洋参为您添活力

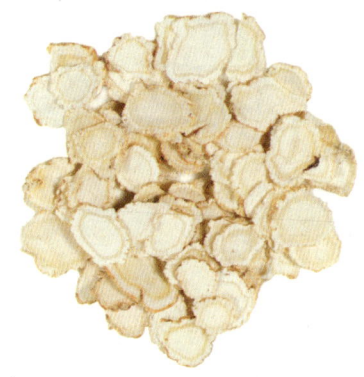

别名：广东人参、花旗参

性味：性寒，味甘、微苦

最佳功效：扶正气，抗疲劳，滋阴补气，生津止渴

适宜人群：适用于气虚阴亏、肺虚久咳、咽干口渴、虚热烦倦、免疫力降低等患者

西洋参是人参的一种，原产于美国北部至加拿大南部一带，由于美国曾被称为花旗国，因而得名花旗参。西洋参每年秋季采挖，洗净、晒干后低温干燥后备用。

养生茶方

西洋参麦冬强身茶

材料：西洋参3克，麦冬10克。

做法：将上述材料用沸水冲泡20分钟后代茶饮用。

茶疗功效：用于体虚、精力不济、夜间口干舌燥等。

西洋参止咳消烦茶

材料：西洋参片3～6克。

做法：将西洋参置保温杯中，以沸水冲泡15分钟后代茶频饮，1日内饮完，最后将参渣吞下。

茶疗功效：益气滋阴、生津止渴，治疗肺虚久咳、咽干口渴、虚热烦倦。

西洋参红枣益气茶

材料：西洋参3片，红枣5颗。

做法：将红枣切开去核，与西洋参一起用沸水冲泡20分钟后即可饮用。频代茶饮。

茶疗功效：滋阴补虚、益气安神。

甄选

购买西洋参时，首先要看它的形状，优质的西洋参大小匀称、质地坚硬，身青、表面横纹紧密；其次，优质西洋参气味甘香、无臭味，放入口中初嚼味苦，渐含微甜、口感清爽，气味能久留口中。

服用禁忌

如出现畏寒、腹痛腹泻、上下肢长水疱等过敏症状，应立即停止饮用。另外，慢性乙肝患者也不宜饮用西洋参茶。

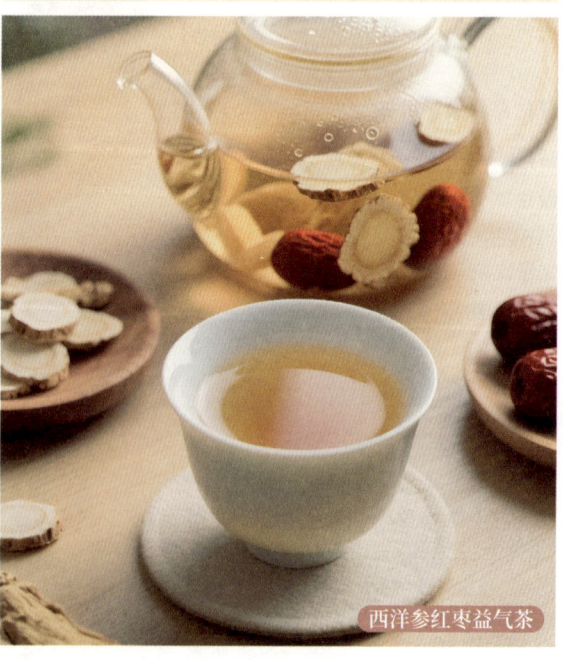

西洋参红枣益气茶

红花茶

- 气血不通很痛苦
- 一杯红花通血气

别名：草红、刺红花、杜红花、金红花
性味：性温，味辛
最佳功效：活血通经、祛瘀止痛、美容祛斑
适宜人群：适用于痛经闭经、产后血晕、跌打损伤、关节疼痛等患者

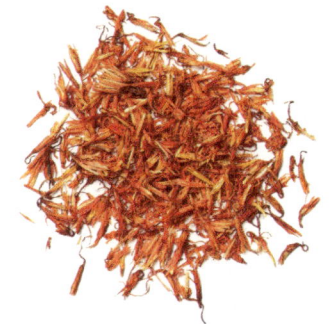

红花，最早由张骞从西域带回内地。其花瓣细长、颜色鲜红、质地柔软，具有独特的花香，味微苦。红花生长期短，从播种到收获一般只要120天，在夏天花朵橙红时进行采摘。

甄选

红花在各大花草茶店或药店都有出售，但鱼龙混杂，有很多劣品。选购红花时，应选择花片细长、花色呈红黄色或红色、质地柔软、干燥无杂质者购买。

养生茶方

红花玫瑰调经养颜茶

材料：红花15克，玫瑰花20克。
做法：将红花和玫瑰花混匀放入瓷杯中，开水冲泡饮用。
功效：活血通经，治疗闭经、痛经、活血养颜。

红花三七花降压茶

材料：红花15克，三七花5克。
做法：将红花、三七花混匀分作3次放入瓷杯中，以沸水冲泡，温浸片刻候冷，代茶饮用。
功效：活血通经、祛瘀止痛，治疗高血压、心肌疼痛等症。

产后红花茶

材料：红花15克，干荷叶5克，蒲黄3克，当归5克。
做法：将上述材料用沸水冲泡，加盖闷15分钟后饮用。
功效：治疗产后瘀滞腹痛、恶露不尽等症。

服用禁忌

红花茶活血效果奇佳，孕妇及月经过多者不宜饮用。贫血、气血不足者不宜饮用。用来活血化瘀时可以加量使用，但每天服用不能超过10克。

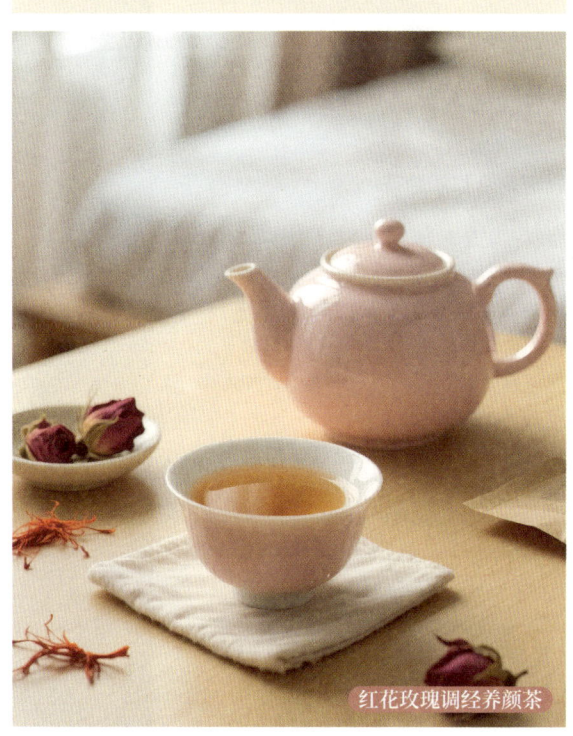

红花玫瑰调经养颜茶

黑芝麻茶

- 烫染发后发质差
- 快快冲泡黑芝麻

别名：胡麻、油麻、巨胜、脂麻
性味：性平，味甘
最佳功效：补肝肾、润五脏、益气力、长肌肉、健脑益智、延年益寿
适宜人群：适用于身体虚弱、头晕眼花、耳鸣耳聋、须发早白、病后脱发、肠燥便秘、肝肾虚损等患者

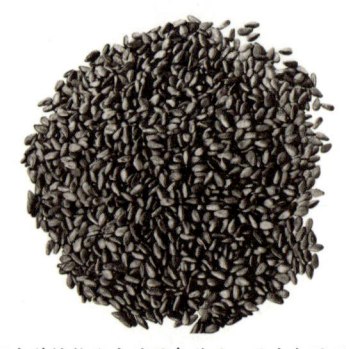

黑芝麻为胡麻科植物脂麻的黑色种子，呈扁卵圆形，有淡淡的油香气，是重要的油料作物。作为花草茶原料的黑芝麻需去除杂质、洗净、晒干备用。

甄选

黑芝麻以干燥清洁、色泽均匀、颗粒饱满、有香气、无破损虫蛀的为佳品。购买时可用打湿的手绢和纸巾来区分优劣、辨别真伪。在湿纸巾上揉搓，不掉色的为真品，否则可能是伪冒品。也可找一个断口的黑芝麻仔细查看，断口部分呈现黑色的，说明是经过染色的次品。

养生茶方

黑芝麻乌发茶

材料：黑芝麻6克，绿茶3克。
做法：将上述黑芝麻炒黄，与绿茶一起用沸水冲泡，3分钟后即可饮用。每日1~2剂，代茶饮。
功效：滋肝补肾、养血润肺、生发乌发。

黑芝麻杏仁润肺茶

材料：黑芝麻10克，甜杏仁8克，冰糖5克。
做法：将黑芝麻去杂洗净，烘干备用；将甜杏仁洗净晾干；将甜杏仁与烘干的黑芝麻一同捣烂，用开水冲泡，加入冰糖即可。
功效：润肺止咳、健脑益智。

服用禁忌

皮肤瘙痒、牙痛、肠胃炎患者慎用。有热燥性咳嗽、喉咙肿痛者忌用。便溏腹泻者不宜食用。孕妇慎用。

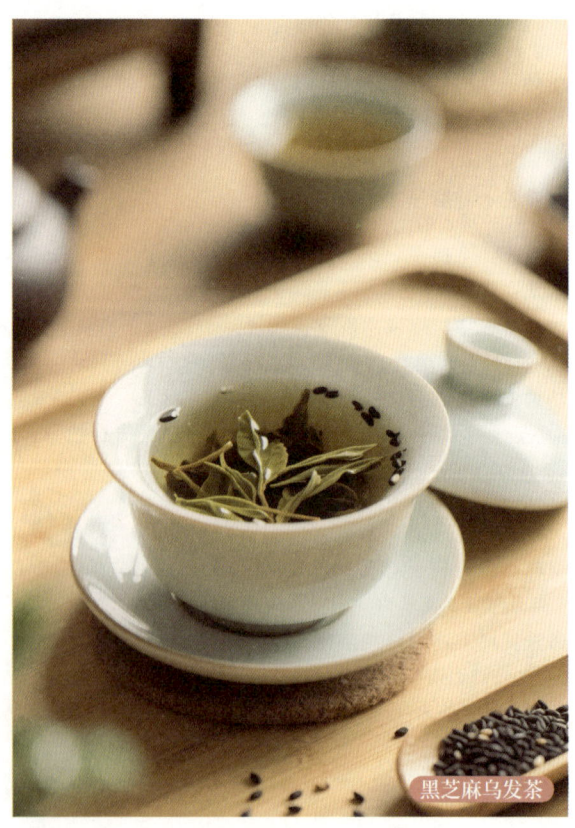

黑芝麻乌发茶

三七花茶

- 精神萎靡效率差
- 三七花助你长精神

别名：田七花、金不换花、铜皮铁骨花、人参三七花、盘龙七花

性味：性温，味甘、微苦

最佳功效：清热平肝、活血止血、祛瘀消肿、镇静安神，能降血压、降血脂、减轻压力、缓解失眠

适宜人群：适用于头昏、目眩、耳鸣、烦躁失眠、肝火旺盛、高血压和急性咽喉炎患者

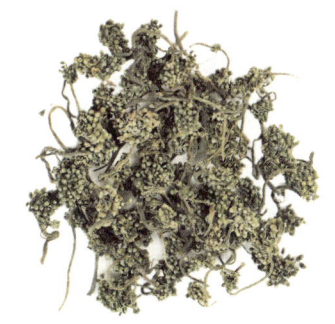

三七花又称田七花，呈半球形、球形或伞形，是三七全株中三七皂苷含量最高的部分。三七花在每年的8～10月进行采摘，存放于阴凉干燥处，并要注意防潮、防蛀。

🛒 甄选

从三七花的大小上看，两年生三七花花朵较小，品质较差，三年生三七花花朵较大，品质比较好一些。从三七花的颜色上看，黄绿色的花比较好一些；干燥度高的三七花，不易发霉，更容易保存。

养生茶方

三七花安神茶

材料：三七花3～5朵。
做法：直接用200毫升开水冲泡，闷盖约5分钟后即可饮用。
功效：清热、护肝、降压、镇静安神。

三七青果消炎茶

材料：三七花3克，青果5克。
做法：将三七花与青果盛入瓷杯中，冲入沸水泡至微冷时饮用，每日3次。
功效：清热平肝、祛瘀消肿，治疗急性咽喉炎。

三七花降压茶

材料：三七花、槐花、菊花各10克。
做法：将三七花、槐花、菊花混匀，分3～5次放入瓷杯中，用沸水冲泡，温浸片刻，代茶饮用。
功效：降血压、降血脂、减轻压力，治疗高血压。

⚠️ 服用禁忌

三七花茶药性属凉，对虚寒之症有加重的作用，所以体虚盗汗、脸色苍白的体质虚寒之人，气血亏损所致的痛经、月经失调患者，孕妇和月经期女性不宜饮用。

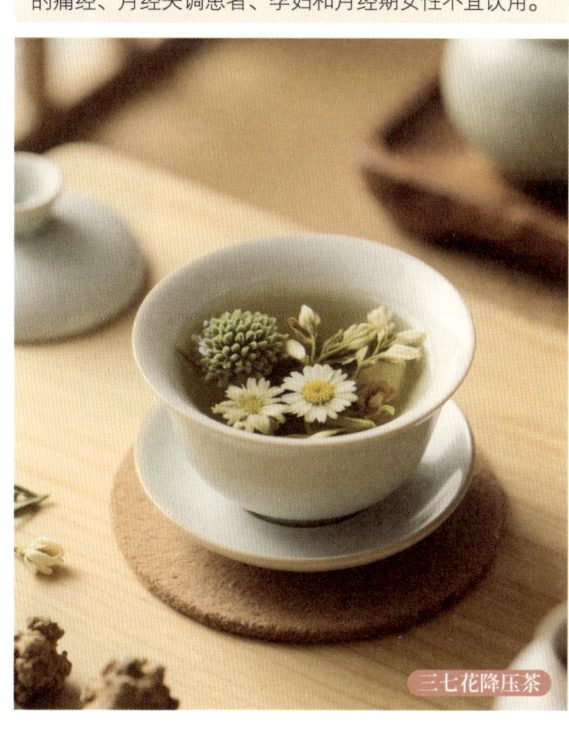

三七花降压茶

黄芪茶

- 气虚体弱病缠身
- 黄芪补气固表强身体

别名： 黄耆、棉芪、北黄芪

性味： 性微温，味甘

最佳功效： 利尿生肌、抗毒排脓、补中益气、增强体质、改善贫血和气虚

适宜人群： 适用于气血不足、贫血、免疫力降低、盗汗、疲劳等患者

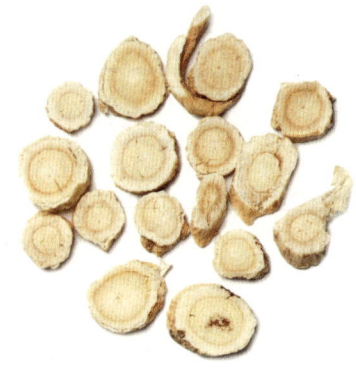

黄芪为豆科草本植物蒙古黄芪、膜荚黄芪的根，多产于内蒙古、山西、甘肃、黑龙江等地，为国家三级保护植物。春秋两季采挖，晒干、切片备用。

甄选

真品黄芪颜色为淡棕色或黄色，呈圆锥形，上短粗下渐细，表面有皱纹及横向皮孔，质地坚韧。断面呈纤维状，显粉性，皮部颜色为黄色。味微甜，嚼之微有豆腥味。

养生茶方

黄芪补气茶

材料： 生黄芪15克，大枣10颗。

做法： 将上述材料用沸水冲泡，加盖静置15分钟后即可饮用。

功效： 补血生肌、补中益气、增强体质、预防感冒。

黄芪益母草强身茶

材料： 黄芪30克，益母草30克。

做法： 将黄芪和益母草用沸水冲泡，加盖静置15分钟后即可饮用，每日2次，早晚服用。

功效： 增强体质，治疗产后体虚、盗汗、多汗。

黄芪补肺茶

材料： 黄芪30克，麦冬15克，五味子、乌梅各6克。

做法： 用沸水冲泡上述药材，加盖等待15分钟后即可饮用，亦可添加蜂蜜调味。

功效： 利尿生肌、抗毒排脓，治疗气虚阴伤、自汗口渴、咳嗽不止。

服用禁忌

黄芪茶是补益药茶，补气升阳，易于助火，所以烦热盗汗的阴虚内热体质或内有实热、常爱上火体质的人及感冒发热、胸腹满闷、口干唇燥者都不宜经常服用。

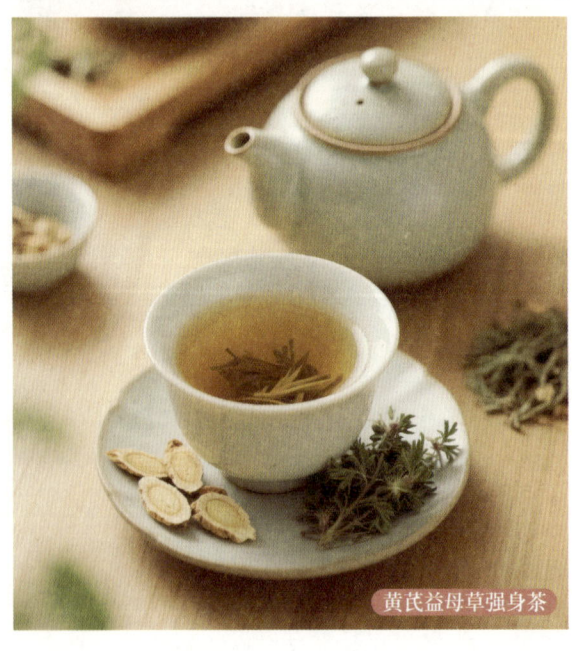

黄芪益母草强身茶

蒲公英茶

- 小便淋漓火气大
- 快快冲杯蒲公英

别名：蒲公草、食用蒲公英、尿床草、西洋蒲公英、黄花地丁

性味：性寒，味甘、苦

最佳功效：抗病毒、清热利尿、调肝胆肺胃肾、排毒降压

适宜人群：适用于乳腺炎、尿道炎、咽喉肿痛、肝病、癌症等患者

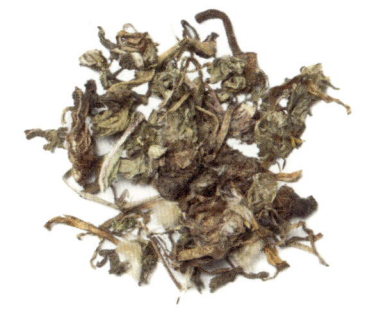

蒲公英属菊科多年生草本植物，多生于田野、路旁、山坡，每年早春及晚秋开花。蒲公英的花、叶和根茎都可以作为茶材来冲泡蒲公英茶。

养生茶方

蒲公英蜂蜜利尿茶

材料：新鲜蒲公英 1 棵，蜂蜜少许。
做法：将整株蒲公英洗净晒干后切细，用开水冲泡，加盖等待 5～10 分钟后酌加蜂蜜饮用。
功效：清热解毒、利尿。

蒲公英瘦身茶

材料：干蒲公英 1/3 匙，金盏花 1/2 匙，柠檬马鞭草 1/2 匙。
做法：将上述材料放入茶壶中，用开水冲泡，静置 5～10 分钟后即可。
功效：减肥瘦身、祛除青春痘且温和不伤肠胃。

蒲公英消炎利胆茶

材料：蒲公英、玉米须、茵陈蒿各 30 克，白糖 20 克。
做法：将上述材料加水 1000 毫升进行煎煮，煎后去渣，加白糖即可饮用。
功效：清热利尿、消炎利胆。

甄选

作为蒲公英花茶基本材料的蒲公英，一般为蒲公英的干品。而经过晒制后的蒲公英干品易碎、易断，选购时应选择干燥无发霉现象，同时有韧性、不易折断的来购买。

服用禁忌

喝蒲公英茶会降低血压，所以不适合低血压患者。蒲公英性寒，阳虚外寒、脾胃虚弱者忌用。

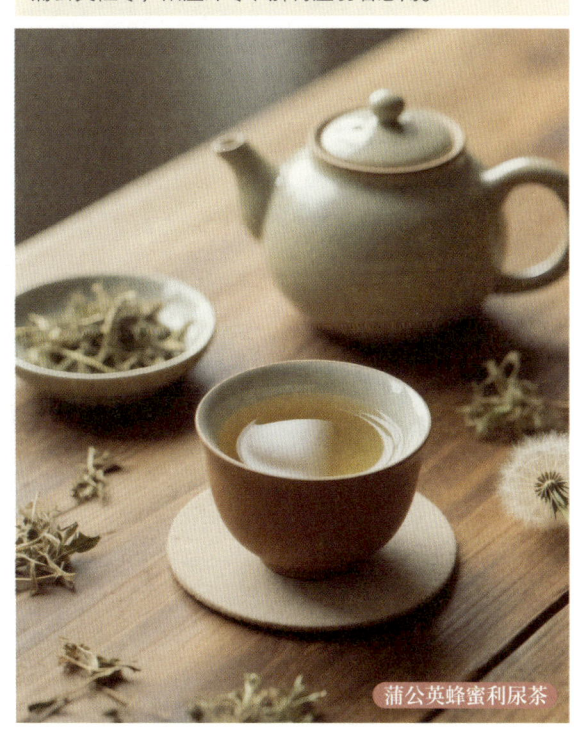

蒲公英蜂蜜利尿茶

鱼腥草茶

- 身体发炎了怎么办
- 鱼腥草杀菌消炎效果好

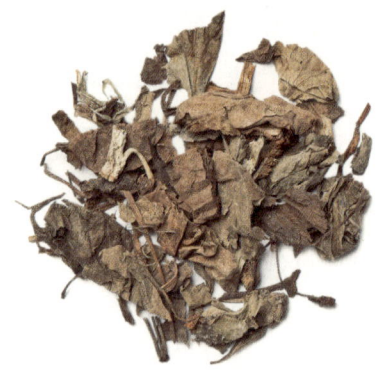

别名：岑草、蕺、菹菜、紫背鱼腥草

性味：性微寒，味辛

最佳功效：清热解毒、利水消肿、杀菌、抗病毒、抗癌防癌

适宜人群：适用于扁桃体炎、尿路感染、肺热喘咳、疟疾、水肿、皮炎湿疹等患者

鱼腥草是多年生草本植物，全株有腥臭味，花期5~6月，果期10~11月。通常生长在村边田埂、背阴山坡、湿地草丛中，是我国南方常见的一种中草药。

甄选

鱼腥草有鲜品和干品两种。在选购时，要弄清楚这两种鱼腥草各自有什么特点，再进行购买。选购新鲜鱼腥草，以叶片茂盛、颜色翠绿、鱼腥气浓者为佳。若是挑选干品鱼腥草，则以无杂质、干燥无潮湿者为佳。

养生茶方

鱼腥草排脓利水茶

材料：鱼腥草60克，蜂蜜少许。

做法：将鱼腥草用沸水冲泡15分钟后即可饮用，可添加少许蜂蜜调味。

功效：清热解毒、消痈排脓、利水通淋。

鱼腥草山楂健胃茶

材料：鱼腥草60克，山楂6克。

做法：将上述材料用沸水冲泡，加盖静置20分钟后即可饮用。

功效：利水消肿、解大肠热毒、健胃消食。

鱼腥车前草消肿茶

材料：鱼腥草60克，车前草30克。

做法：将鱼腥草和车前草洗净切碎，注入沸水冲泡，加盖静置15分钟后即可饮用。

功效：清热利尿、治疗热淋、小便不利或湿热水肿。

服用禁忌

鱼腥草茶性寒，饮用过多会耗损阳气、引发气喘，应适量饮用，体质虚寒及孕妇不宜饮用。

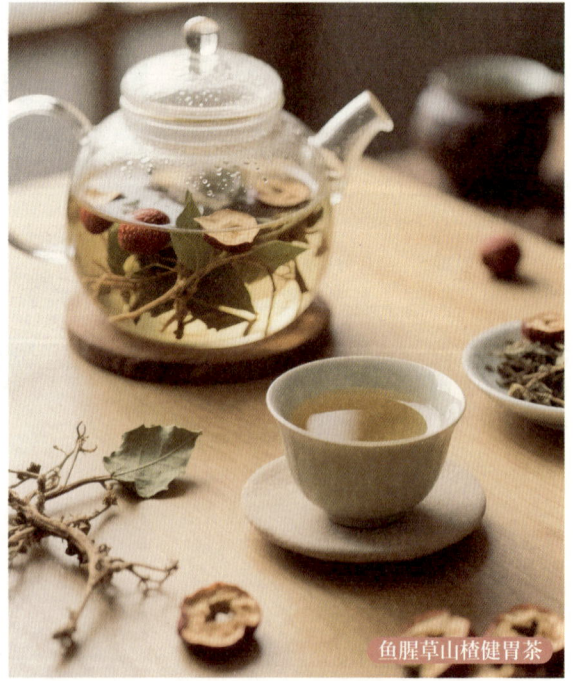

鱼腥草山楂健胃茶

乌梅茶

- 虚火烦躁不用愁
- 一杯乌梅解烦忧

别名：梅实、熏梅、桔梅肉、梅、春梅

性味：性平，味酸、涩

最佳功效：敛肺止咳、涩肠止泻、生津止渴、清血防癌

适宜人群：适用于肺虚久咳、久痢久泻、虚热消渴、呕吐腹痛、蛔虫病等患者

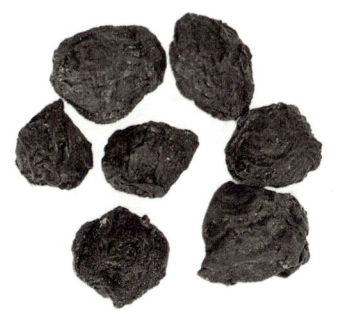

乌梅是梅的近成熟果实。在青梅快要成熟时将其采摘下来，用烟火熏黑，就是入药的乌梅。我国各地多已种植，以长江流域以南各地最多。

🛒 甄选

乌梅有食用和沏茶用的两种。泡制乌梅茶的乌梅外观不太好看，以肉质柔软、颜色乌黑、核质坚硬、味道酸甜的为佳品。直接食用的乌梅以个大核小、乌黑油亮、口感酸甜适口的为佳品。

❗ 服用禁忌

感冒发热、咳嗽多痰、胃酸过多者和处于痢疾、肠炎初期的患者不宜饮用。妇女正值月经期以及孕妇产前、产后忌食。乌梅忌与猪肉同食。

☕ 养生茶方

乌梅五味子润燥茶

材料：乌梅10克，五味子5克，红枣3颗，绿茶2克。

做法：将乌梅、五味子、红枣洗净，与绿茶一起放入杯中，用300毫升沸水冲泡10分钟后即可饮用。

功效：生津止渴、清燥保健、润肺止咳、益气安眠。

乌梅金银花止泻茶

材料：金银花、乌梅各15克，白砂糖或冰糖100克。

做法：将乌梅和金银花用沸水冲泡15分钟后，加入白糖即可饮用。

功效：祛暑生津、涩肠止泻。

乌梅止渴茶

材料：乌梅15克，白糖适量。

做法：将乌梅放入茶壶内用开水冲泡，加盖闷15分钟后加白糖拌匀即可。

功效：生津止渴、清燥保健，治疗虚热烦渴，防癌抗衰老。

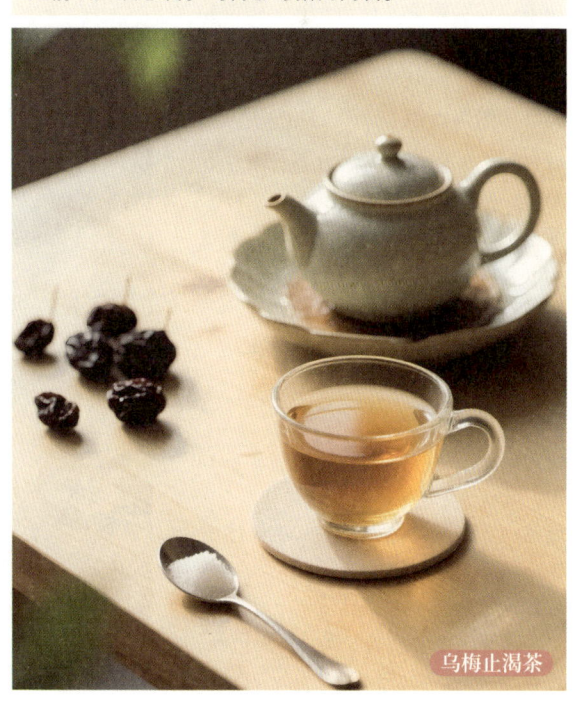

乌梅止渴茶

桑叶茶

- 久不运动脂肪多
- 桑叶茶让你变苗条

别名：家桑、荆桑、桑葚树、黄桑

性味：性寒，味甘、苦

最佳功效：疏风散热、清肺润燥、清肝明目、减肥降脂

适宜人群：适用于头痛眩晕、风热感冒、眼干眼涩、高血脂、高血糖、肥胖症等患者

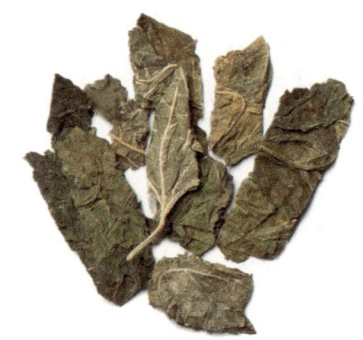

桑叶是桑科植物桑的树叶，全国大部分地区都有种植。桑叶分为冬桑叶和嫩桑叶两种。秋冬采摘的为冬桑叶，春天采摘的为嫩桑叶。桑叶一般在采摘后，除去杂质，晒干备用。

甄选

桑叶一般分为冬桑叶和嫩桑叶两种。冬桑叶为晚秋至初冬经霜后采收的桑叶，选购时以叶片完整、大而肥厚，颜色呈黄橙色，味道微苦，干燥无虫蛀的为佳品。嫩桑叶为春季桑叶茂盛时采收的桑叶，以叶片完整、大而肥厚，颜色呈碧绿色，味道微苦，干燥无虫蛀的为佳品。

服用禁忌

桑叶茶几乎无副作用，但也不应过量饮用。阳虚体质者慎用。

养生茶方

桑叶菊花减肥茶

材料：桑叶干品5克，白菊花5克。

做法：将桑叶与白菊花一起放入茶袋中，再用热开水冲泡后即可饮用。频代茶饮。

功效：消除疲劳、补充元气、促进新陈代谢、减肥美容、降血糖。

桑叶山楂降压茶

材料：桑叶12克，山楂15克，金银花30克。

做法：将上述材料用沸水冲泡，静置10～15分钟，代茶饮。

功效：疏风散热、减肥降脂，适用于高血压、高胆固醇、动脉硬化等症。

桑叶甘草感冒茶

材料：桑叶20克，金银花、菊花各14克，薄荷、甘草各4克。

做法：将上述材料用沸水冲泡15分钟，即可饮用。

功效：预防感冒、镇定安神、清肝明目、缓解咳嗽、咽喉肿痛、消除胃胀、头痛。

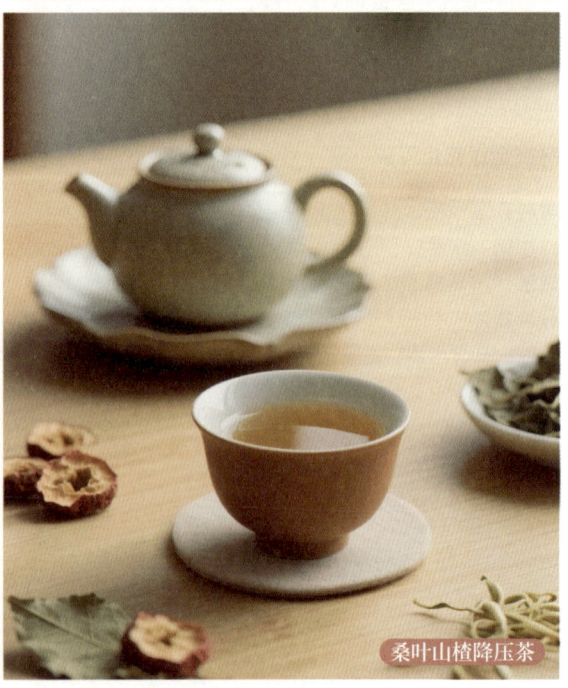

桑叶山楂降压茶

藿香茶

- 夏季天热易中暑
- 常饮一杯藿香茶

别名：土藿香、排香草、大叶薄荷、兜娄婆香、猫尾巴香、山茴香、水蘇叶

性味：性微温，味辛

最佳功效：解表散寒、开胃健脾、解毒安胎、减轻贫血

适宜人群：适用于感冒咳嗽、脾胃气滞、胎气不安、鱼蟹中毒、中暑头晕等患者

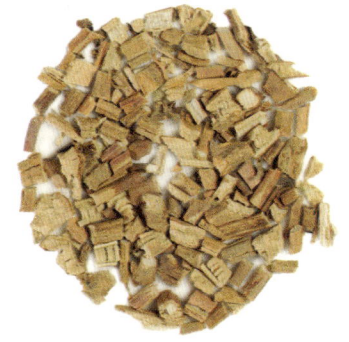

藿香为多年生草本植物，其全草均可入药，在我国各地都有广泛种植。藿香在我国北方耕种一次只可收获一次，在南方可连续收获两年。

🛒 甄选

选购干藿香时，首先要看，优质的藿香根茎粗大、厚实，断面处白中带绿，叶片深绿、多褶皱易碎；其次要摸，优质的藿香叶厚柔软，干燥无杂质；最后要闻气味，上好的藿香香气浓厚，无发霉变质等异味。

❗ 服用禁忌

藿香茶性热，阴虚火旺，胃弱欲呕及胃热作呕，中焦火盛热极者不宜饮用。孕妇慎服。

🍵 养生茶方

藿香祛暑茶

材料：藿香15～20克。

做法：将藿香用沸水冲泡，静置10分钟后即可饮用。

功效：清暑辟浊、利湿醒脾，主治夏季肠胃炎和恶心呕吐。

藿香姜枣暖胃茶

材料：藿香叶20克，姜片、红枣少许。

做法：将藿香叶、姜片、红枣用沸水冲泡，静置15分钟后即可饮用，亦可添加白糖调味。

功效：暖胃助消化、缓解胃痉挛。

藿香止吐泻茶

材料：绿茶6克，藿香9克，佩兰9克。

做法：将绿茶、藿香、佩兰洗净，放入茶壶中沸水冲泡10～20分钟，即可饮用。

功效：解暑热、止吐泻。

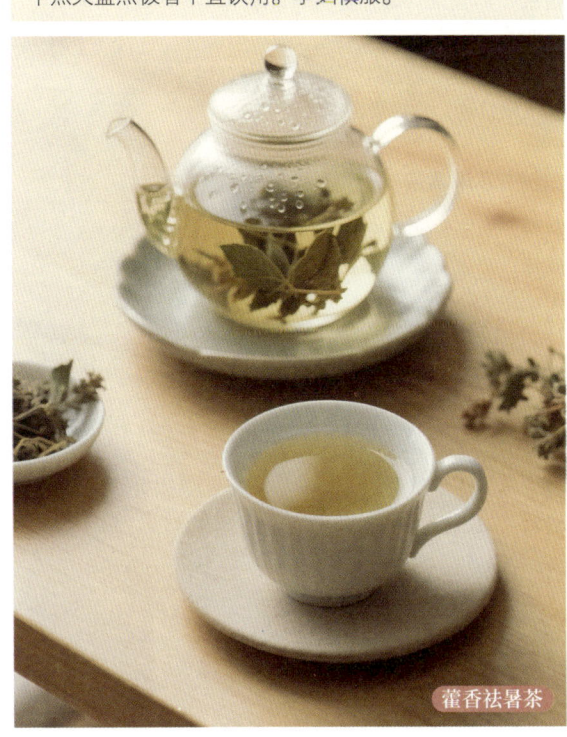

藿香祛暑茶

甘草茶

- 皮肤过敏了怎么办？
- 甘草解毒防过敏

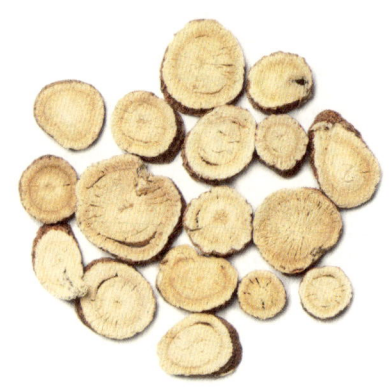

别名： 甜草根、美草、密草、国老、甜根子、棒草

性味： 性平、味甘

最佳功效： 补脾益气、滋咳润肺、缓急解毒、坚筋骨、长肌肉

适宜人群： 适用于脾胃功能减退、肠炎、浮肿、皮肤过敏等患者

甘草为常用大宗药材，药食兼用，其药用部位是根及根茎。甘草多生长在干旱、半干旱的荒漠草原、沙漠边缘和黄土丘陵地带，一般在春秋两季采挖。

养生茶方

甘草蒲公英花消炎茶

材料： 甘草10克，蒲公英3克，金盏花3克。

做法： 将甘草、蒲公英、金盏花用开水冲泡5分钟后即可饮用。

功效： 治疗皮炎湿疹、增强免疫力、缓解皮肤过敏、预防喉咙疼痛。

白糖甘草解毒茶

材料： 生甘草30克，白糖30克。

做法： 把生甘草和白糖同放在保温杯内，用250毫升沸水冲泡，加盖静置15分钟后即可饮用。

功效： 缓急、止痛、解毒，适合各种药物中毒性肝炎患者饮用。

薄荷甘草止痛茶

材料： 薄荷叶9～12克，甘草3～5克，绿茶5克，太子参10克。

做法： 将上述材料用开水500毫升冲泡，待温时饮用。

功效： 治疗风热感冒、咽喉疼痛、神经性头痛。

甄选

优质的甘草外皮紧实细密，呈红棕色，质地坚实，断面呈黄白色，粉性足。其中，质量上乘的蜜饯甘草表面呈老黄色，有细微的光泽，用手触摸带有少许的黏性，味道甘甜。

服用禁忌

甘草味甘甜，能令湿气加重阻遏气机，因此湿气重而胸腹胀满、呕吐的人不可服用。

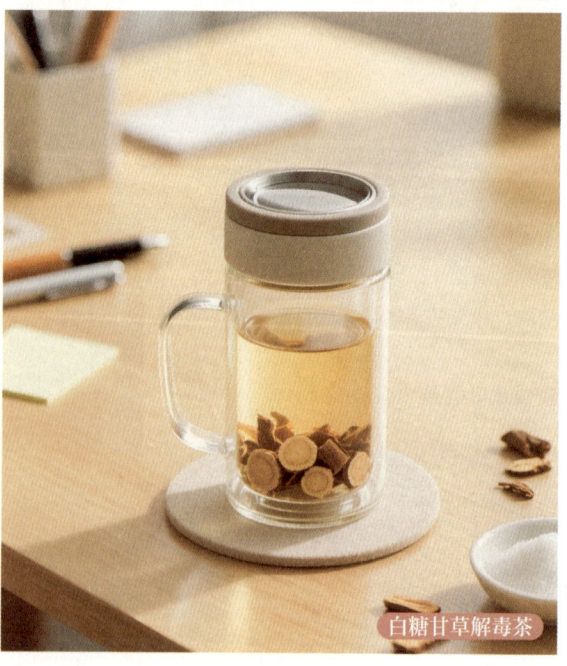

白糖甘草解毒茶

桔梗茶

- 咳嗽不停很难受
- 赶紧冲杯桔梗茶

别名：铃铛花、六角荷、梗草、白药
性味：性微温、味苦、辛
最佳功效：祛痰止咳、宣肺排脓、镇痛解热、降血糖
适宜人群：适用于咳嗽痰多、咽喉肿痛、声音嘶哑、肺叶生疮等患者

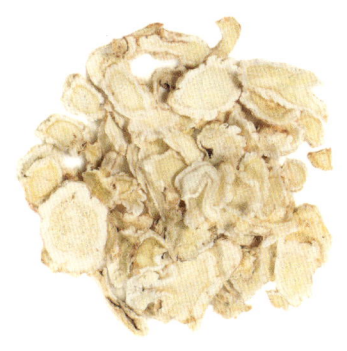

桔梗是多年生草本植物，多生长于高纬度地区，广泛分布于我国东北和韩国、朝鲜等高纬度地区。桔梗不仅是常用的药材，也经常被制作成食品。

养生茶方

桔梗润肺茶

材料：干燥桔梗10克，蜂蜜少许。
做法：将桔梗加入一杯热开水中，浸泡约10分钟后，过滤即可饮用，可添加蜂蜜增加口感。
功效：宣肺、利咽、排脓，治疗咳嗽痰多、咽喉肿痛、支气管炎等。

桔梗甘草止咳茶

材料：桔梗20克，甘草10克。
做法：将桔梗、甘草放入茶壶中，沸水冲泡，静置15分钟后即可饮用。
功效：祛痰止咳、宣肺排脓，治疗久咳不愈、咯血。

桔梗桑叶清热茶

材料：桔梗11克，桑叶14克，连翘9克。
做法：将上述材料用清水煎煮，每日1剂，温服。
功效：疏风清热、宣肺止咳，适用于急性支气管炎、痰多咳嗽、身热出汗等症状。

甄选

桔梗有真假之分，购买时应仔细甄别。真品桔梗呈圆柱形或纺锤形，由上而下渐细，表面呈黄棕色至灰棕色，内部呈白色或淡白色。优质的桔梗条粗均匀，洁白，有苦味。

服用禁忌

桔梗性温，阴虚久咳、气逆及咳血者禁服。桔梗会刺激胃黏膜，所以在泡茶时注意用量，用量过多可能引起轻度恶心、呕吐，患有胃及十二指肠溃疡者不宜饮用。

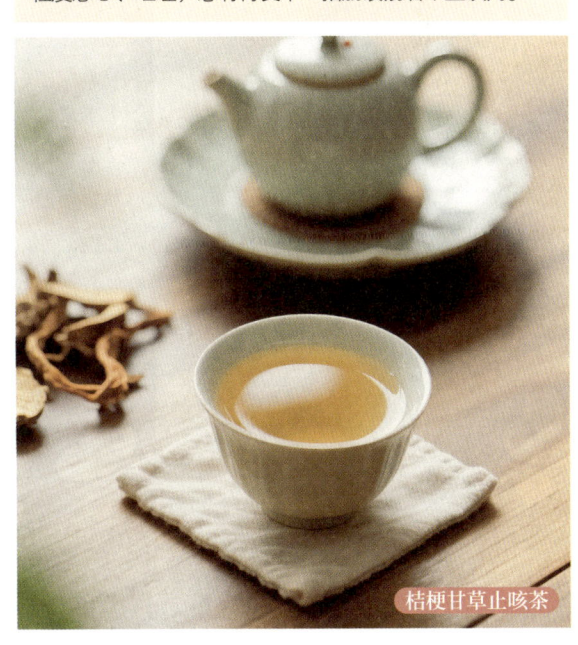

桔梗甘草止咳茶

杜仲茶

- 腰酸背痛身体弱
- 杜仲补肾强筋骨

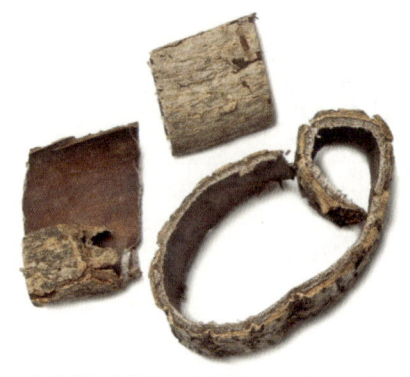

别名：丝楝树皮、丝棉皮、棉树皮、胶树

性味：性温，味甘

最佳功效：补中益气、强筋骨、安胎、清除体内垃圾、促进新陈代谢

适宜人群：适用于高血压、筋骨损伤、腰膝酸痛、小腹坠痛、胎动不安等患者

杜仲，为杜仲科植物杜仲的干燥树皮，是我国名贵滋补药材。杜仲多生长于山地林中，现已被大面积种植。杜仲茶色泽橙黄透明，喝起来微苦而回甜上口。

甄选

杜仲呈板片状或两边稍向内卷，大小不一。外表面呈淡棕色或灰褐色，有明显的皱纹或纵裂纹；以皮厚而大，粗皮刮净，内表面暗紫色，断面呈银白色，富有弹性者为佳。

养生茶方

杜仲健骨茶

材料：杜仲皮10克。
做法：将杜仲皮放入杯中，用沸水冲泡10分钟后即可饮用，每天临睡前饮用一杯。
功效：补肝肾、强筋骨、降血压、降血脂等。

杜仲寄生降压茶

材料：杜仲皮、桑寄生各10克。
做法：将上述材料共研为粗末，用沸水浸泡约15分钟后饮用。
功效：补肝肾、降血压、强筋骨，治疗高血压且肝肾虚弱、耳鸣眩晕、腰膝酸软等。

杜仲枸杞强身茶

材料：杜仲皮10克，枸杞10粒。
做法：将杜仲皮和枸杞放入茶壶中，加沸水冲泡约10分钟后饮用。代茶频饮。
功效：补中益气、促进新陈代谢、壮阳、增强免疫力。

服用禁忌

杜仲属温补药物，阴虚火旺者忌用。因为杜仲能令大脑皮层兴奋及降低血压，低血压患者忌用。

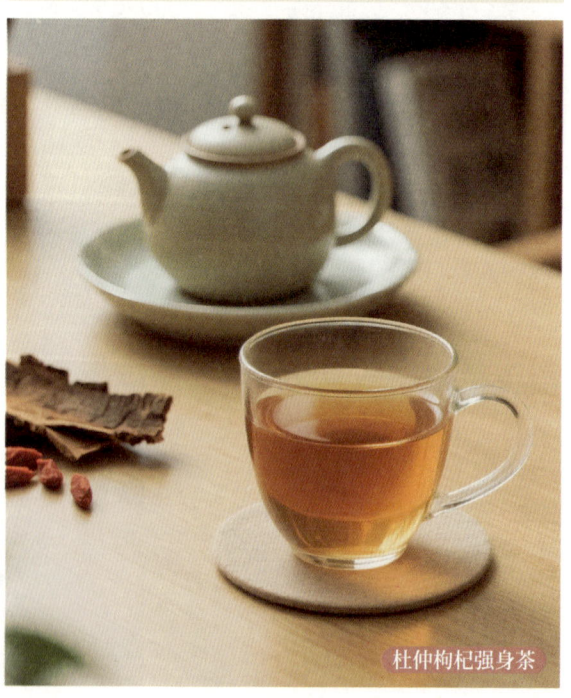

杜仲枸杞强身茶

菟丝子茶

- 肾虚阳痿很自卑
- 菟丝子帮你找回自信

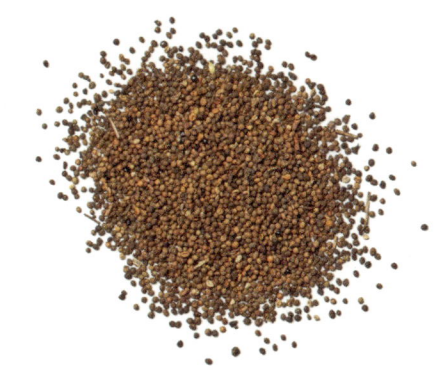

别名： 豆寄生、无根草、黄丝、金黄丝子、马冷丝、巴钱天、黄鳝藤、菟儿丝

性味： 性平，味辛、甘

最佳功效： 补肾固精、养肝明目、止泻、安胎

适宜人群： 适用于阳痿遗精、腰膝酸软、目昏耳鸣、胎动不安、腹泻、遗尿等患者

菟丝子是一年生全寄生草本植物菟丝子的成熟种子。其多寄生在豆科、菊科等植物上，广泛分布于我国各地的山坡、路旁、河边等地。

🛒 甄选

菟丝子分为大粒菟丝子和菟丝子两种。大粒菟丝子以粒饱满，黑褐色均匀，无杂质者为佳；菟丝子以粒饱满，质坚实，表皮呈灰棕色或黄棕色者为佳。

❗ 服用禁忌

菟丝子茶性温，容易上火，阴虚火旺、阳强不痿及大便燥结者禁服。

养生茶方

菟丝子补肾茶

材料： 菟丝子10克，红糖30克。
做法： 将菟丝子洗净、捣碎，用纱布包成小袋，然后将药袋放入茶杯中，加红糖，用开水冲泡即成。
功效： 补肾益精、养肝明目。

知苓菟丝消炎茶

材料： 菟丝子10克，芡实11克，知苓15克，枸杞子15克。
做法： 将所有药材放入茶包，置保温杯内用沸水冲泡20分钟后即可饮用。
功效： 消炎抑菌、祛火解毒。

菟丝山药健脾茶

材料： 菟丝子150克，莲子、山药各100克，茯苓30克。
做法： 将上述材料研成细末，混合均匀。每次约15克，温水冲服。
功效： 用于肝肾不足、脾气虚弱、体倦乏力、眩晕耳鸣、饮食减少等症状。

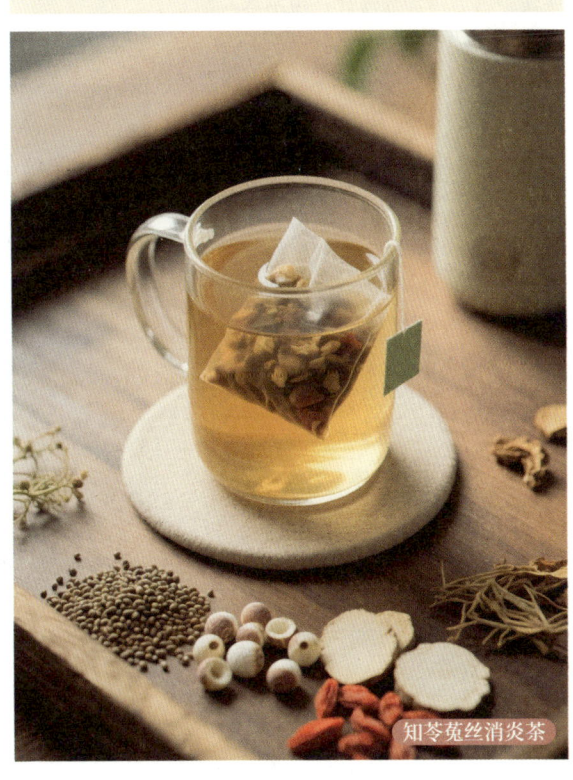

知苓菟丝消炎茶

当归茶

- 脸色苍白气血虚
- 喝杯补气养血当归茶

别名： 秦归、云归、西当归、岷当归

性味： 性温、味辛、甘

最佳功效： 补血调经、活血止痛、润肠通便

适宜人群： 适用于月经不调、痛经闭经、头晕、贫血、肠燥便秘等患者

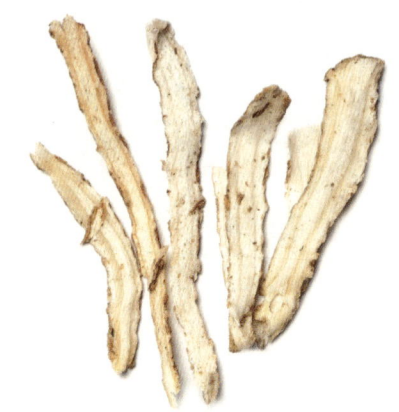

当归，多年生草本植物，生长于高寒多雨山区。主产于甘肃、云南、四川等地。当归既能补血，又能活血，被历代医家推崇为妇科之要药。

甄选

当归以主根粗长、油润，外皮颜色为黄棕色，肉质饱满，断面颜色黄白，气味浓郁者为佳。而干枯无油或断面呈绿褐色的，表明已经变质，不宜购买。

服用禁忌

当归茶生血力强，月经过多、有出血倾向、容易上火、慢性腹泻、大便溏薄者不宜饮用。孕妇慎用。

养生茶方

当归调经茶

材料： 当归5~10克。

做法： 将当归切成薄片，用沸水冲泡30分钟后即可饮用。

功效： 补血、调经、润肠，主治月经不调、痛经、闭经等症。

当归补血茶

材料： 黄芪30克，当归片6克。

做法： 将黄芪和当归片放入保温杯中，用沸水冲泡20分钟后即可饮用。代茶饮用。

功效： 补气养血，用于气血虚弱、疲倦乏力、头晕眼花等症。

当归川芎茶

材料： 当归片6克，川芎2克。

做法： 将当归与川芎放入茶杯中，用沸水冲泡，加盖闷25分钟后即可饮用。代茶饮用。

功效： 补血活血，适用于经期腹痛、体质虚弱等症。

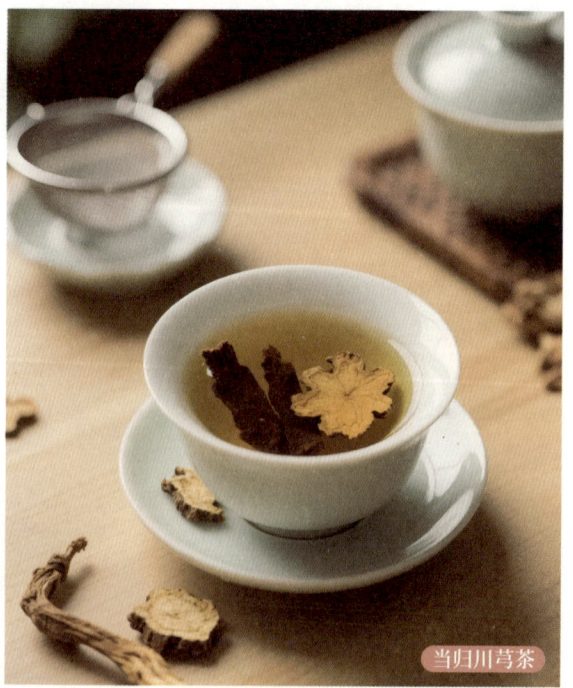

当归川芎茶

葛根茶

- 内分泌失调心情差
- 对症喝杯葛根茶

别名：甘葛、干葛、粉葛、葛麻茹、葛子根、葛条根

性味：性寒，味辛、甘

最佳功效：解肌退热、生津止渴、止泻解酒、补充雌激素、调节内分泌

适宜人群：适用于风热引起的头痛、心血管疾病、高血糖、高血脂、女性更年期综合征等患者

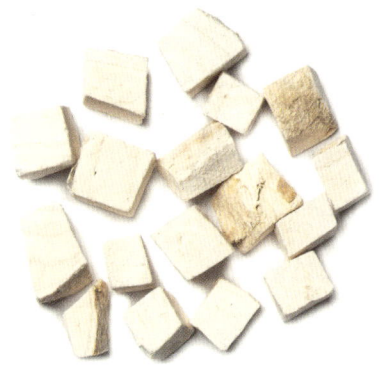

葛根为豆科植物野葛的干燥根，富含黄酮素、淀粉、组氨酸等多种成分，有"江南人参"之称。一般在春、秋采挖，洗净，除去外皮，切片、晒干或烘干。

🛒 甄选

葛根为葛藤的块根，除去外皮的表面呈黄白色或淡黄色，未去外皮的呈灰棕色。以质硬而重、色白、粉性足、纤维性少者为佳；质松、色黄、无粉性、纤维性多者质次。

❗ 服用禁忌

泡葛根茶的时候第一泡最好用沸水，以利于葛根茶里的水溶性葛根素和葛根黄酮充分释放出来；气虚胃寒、食少泄泻者不宜饮用。

养生茶方

葛根解酒茶

材料：葛根 15 克。

做法：将葛根放入保温杯内用沸水冲泡，加盖闷 20 分钟后即可饮用。

疗效：解热生津、保肝解酒、调节内分泌，缓解女性更年期不适。

葛根川七舒缓茶

材料：葛根 15 克，独活 10 克，白芍 10 克，川七 20 克。

做法：将上述材料用水冲洗，放入保温杯中，用开水冲泡 15 分钟后即可饮用。

功效：镇静、消除疼痛，改善肌肉酸痛、头痛等症状。

葛根白菊清肝茶

材料：葛根、白芍各 19 克，白菊花 11 克，太子参 19 克。

做法：将上述材料用清水煎煮，每日 1 剂，早晚分服。

功效：益气清肝。

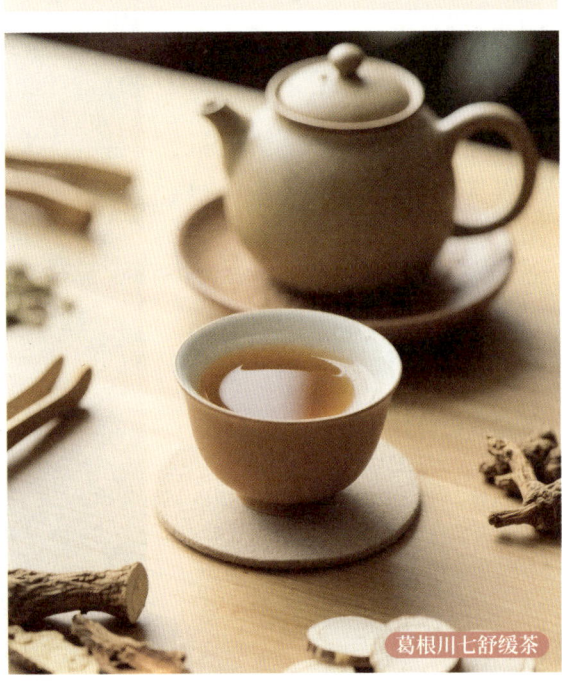

葛根川七舒缓茶

苦丁茶

- 苦丁味苦功效多
- 降压减肥还防癌

别名： 茶丁、富丁茶、皋卢茶

性味： 性寒，味苦

最佳功效： 润喉止咳、降压减肥、抑癌防癌、抗衰老

适宜人群： 适用于高血压、冠心病、鼻咽癌、食管癌、身体肥胖等患者

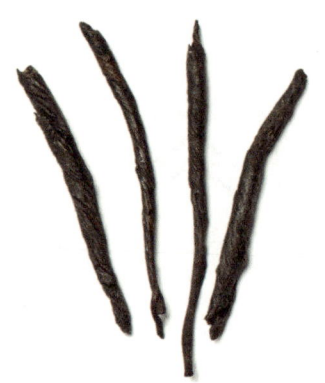

苦丁茶是中国一种传统的纯天然保健饮料佳品，苦丁为冬青科植物大叶冬青的叶，主要分布在广东、福建等地。苦丁在成熟期经过精细加工成卷曲状态，干燥后为褐黑丝条形。

甄选

选购苦丁茶时，首先看，苦丁茶的叶片较厚，而且叶片比其他茶叶要稍微大些。正品苦丁茶光泽度好，多呈墨绿色。其次泡，购买时，可以取适量茶叶冲泡，正品苦丁茶汤色微呈黄绿色。最后尝，苦丁茶的滋味先苦，然后有微甘味，没有涩、辣、酸等异味。

服用禁忌

苦丁茶性寒，脾胃虚寒之人、经期女性与产妇不宜饮用；风寒感冒患者也不宜饮用，否则会加重虚寒之症。

养生茶方

苦丁减肥茶

材料： 苦丁叶5克。

做法： 将苦丁叶放入茶杯中，用沸水冲泡10分钟即可饮用。

茶疗功效： 降压减肥、抑癌防癌。

苦丁醒脑茶

材料： 苦丁茶、绿茶各4克。

做法： 将苦丁叶与绿茶混合，用沸水冲泡，代茶饮，一日2~3次。

茶疗功效： 疏风清热、清利头目，用于上焦风热、头昏目赤。

苦丁女贞止汗茶

材料： 苦丁叶10克，女贞子15克，生地黄20克。

做法： 将上述材料用沸水冲泡20分钟后即可饮用，一日2~3次。

茶疗功效： 清热养阴、补肝肾、清虚热，用于阴虚内热、潮热盗汗或肺结核发热。

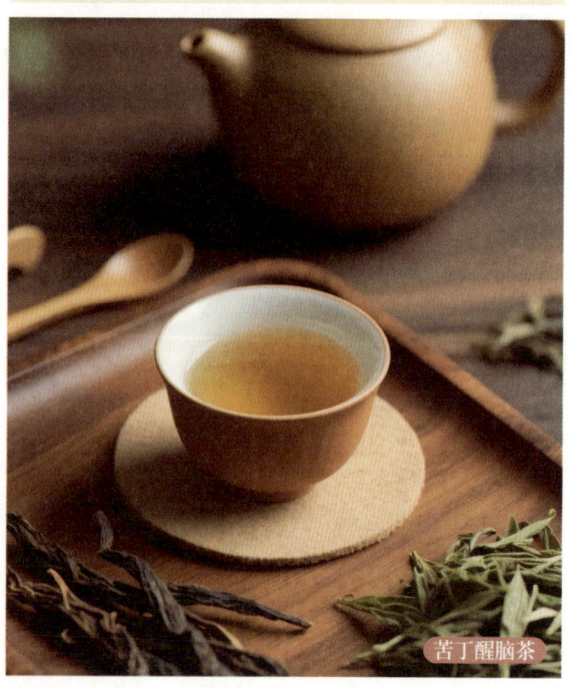

苦丁醒脑茶

苦瓜茶

- 身体燥热惹人烦
- 苦瓜降温解毒添清凉

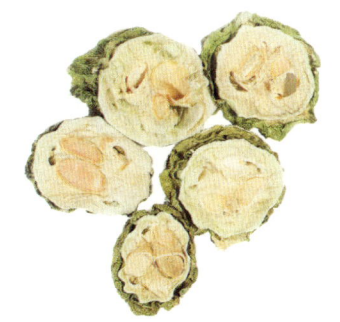

别名：凉瓜、癞瓜、锦荔枝、癞葡萄
性味：性寒，味苦
最佳功效：清暑退热、明目解毒、缓解劳乏、开胃进食
适宜人群：适用于中暑发热、肠炎痢疾、食欲缺乏、上火虚热等患者

苦瓜是夏季用来清暑去热的蔬菜。苦瓜茶采用新鲜苦瓜配制，经过现代科学技术的特殊处理，饮用时味道独特，是21世纪时尚的蔬果养生饮品。

养生茶方

苦瓜解暑茶

材料：苦瓜片5克，红糖或蜂蜜适量。
做法：将干燥的苦瓜片用一杯滚烫的开水冲泡，闷约10分钟后，酌加红糖或蜂蜜饮用。
功效：清热、明目、解毒。

绿茶苦瓜美容

材料：新鲜苦瓜1个，绿茶少许。
做法：将苦瓜顶端切开、去瓤，装入绿茶，再把切掉的顶端盖上，放通风处阴干或晒干后，连同茶叶切碎，拌匀，密封保存。每次取5~10克用水冲泡饮用。
功效：减肥、抗氧化、防衰老。

苦瓜山楂开胃茶

材料：苦瓜片5克，山楂5克，蜂蜜适量。
做法：将干燥的苦瓜片和山楂用一杯滚烫开水冲泡，闷约10分钟后，酌加蜂蜜饮用。
功效：明目解毒、开胃消食。

甄选

选择苦瓜首先要看其颜色，苦瓜越苦，营养价值越高。而苦瓜以绿色和浓绿色品种的苦味最浓，绿白色次之，因此表皮呈绿色或浓绿色的苦瓜为佳品。其次看苦瓜的纹路，纹路分布直立、深而均匀的苦瓜苦味浓厚，适宜选购。

服用禁忌

苦瓜茶性大寒，在喝时可添加温性的红糖以中和寒性，孕妇、月经期女性和脾胃虚寒者不宜饮用。

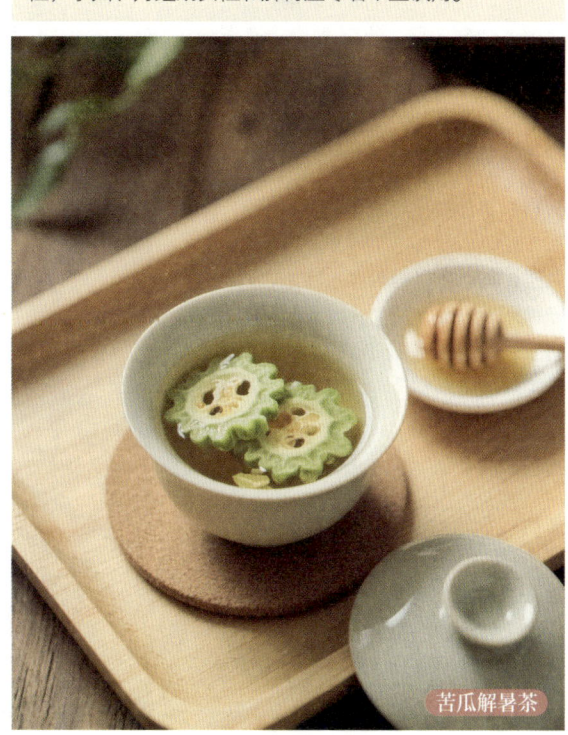

苦瓜解暑茶

淡竹叶茶

- 口干口渴火气大
- 淡竹叶去火安心神

别名：竹叶门冬青、迷身草、山鸡米、金竹叶、长竹叶、山冬、地竹

性味：性寒，味甘淡

最佳功效：降心肺肾火、清心除烦、利尿祛痰

适宜人群：适用于心烦失眠、口疮口渴、尿道症、高血糖等患者

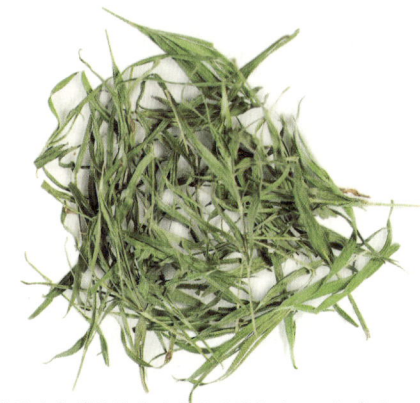

淡竹叶是禾本科植物淡竹叶的干燥茎叶。一般栽后3~4年开始采收。在每年6~7月将开花时，除留种以外，其余一律从离地2~5cm处割起地上部分，晒干，理顺扎成小把备用。

🛒 甄选

购买新鲜的淡竹叶时，应选择叶片呈暗绿色、脉纹清晰、茎叶有光泽的。干品则应选择外形完整、干燥不受潮，具有淡淡的青草香气的。

❗ 服用禁忌

淡竹叶性微寒，腹泻、小便不禁者不宜多饮，孕妇、月经期女性和脾胃虚寒者不宜饮用。

养生茶方

淡竹叶清心茶

材料：淡竹叶5克，蜂蜜少许。
做法：将淡竹叶用沸水冲泡，加蜂蜜或冰糖，闷泡5分钟即可饮用。
功效：消暑清肺、止渴去火、清心除烦、抗菌消炎。

绿茶淡竹叶消炎茶

材料：淡竹叶10克，干荷花5克，绿茶2克。
做法：将上述材料用沸水冲泡，闷泡5分钟即可，每日2次，代茶饮用。
功效：治疗上呼吸道感染和泌尿系统感染。

淡竹叶去火茶

材料：淡竹叶6克，灯芯花4扎，生地9克，蜜枣4颗。
做法：将上述材料用150毫升清水煎成50毫升，每日1剂，分2次服用。
功效：清心泻热，适用于心火亢盛、面赤唇红、尿赤便结等症状。

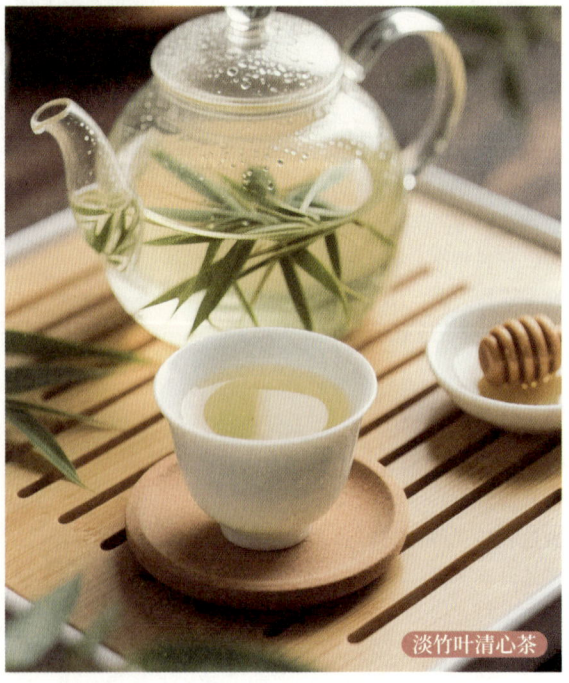

淡竹叶清心茶

远志茶

- 工作紧张、压力大
- 常备一杯远志茶

别名：葽绕、蕀蒬、蕀菀、细草、小鸡腿、小鸡眼

性味：性微温，味辛、苦

最佳功效：安神益智、健脑开窍、祛痰、消肿

适宜人群：适用于失眠多梦、健忘惊悸、神志恍惚、咳痰不爽等患者

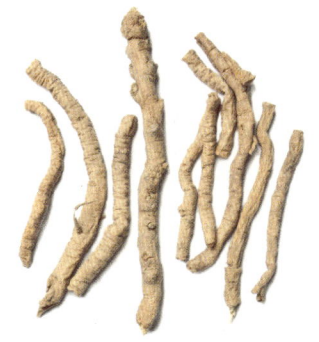

远志为常用中药，最早记载于《神农本草经》，被列为上品，并被视为养命要药，多生于海拔400～1000米的山坡、草地或路旁。

甄选

优质的远志呈圆柱形，略弯曲，表面呈灰黄色或灰棕色，有较深密的横皱纹、纵皱纹及裂纹，质硬而脆，易折断，断面皮部呈棕黄色，木部呈黄白色，木部易与皮部分离。味苦、微辛，嚼之有刺喉感。

服用禁忌

感冒、肠胃炎、上呼吸道炎症患者不宜饮用。阴虚火旺、脾胃虚弱者慎用。

养生茶方

灵芝远志安神茶

材料：灵芝10克，炙远志5克。

做法：将远志、灵芝洗净，切成薄片，放入茶杯中用沸水冲泡，加盖闷30分钟后即可饮用。

功效：益气养血、宁静安神，缓解失眠、心慌乏力等亚健康状态。

茯苓远志宁心茶

材料：白茯苓10克，莲子10克，炙远志6克，红枣6颗，干银耳15克。

做法：将上述材料用沸水冲泡30分钟后即可饮用。

功效：益神安脑、健脾宁心，主治惊悸健忘、失眠多梦等症。

桑葚远志润燥茶

材料：桑葚50克，远志5克，冰糖适量。

做法：将桑葚、远志和冰糖放入茶杯中I用沸水冲泡30分钟后即可饮用。

功效：滋阴润燥、宁静安神。

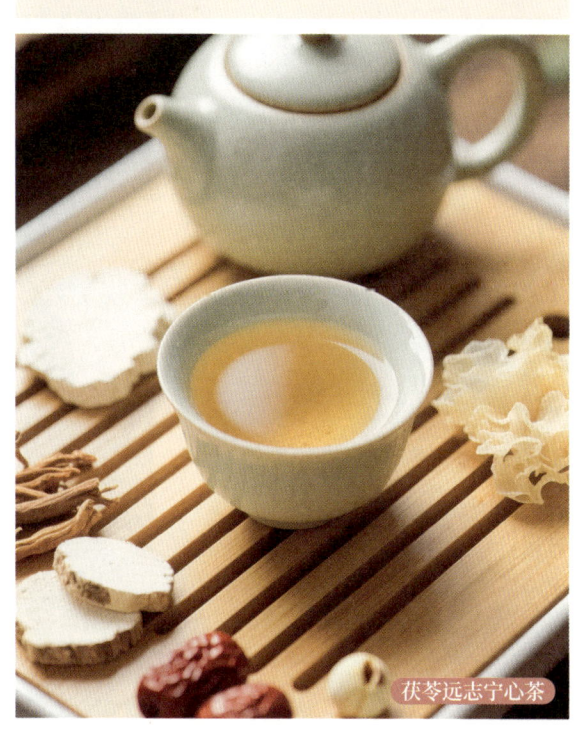

茯苓远志宁心茶

玉蝴蝶茶

- 喉咙发炎难出声
- 玉蝴蝶润肺又疏肝

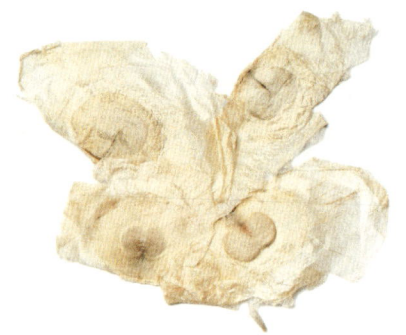

别名：木蝴蝶、千张纸、白玉纸、白千层、纸肉、故纸

性味：性寒，味苦

最佳功效：润肺、疏肝、和胃、生肌、美容养颜

适宜人群：适用于风热咳嗽、声音嘶哑、咽喉疼痛、肝胃气痛等患者

玉蝴蝶是紫葳科植物玉蝴蝶的种子，因形态略似蝴蝶而得名，为蝶形薄片，除基部外三面延长成宽大而薄的翅。主产于广西、云南、贵州等地。

养生茶方

玉蝴蝶润肺茶

材料：玉蝴蝶5克，冰糖或蜂蜜少许。

做法：将玉蝴蝶用一杯滚烫开水冲泡，闷约10分钟后即可饮用，可酌加冰糖或蜂蜜调味。

功效：清肺热、利咽喉，治疗急慢性气管炎、咳嗽、咽喉肿痛等症。

玉蝴蝶三七花茶

材料：玉蝴蝶、三七花各5克。

做法：将上述材料用沸水冲泡10分钟后即可，不拘时，代茶饮。

功效：润肺消炎，治疗咽喉肿痛、声音沙哑等症。

玉蝴蝶人参花养颜茶

材料：玉蝴蝶、人参花各5克。

做法：将玉蝴蝶和人参花放入茶壶中，缓缓注入开水冲泡，待温热时饮用。

功效：滋阴养颜、强心补肾。

甄选

优质的玉蝴蝶干茶，外表新鲜干燥，完整饱满，色泽鲜亮。如果外表绵软，色泽灰暗，一般是过期或者受潮的产品。另外，还要闻一闻花香，新鲜的干茶有天然的花草气息，而不新鲜的干茶会带有霉味、焦熏味等怪味。

服用禁忌

玉蝴蝶茶性寒，孕妇及月经期女性不宜饮用。风寒感冒者不宜服用。

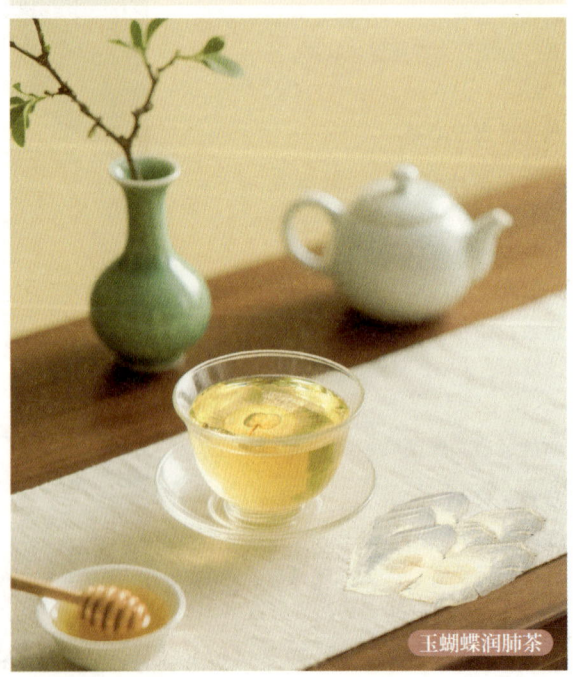

玉蝴蝶润肺茶

罗汉果茶

- 咳嗽不停咽喉肿
- 罗汉果帮你来消肿

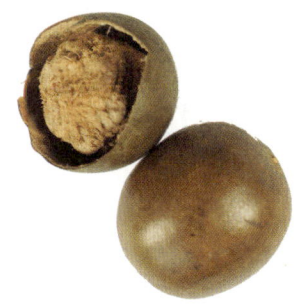

别名：拉汗果、假苦瓜、光果木鳖、金不换、罗汉表、裸龟巴

性味：性凉，味甘

最佳功效：清热润肺、止咳利咽、滑肠通便、排毒养颜

适宜人群：适用于肺热燥咳、咽痛失音、肠燥便秘等患者

罗汉果被人们誉为"神仙果"，主产于桂林地区，是桂林的名贵土特产。罗汉果的营养价值非常高，生吃是一种好吃又营养的水果，将它用炭火烘干，就成了一味止咳良药。

甄选

优质的罗汉果果形端正、果大干爽，果皮呈黄褐色，轻轻摇动没有声响。同时，优质的罗汉果干爽而有弹性，抛到桌面上会弹起且两果相碰声音清脆，冲泡后有清甜的香味，不苦。

养生茶方

罗汉果利咽茶

材料：罗汉果2个。

做法：将罗汉果去壳捣碎或切成薄片，用开水冲泡5分钟后即可饮用。

功效：润肠通便、清肺利咽，治疗肠燥便秘、咽喉炎、失音喉痒等症。

罗汉夏枯清肺茶

材料：罗汉果1个，夏枯草15克，红糖少许。

做法：将罗汉果与夏枯草一同用沸水冲泡，静置30分钟后加入红糖拌匀饮用。

功效：清肺润肠、化痰止咳。

罗汉乌梅止咳茶

材料：罗汉果15克，乌梅、五味子各5克，甘草3克。

做法：先将罗汉果、乌梅洗净捣碎，与五味子、甘草一同放入茶壶中，用沸水冲泡，静置30分钟后即可饮用。

功效：治疗慢性支气管炎、急慢性扁桃体炎、咽喉炎、喉痛音嘶等症。

服用禁忌

罗汉果性凉，在月经期间不宜服用，否则会引起痛经。阳虚体质的人，有怕冷、腹泻等症状的患者不宜饮用。

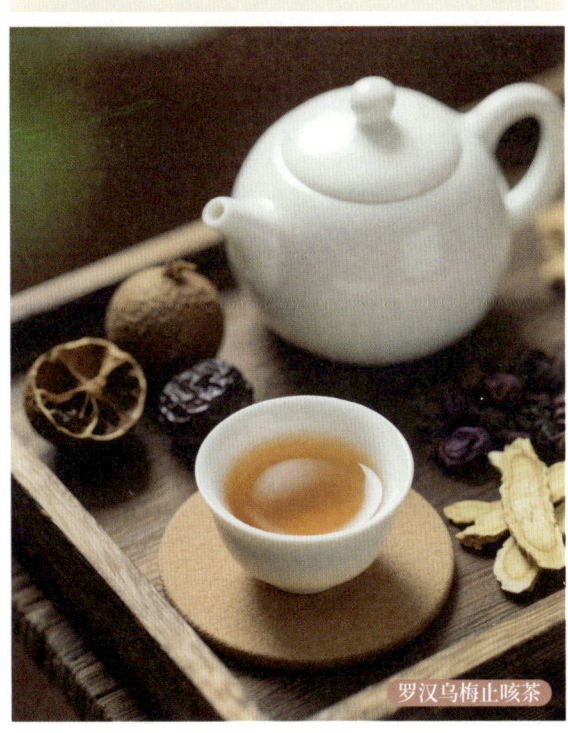

罗汉乌梅止咳茶

辛夷花茶

- 鼻子不通很难受
- 辛夷花祛风散寒治鼻炎

别名： 望春花、木兰、紫玉兰

性味： 性温，味辛

最佳功效： 解风寒风热、通鼻窍、散头面、改善血液循环

适宜人群： 适用于流鼻涕、鼻塞、过敏性鼻炎、头痛、疮毒等患者

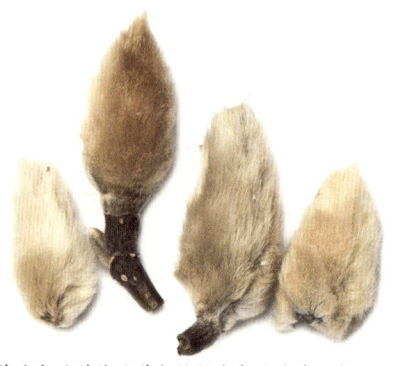

辛夷花为木兰科落叶灌木植物辛夷的花蕾，在它还未开花之前，将它的花蕾摘下、晒干，就制成了一味中药。辛夷花喜温暖气候，在我国山东、江西等地均有种植。

养生茶方

辛夷花藿香祛风寒茶

材料： 辛夷花 3 克，藿香 10 克。

做法： 将上述材料用沸水冲泡，加盖静置 5 分钟，过滤后即可饮用，每日 2 次，代茶饮。

功效： 解风寒、通鼻窍，治疗因风寒引起的过敏性鼻炎。

辛夷槐花解风热茶

材料： 辛夷花 3 克，槐花 20 克。

做法： 将辛夷花和槐花放入茶杯中，用沸水冲泡 10 分钟后即可饮用。

功效： 解风热、通鼻窍、改善血液循环，治疗因风热引起的过敏性鼻炎。

辛夷花紫苏通鼻茶

材料： 辛夷花 15 克，紫苏叶 9 克，红糖适量。

做法： 将上述材料放入茶壶内，用 500 毫升沸水冲泡 15 分钟，过滤后即可饮用。

功效： 通鼻窍、散头面、改善血液循环，治疗鼻窦炎。

甄选

辛夷花干花为未开放的花蕾，优质的干花颜色呈黄色，花蕾紧凑，鳞毛整齐，干燥，无霉味等异味，闻之有辛夷花的花香。

服用禁忌

辛夷花能兴奋子宫，孕妇不宜饮用。辛夷花性温，因此有咽干口燥、心烦易怒等症状的阴虚火旺者也不宜饮用。

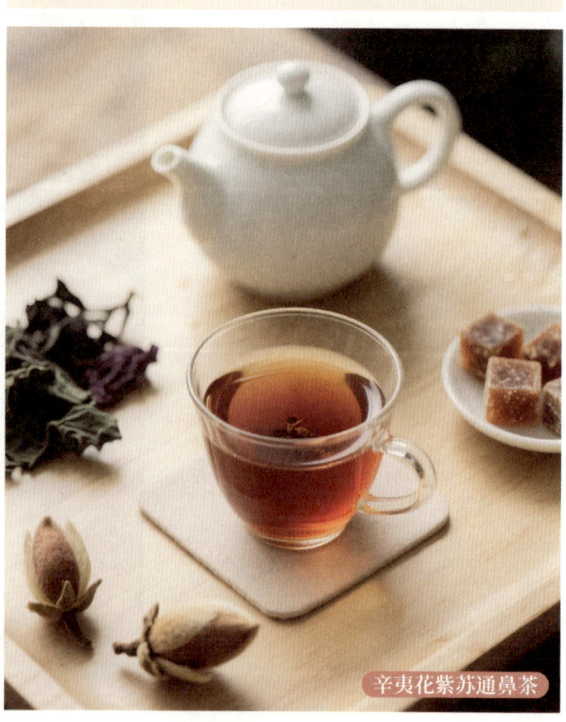

辛夷花紫苏通鼻茶

金莲花茶

- 痰多咳嗽惹人烦
- 金莲花润肺又消炎

别名： 旱荷、旱莲花寒荷、陆地莲、旱地莲、金梅草

性味： 性凉，味苦

最佳功效： 清热解毒、滋阴润肺、清心明目、止咳祛痰、杀菌消炎

适宜人群： 适用于急慢性扁桃体炎、中耳炎、结膜炎、淋巴管炎、咽喉炎等患者

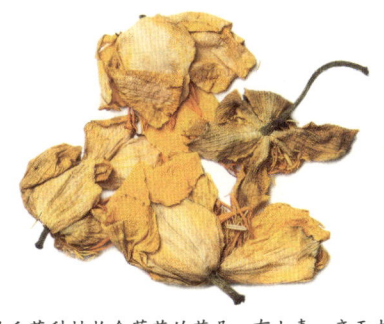

金莲花是毛茛科植物金莲花的花朵，有小毒，产于内蒙古、河北、山西等地。由于金莲花生长在我国地理位置较高的地区，因此金莲花的花与叶都很小。

甄选

优质的金莲花干花花形完整，呈黄色，无茎叶、碎末等杂质，干燥，无霉味等异味，闻之有金莲花的花香。冲泡后花形美丽，汤色橙黄透亮。

养生茶方

金莲花蒲公英消炎茶

材料： 金莲花3克，蒲公英15克。

做法： 将金莲花和蒲公英用沸水冲泡，加盖静置10分钟后即可饮用。

功效： 杀菌消炎，治疗急、慢性扁桃体炎。

金莲花枸杞润喉茶

材料： 金莲花、枸杞子、甘草、玉竹各3克，冰糖适量。

做法： 将上述材料放入茶壶中，用500毫升开水冲泡15分钟后即可饮用。

功效： 清咽润喉、消食去腻。

金莲菊花提神茶

材料： 金莲花、贡菊各3克。

做法： 将金莲花和贡菊洗净，放入茶壶中用开水冲泡，加盖静置10分钟后即可饮用。

功效： 清暑解热、提神醒脑、清心明目。

服用禁忌

金莲花有一定毒性，所以在冲泡饮用时，用量不能过多。金莲花性凉，体质虚弱、体寒、容易发冷的人不宜食用。孕妇禁用。

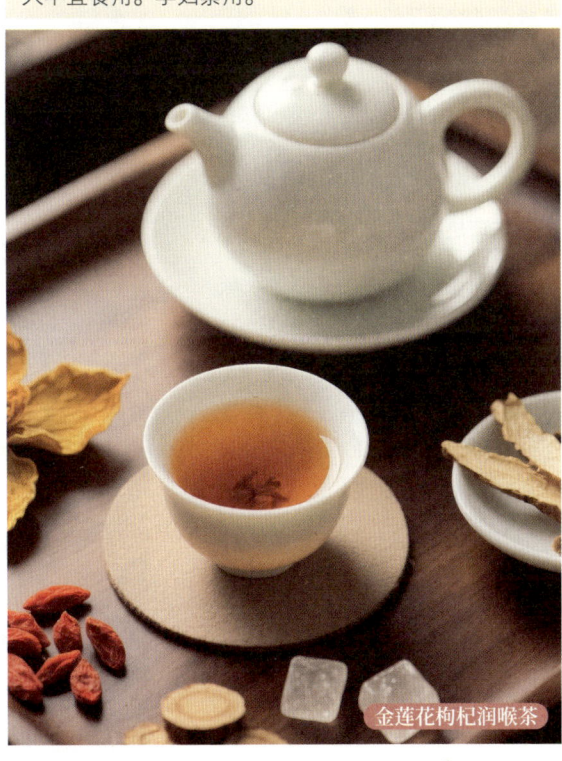

金莲花枸杞润喉茶

款冬花茶

- 感冒咳嗽不用怕
- 快快冲杯款冬花

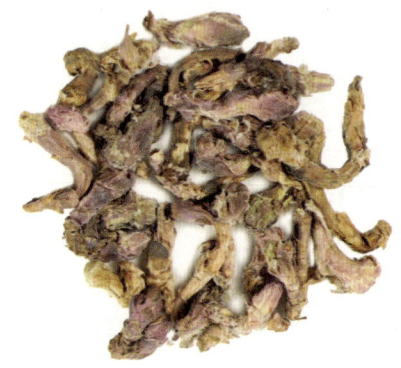

别名：菟奚、颗冻、橐吾、虎须、款冻、苦萃、冬花

性味：性温，味辛

最佳功效：润肺下气、止咳化痰、泻热降气

适宜人群：适用于肺寒引起的久咳不愈、咳嗽痰多、咽喉痒痛、风寒感冒等患者。

款冬花是菊科植物款冬的花蕾，通常在10月下旬至12月下旬花尚未出土时采挖，去除杂质后，晒干备用。款冬花主产于河南、陕西、四川和湖北等省。

甄选

优质的款冬花干花蕾大、身干、呈紫红色、梗极短、没有开放的花朵，无茎叶、碎末等杂质，干燥、无霉味等异味，闻之有款冬花的花香。

养生茶方

款冬定喘茶

材料：款冬花9克，冰糖15克。
做法：将款冬花和冰糖放入保温杯中，以沸水冲泡，静置10多分钟，即可代茶饮用。
功效：润肺下气、止咳化痰，主治急慢性支气管炎、感冒咳嗽。

款冬花泻热茶

材料：绿茶6克，款冬花3克，紫菀3克。
做法：将上述材料用开水冲泡，加盖静置片刻即可饮用。每日1剂，代茶饮用。
功效：祛痰止咳、泻热降气。

款冬百合润喉茶

材料：款冬花14克，百合19克，杏仁9克，桑白皮11克。
做法：将上述材料放入茶壶中煎煮，加清水3碗煎至1碗，待温时加入适量蜂蜜。每日1剂，分2次服用。
功效：清热润喉、化痰止咳。

服用禁忌

款冬花茶主要治疗因肺寒而导致的久咳不愈、肺火大、肺气焦满、阴虚劳嗽的人不宜饮用。孕妇慎用。

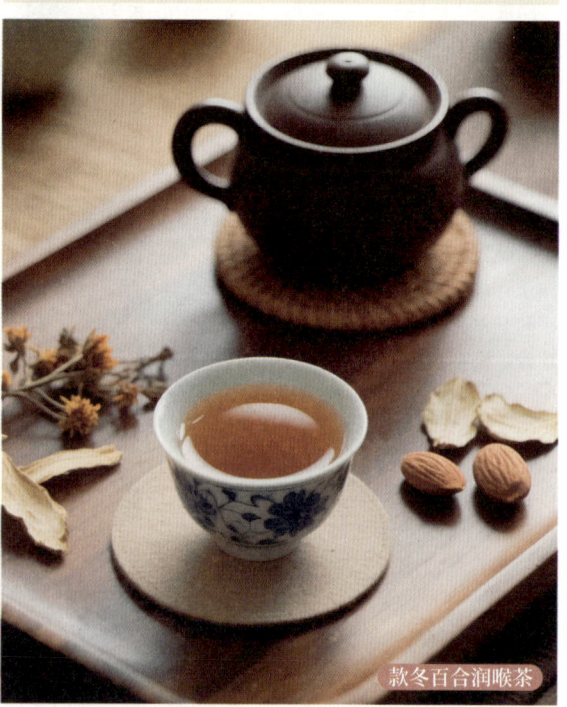

款冬百合润喉茶

牛蒡茶

- 疲于应酬血压升
- 牛蒡降脂降压养精神

别名：牛菜、大力子、恶实、牛蒡子、蝙蝠刺、东洋萝卜、东洋参、牛鞭菜

性味：性温，味甘

最佳功效：健脾开胃、润肠通便、滋阴补肾、益气降压、清热解毒

适宜人群：适用于癌症、肥胖、高血压、高血脂等患者

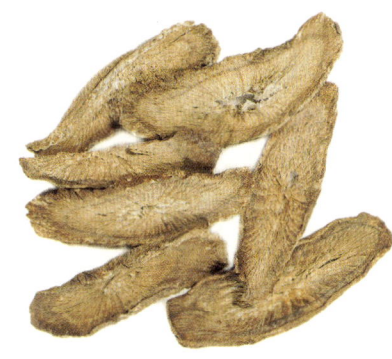

牛蒡为我国古老的药食两用植物，具有极高的营养保健价值，有"东洋参"的美誉。牛蒡泡茶，色泽金黄、香味宜人、价比黄金，故在台湾有"黄金牛蒡茶"之称。

甄选

优质的牛蒡茶片中心呈白色空洞状，茶汤呈红润的酒红色，并有浓郁的茶香。好的牛蒡茶味道甘醇柔滑，耐冲泡，饮后口有余香、淡淡回甘。

服用禁忌

牛蒡性寒而滑利，有滑肠通便之弊，故脾虚腹泻者应慎用，感冒发热、咳嗽多痰、胃酸过多者和处于痢疾、肠炎初期的患者不宜饮用。孕妇慎用。

养生茶方

牛蒡补钙茶

材料：干牛蒡茶片8～10克。

做法：将干牛蒡茶片用开水冲泡3～5分钟即可饮用。泡至无色后，嚼食之效果更佳。

功效：调节血脂、补血补钙、滋阴壮阳。

牛蒡红枣排毒茶

材料：干牛蒡茶片8～10克，红枣6颗。

做法：将干牛蒡茶片和红枣用开水冲泡3～5分钟即可饮用，亦可酌加冰糖或蜂蜜调味。

功效：利尿通便、排毒养颜。

牛蒡降脂茶

材料：干牛蒡茶片8～10克，西洋参3克。

做法：将干牛蒡茶片和西洋参用开水冲泡3～5分钟即可饮用，不拘时，代茶饮。

功效：降血压、降胆固醇、治疗糖尿病、类风湿、肥胖症、癌症。

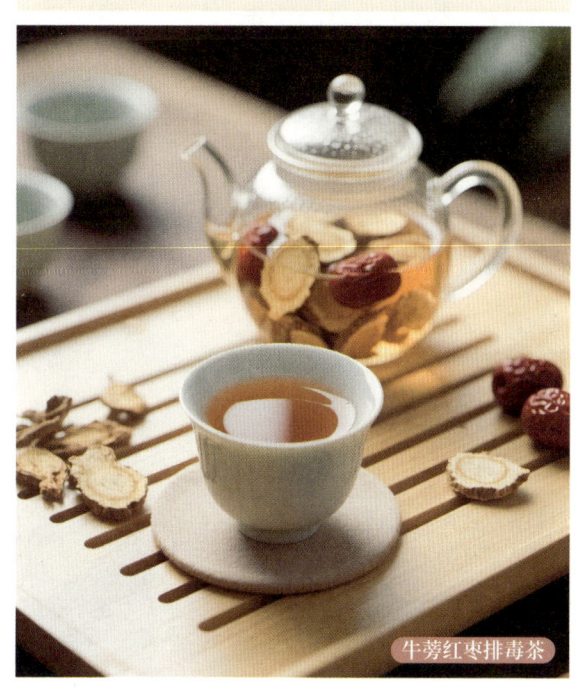

牛蒡红枣排毒茶

百合花茶

- 肌肤干燥无光泽
- 经常饮杯百合花

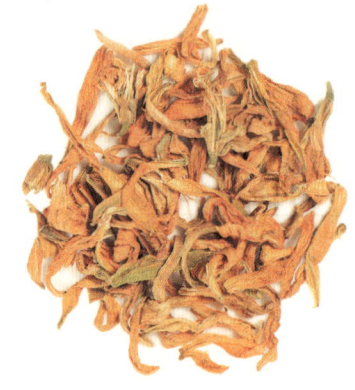

别名：强瞿、番韭、山丹、倒仙

性味：性平，味甘

最佳功效：清火润肺、清心安神、镇静止咳、滋阴养脾、美白肌肤

适宜人群：适用于肺热咳嗽、失眠心烦、面色晦暗等患者

百合花含有丰富的蛋白质、糖、磷等多种微量元素，具有极高的医疗价值和食用价值，素有鲜花小人参的美誉。

养生茶方

百合金银花安心茶

材料：百合花3克，金银花3克，冰糖适量。

做法：将百合花、金银花、冰糖用开水冲泡，静置10分钟左右即可饮用。频代茶饮。

茶疗功效：安心去火、清凉润肺，是夏日里最好的解暑饮品。

百合菊花利眼茶

材料：百合花4朵，杭白菊5朵，蜂蜜适量。

做法：将洗净的百合花、杭白菊放入茶壶中，用500毫升沸水冲泡5分钟，喝时调入蜂蜜即可。

茶疗功效：补气益中、滋阴润肺、清心安神，可明目助眠、降血压、降血脂。

百合玫瑰润肤茶

材料：百合花5朵，玫瑰花5朵。

做法：将上述材料放入茶杯中，沸水冲泡，5分钟后即可饮用。

功效：清火润肺、滋阴养脾、美白肌肤，适用于皮肤干燥枯黄者。

甄选

作为花茶原料的百合花一般都是百合花干品。购买时首先应观察干花的颜色，优质的百合花干品颜色呈黄红色，干燥，无发霉受潮现象。其次要闻花香，优质的干花带有淡淡的百合花香，如果花香太浓，可能是添加了人工香味，不宜购买。

服用禁忌

百合花茶性平，一般人群均可饮用。百合花茶单泡微苦，可酌情加入蜂蜜。

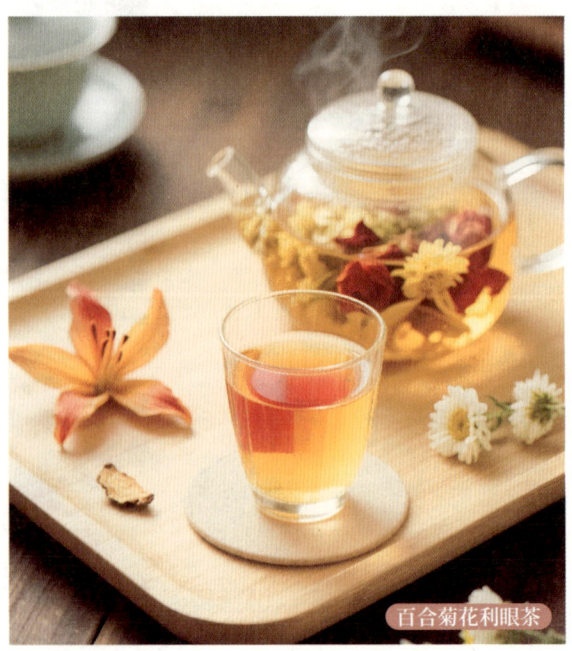

百合菊花利眼茶

芡实茶

- 肾虚了怎么办
- 泡饮芡实可养身

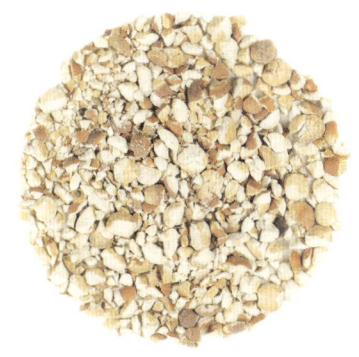

别名：鸡头米、鸡头苞、鸡头莲、刺莲藕、肇实

性味：性平，味甘、涩

最佳功效：健脾益肾、固精止泻、利湿健中

适宜人群：适用于腰膝痹痛、遗精、带下、小便不禁、腹泻等患者

芡实是一种叫作"芡"的睡莲科水生草本植物的种子。古药书中说芡实是"婴儿食之不老，老人食之延年"，有补而不峻、防燥不腻的特点，是秋季进补的首选食物。

甄选

芡实分为南芡实和北芡实两种。南芡实，外形呈圆球形，一端呈白色，表面光滑，有花纹，质硬而脆，以颗粒饱满、均匀、粉性足、无碎屑及皮壳者为佳。北芡实，外形呈半圆形，表皮紫红色，剖面色白质硬而脆。以身干、无虫蛀、颗粒饱满均匀、少碎屑、粉性足、无杂质的为好。

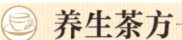 养生茶方

芡实固肾茶

材料：芡实30克，党参、白术、茯苓各12克，山药15克，菟丝子、金樱子、黄精各24克，百合18克，枇杷叶9克。

做法：将上述材料研成粉末，用纱布包好，放入保温瓶中，用沸水冲泡30分钟即可，每日1剂，代茶饮用。

功效：清肺运脾、固涩补肾。

乌梅芡实止尿茶

材料：乌梅15克，芡实15克，白术11克，山茱萸7克，山楂15克。

做法：将上述材料研成粉末，放入保温杯或热水瓶内，注入沸水冲泡，静置30分钟后过滤即可饮用。

功效：补脾止泻、健脾开胃。

芡实百合止遗茶

材料：芡实24克，白芍29克，百合29克，麦冬11克。

做法：将上述材料用清水煎服，每日1剂，早晚分服。

功效：降火、涩精止遗，主治男子梦遗。

服用禁忌

芡实茶有较强的收涩作用，凡疟痢疳痔、气郁痞胀、溺赤便秘、食不运化、尿赤者及产后妇女皆不宜饮用。

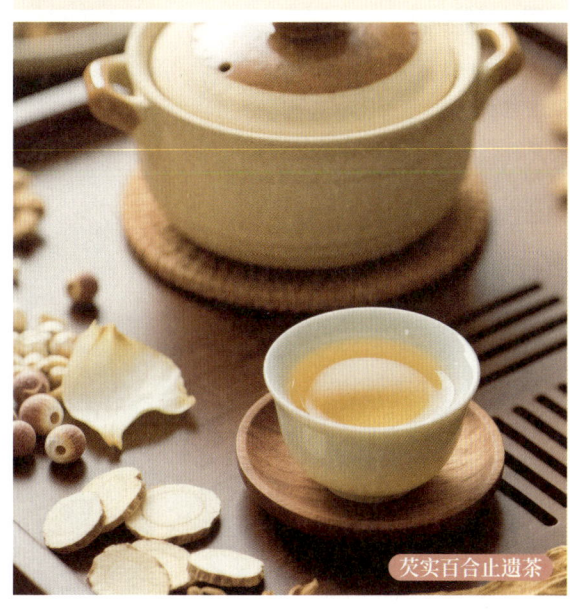

芡实百合止遗茶

柠檬茶

- 孕期呕吐不止
- 柠檬茶止吐又安胎

别名：柠果、洋柠檬、益母果

性味：性微温，味酸

最佳功效：健胃整肠、安定心神、安胎、美白祛斑

适宜人群：适用于胎动不安、失眠、感冒、消化不良等患者

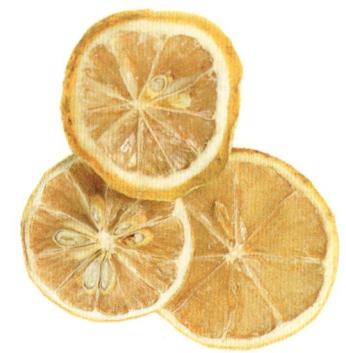

柠檬，原产于东南亚，现主要产于美国、意大利、西班牙等地。因柠檬生食非常酸涩，因此基本不用作鲜食，多制作成柠檬片泡茶或榨汁，有时也用作烹饪调料。

养生茶方

柠檬安胎茶

材料：干柠檬片3片，白糖或蜂蜜少许。

做法：将上述材料用开水冲泡，喝的时候用铁勺将柠檬捣烂，味道更佳。

功效：生津止渴、和胃安胎，缓解孕妇食欲缺乏和妊娠呕吐。

玫瑰柠檬美白茶

材料：玫瑰花3～5朵，柠檬片3片，蜂蜜适量。

做法：将上述材料放入茶杯中，用沸水冲泡，加入适量蜂蜜调味即可饮用。

功效：健胃整肠、美白祛斑。

柠檬生津茶

材料：干柠檬片5片，红茶5克。

做法：将上述材料用沸水冲泡，待茶凉之后加入蜂蜜调味，冰镇后饮用风味更佳。

功效：生津止渴、消暑解烦、开胃助消化。

甄选

上好的柠檬片表皮的颜色应浅一些，且表皮光滑；柠檬片的瓤颜色应稍深一些，中心的籽粒少一些，因为籽粒多的话，泡出来的茶会很苦。

服用禁忌

柠檬茶含有较多的酸性物质，经期妇女、胃溃疡、龋齿和糖尿病患者不宜饮用。痰多、伤风感冒、胃寒气滞、腹部胀满者不宜食用。

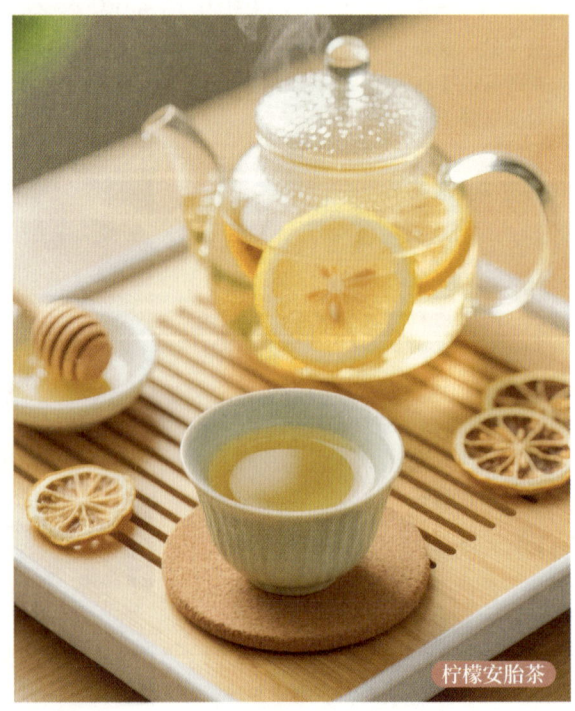

柠檬安胎茶

桃花茶

- 血气不畅满脸斑
- 桃花茶让你面若桃花

别名：桃华、玄都花

性味：性平，味苦

最佳功效：活血行瘀、润燥滑肠、祛斑美容

适宜人群：适用于跌打损伤、瘀血肿痛、痛经闭经、肠燥便秘等患者

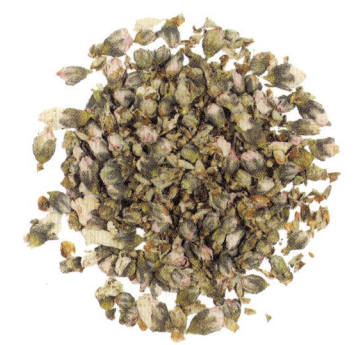

桃花，主要分果桃和花桃两大类，原产于我国中部、北部。桃花花小、色艳，不仅具有很高的观赏价值，而且具有较高的药用和食用价值，经常作为花草茶饮用。

养生茶方

桃花瘦身茶

材料：桃花 5～8 朵。

做法：将桃花置于茶杯中，先用少许开水冲泡润湿，加盖闷 5 分钟后即可饮用。

功效：调节经血、减肥瘦身。

桃花祛斑茶

材料：干桃花 4 克，冬瓜仁 5 克，白杨树皮 3 克。

做法：将干桃花与冬瓜仁、白杨树皮放到茶杯中，用沸水冲泡 10 分钟后即可饮用。

功效：美白养颜，可祛除面部黑斑、妊娠色素斑、老年斑等。

桃花枸杞子润燥茶

材料：桃花 5 克，枸杞子 5 克。

做法：将桃花与枸杞子放入茶杯中，沸水冲泡，加盖闷 5 分钟后，即可饮用。

功效：活血化瘀、润肺滑肠、通便，适用于便秘等症。

甄选

优质的桃花花茶用手拿起来一朵以后可感到花蕾有分量，外观上没有梗或碎花屑等杂质，外观完整，花苞未开，花身干燥，闻之气味芳香浓郁。

服用禁忌

桃花茶活血效果极佳，少量服用能化开大部分女性体内都有的瘀血，但切忌过量，因此孕妇及月经量过多者不宜饮用。

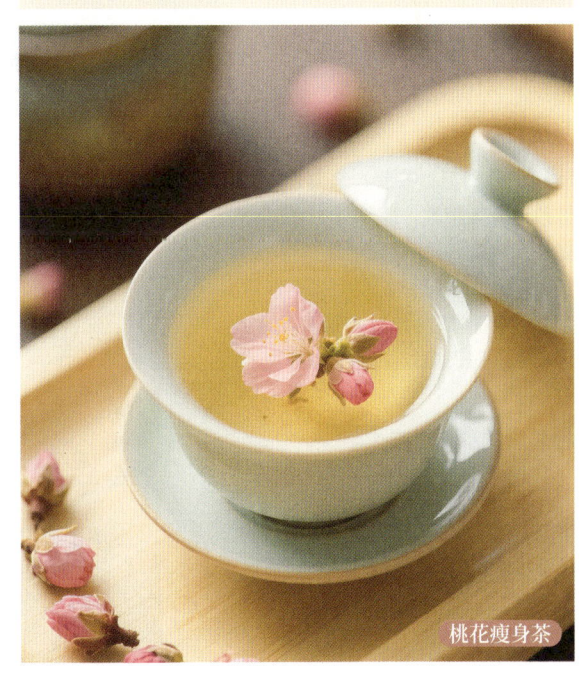

桃花瘦身茶

杜鹃花茶

- 阴天下雨腰腿痛
- 杜鹃花茶祛风湿

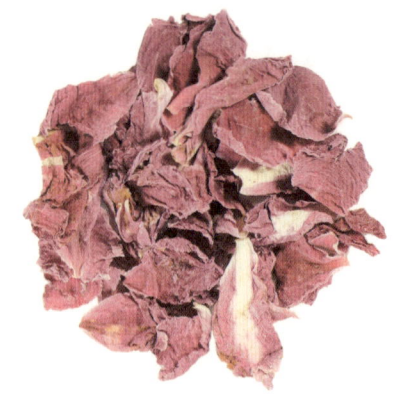

别名： 映山红、山石榴、山踯躅、红踯躅

性味： 性平，味甘酸

最佳功效： 调经和血、安神去燥、活肤养颜、祛风湿

适宜人群： 适用于月经不调、心神不宁、风湿腿疼、色斑等患者

杜鹃花是我国十大名花之一，被白居易誉为"花中西施"，每年3～6月开花，花开时满山皆红，故名映山红。同时杜鹃花还有很高的药用价值，被广泛应用于各个领域。

🛒 甄选

优质的杜鹃花干花外观上没有梗或碎花屑等杂质，花片完整、干燥、轻而质脆，并带有淡淡的杜鹃花香，没有霉味等异味。冲泡后，茶色橙黄透亮。

❗ 服用禁忌

作为花草茶饮用的杜鹃花一般为红色杜鹃。黄色杜鹃的植株和花内均含有毒素，人中毒后会引起呕吐、呼吸困难、四肢麻木等症，因此在选购杜鹃花茶时应多加留意。

🍵 养生茶方

杜鹃花祛风湿茶

材料： 新鲜杜鹃花3朵或干杜鹃花1茶匙。

做法： 将杜鹃花剥瓣，反复清洗、沥干，置于杯中，用沸水200毫升冲入，待香味溢出后，可酌加冰糖或蜂蜜饮用。

功效： 清热解毒、化痰止咳、祛风湿。

杜鹃和血茶

材料： 杜鹃花1茶匙，辛夷花1茶匙，红玫瑰花1茶匙，茉莉花1茶匙。

做法： 将这四种材料混合均匀后放入茶壶，用开水冲泡15分钟后即可饮用。

功效： 养颜和血、散热通鼻，也可作为日常润肤养颜茶。

杜鹃薰衣草淡斑茶

材料： 杜鹃花1茶匙，薰衣草1茶匙。

做法： 将杜鹃花与薰衣草混合放入茶杯中，沸水冲泡，5分钟后即可饮用。频代茶饮。

功效： 活血排毒、润肤淡斑。

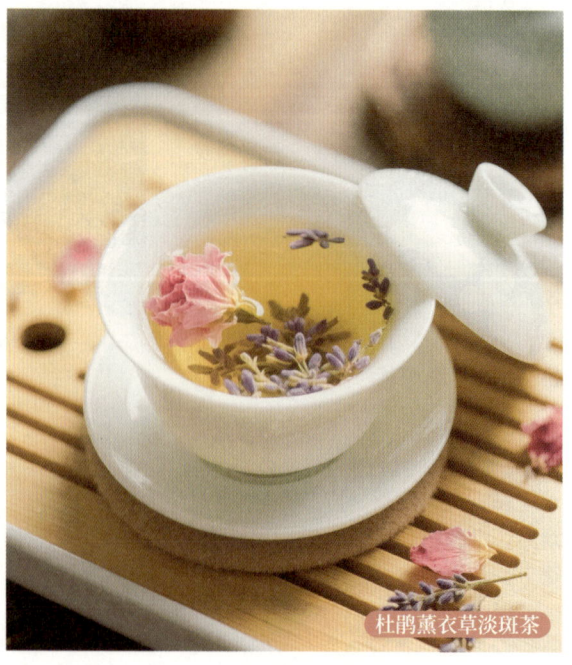

杜鹃薰衣草淡斑茶

菖蒲茶

- 心烦气躁常失眠
- 菖蒲茶助眠又安神

别名：臭菖蒲、石菖蒲、泥菖蒲、大叶菖蒲、白菖蒲

性味：性温，味辛、苦

最佳功效：化湿开胃、开窍益智、健胃整肠

适宜人群：适用于失眠健忘、气闭耳聋、心胸烦闷、胃腹胀痛、关节疼痛等患者

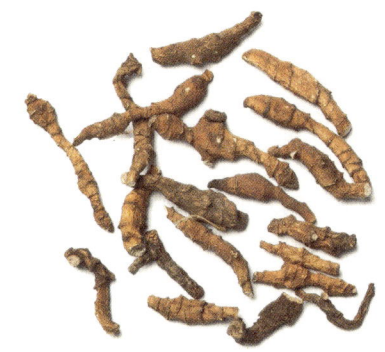

菖蒲为多年水生草本植物，广泛分布于温带、亚热带地区。在端午节时，菖蒲常与艾叶一起悬挂在门上用来驱虫避邪。同时菖蒲也是一味中药，入药的部分是它的根茎，以"一寸九节者"为良品。

甄选

作为花草茶材的多为石菖蒲。石菖蒲根茎呈扁圆柱形，稍弯曲，常有分枝，表面呈棕褐色、棕红色或灰棕色，粗糙，有疏密不均的环节，具有细纵皱纹。

服用禁忌

菖蒲茶性温，烦躁汗多、咳嗽吐血的阴虚阳亢者不宜饮用。另外，石菖蒲全身有毒，食用时要特别注意。

养生茶方

菖蒲清咽茶

材料：石菖蒲10克，蜡梅花3克，桔梗6克。

做法：将上述材料用沸水冲泡10分钟后即可饮用。

功效：清咽利喉。

菖蒲梅枣助眠茶

材料：石菖蒲3克，酸梅肉2枚，大枣肉2枚，红砂糖适量。

做法：将上述材料放入保温杯中，用沸水冲泡15分钟后即可饮用。

功效：宁心安神，治疗失眠、健忘、多梦等症。

菖蒲茉莉化湿茶

材料：石菖蒲6克，茉莉花6克，乌龙茶10克。

做法：将上述材料用沸水冲泡，加盖静置10分钟后饮用，不拘时，代茶饮。

功效：理气化湿，治疗心烦气躁、不思饮食。

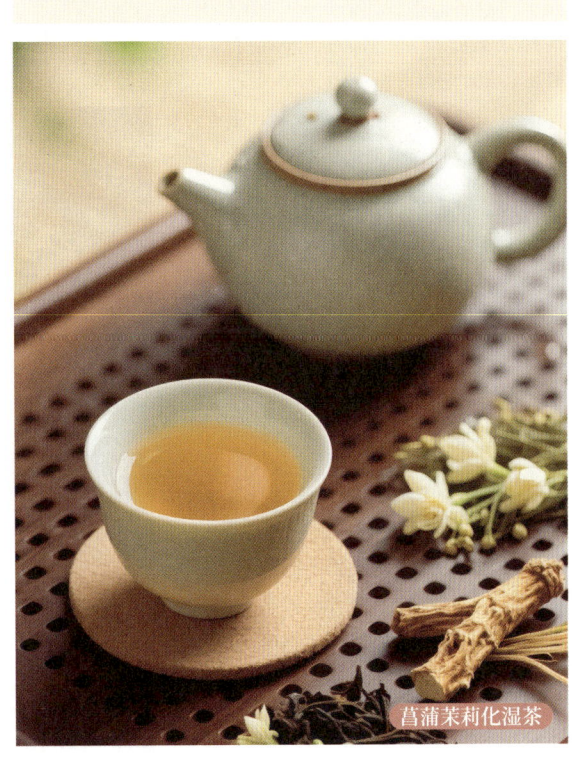

菖蒲茉莉化湿茶

雪茶

- 口干舌燥火气大
- 一杯雪茶降火气

别名：地茶、太白茶

性味：性凉，味甘

最佳功效：生津止渴、平肝降火、滋阴润肺、清心开窍

适宜人群：适用于高血压、冠心病、肥胖症、神经衰弱等患者

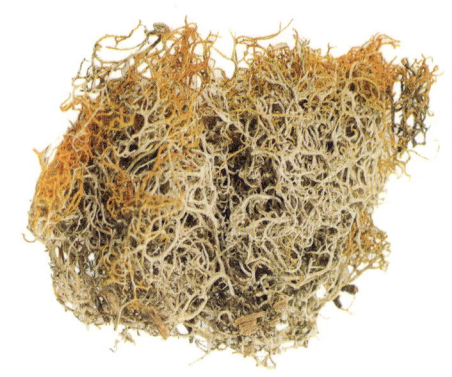

雪茶是一种地衣类植物，多生长于云贵高原上的藏区。雪茶有两种颜色，红色的叫红雪茶，白色的叫白雪茶。红雪茶又叫金丝茶，是植物的主体部分。

🛒 甄选

红雪茶和白雪茶都属于藏药，购买时需选择正规药店。其中白雪茶是雪茶的叶子，冲泡后茶水为微淡黄色，先苦后甘。红雪茶开水冲泡后，色泽红亮，犹如红葡萄酒色。

❗ 服用禁忌

因为雪茶属于极寒之物，不利于感冒的治愈，因此风寒感冒者不宜饮用。另外，脾胃功能弱者及慢性胃肠炎患者不宜饮用。经期妇女、孕妇禁服。

☕ 养生茶方

白雪降血脂茶

材料：白雪茶1～3克，绿茶少许。
做法：将白雪茶用开水冲泡饮用，亦可与绿茶混泡饮用。
茶疗功效：减肥、降血脂，治疗高血压、冠心病。

白雪桔梗解热茶

材料：白雪茶1～3克，桔梗10克。
做法：将上述材料放入茶杯中，沸水冲泡，闷10分钟后，即可饮用。频代茶饮。
功效：平肝降火、滋阴润肺。

红雪清心茶

材料：红雪茶1～3克，红茶少许。
做法：将红雪茶用开水冲泡饮用，也可添加红茶一起冲泡饮用。频代茶饮。
茶疗功效：清心开窍、减肥、降血脂，治疗高血压、冠心病。

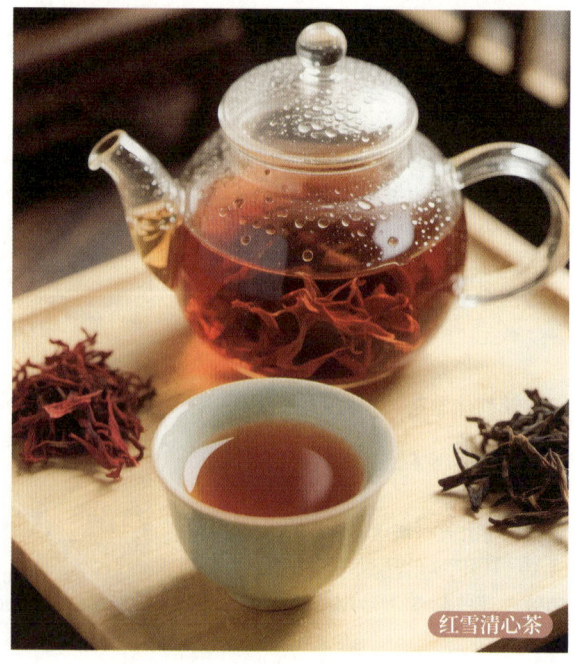

红雪清心茶

甜叶菊茶

- 花草茶中加点甜叶菊
- 味道丝甜不怕胖

别名：甜菊、糖草
性味：性寒，味甘
最佳功效：滋阴、养肝血、降血糖
适宜人群：适用于糖尿病、肥胖症等患者

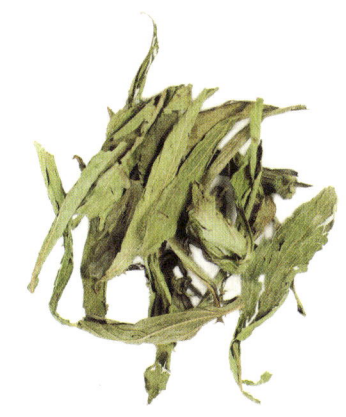

甜叶菊，菊科多年生草本植物，原产于巴拉圭和巴西的原始森林。甜叶菊具有低热量、高甜度的特点，常用作各种花草茶的佐料来增加甜味。

养生茶方

甜叶菊养阴茶

材料：甜叶菊3～9克。
做法：将甜叶菊放到茶壶里，用500毫升沸水冲泡，加盖静置片刻后即可饮用。频代茶饮。
功效：养阴生津，治疗口渴、糖尿病、高血压等症。

甜叶菊复合花草茶

材料：各类花草茶、甜叶菊适量。
做法：将甜叶菊加入各种花草茶中，开水冲泡，3～5分钟后即可。
功效：滋阴、降血糖，在获得花草茶的疗效时，还能够增加甜味，却不会提高血糖。

青葙菊花养心茶

材料：菊花、决明子、青葙子各9克，甜叶菊5克。
做法：将菊花、决明子、青葙子、甜叶菊用清水煎煮，沸腾后小火煎煮10分钟，去渣后代茶饮。
功效：养心安神、消除疲劳。

甄选

甜叶菊一般有新鲜的甜叶菊和晒干的干品两种。购买新鲜的甜叶菊时，应选择叶片呈绿色、脉纹清晰、茎叶有光泽的。干品则应选择外形完整、干燥不受潮，有淡淡香甜味的。

服用禁忌

甜菊叶适合搭配所有花草茶，其甜度很高，使用时要注意用量，否则会令花草茶甜腻过度。

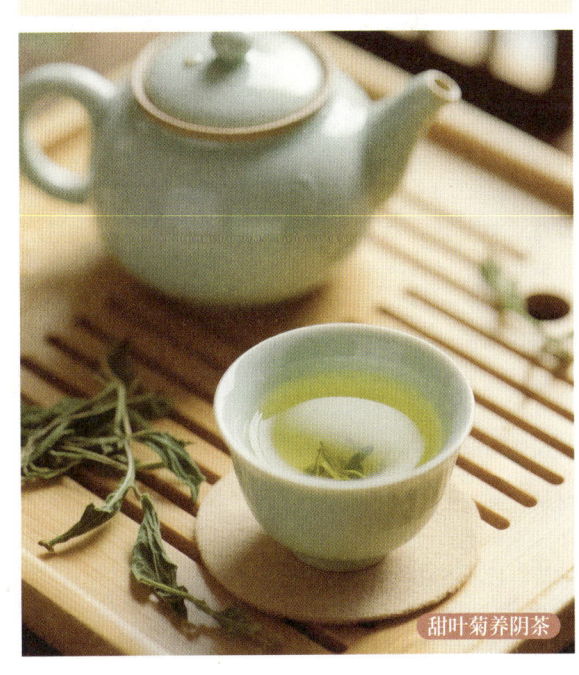

甜叶菊养阴茶

黄连茶

- 良药苦口利于病
- 黄连清热解毒效果佳

别名：王连、支连

性味：性寒，味苦

最佳功效：清热燥湿、清心除烦、泻火解毒

适宜人群：适用于暑热烦渴、双目赤痛、口舌生疮等患者

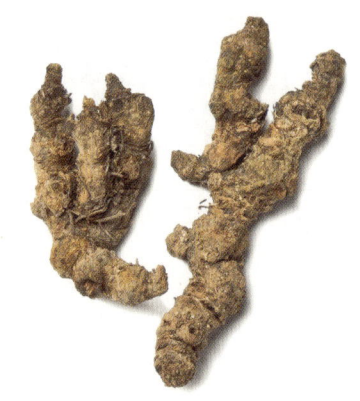

黄连为毛茛多年生草本植物，生长于四川、湖北等地。黄连是40种大宗中药材之一，生长于温度低、空气湿度大的自然环境中。

养生茶方

山药黄连泻火茶

材料：山药30克，黄连3克，甜叶菊2片。

做法：将山药和黄连捣碎，置保温瓶中，冲入适量沸水，加盖闷20分钟，随时代茶饮用。

功效：补虚益脾、燥湿泻火，治疗口渴心烦和由湿热引起的肠胃痢疾。

人参黄连清火祛寒茶

材料：人参、黄连各3克，白术、干姜、炙草各9克。

做法：将上述药材研磨成粉状，装在纱布袋中以沸水冲泡，加盖闷20分钟即可饮用。

功效：清肝火、温中祛寒、益脾益气，对火气大的人有很好的功效。

黄连连翘退热茶

材料：黄连5克，连翘、倒扣草、白茅根各14克。

做法：将上述材料用清水煎煮，沸腾后10分钟即可，每日1剂，饭后服用。

功效：清解退热、利咽。

甄选

真品黄连表面呈黄褐色，粗糙、有不规则结节状隆起及须根，质坚硬，折断面不整齐，味极苦。以干燥、肥壮、残留叶柄及根须少、质坚实、断面颜色呈红黄色者为佳。

服用禁忌

黄连茶大苦大寒，过服久服易伤脾胃，所以阴虚津伤者、阴虚火旺者不宜饮用。

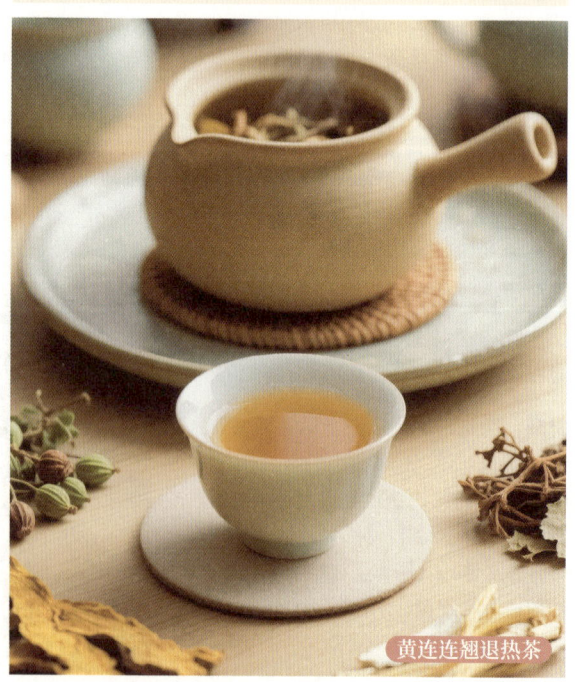

黄连连翘退热茶

芦荟茶

- 宿便堆积毒素多
- 芦荟清热排毒清宿便

别名：卢会、讷会、象胆、奴会
性味：性寒，味苦
最佳功效：清宿便、排肠毒、抗辐射、镇静消炎
适宜人群：适用于便秘、皮肤过敏、炎症、晒伤等患者

养生茶方

芦荟轻便茶

材料：干芦荟1茶匙，红糖或蜂蜜适量。
做法：将干燥的芦荟用一杯滚烫开水冲泡，闷约10分钟后即可饮用，也可添加红糖或蜂蜜调味。
功效：清宿便、排肠毒、治疗便秘、美容减肥。

芦荟金银花防辐射茶

材料：干芦荟1茶匙，金银花1茶匙。
做法：将干芦荟与金银花放入茶杯中，沸水冲泡，加盖闷10分钟后即可饮用。
功效：清热去火、镇定消炎。

芦荟薄荷解毒茶

材料：干芦荟1茶匙，薄荷叶6片。
做法：将上述材料放入茶杯中，沸水冲泡，加盖闷10分钟后即可饮用。频代茶饮。
功效：清热排毒、镇定消炎。

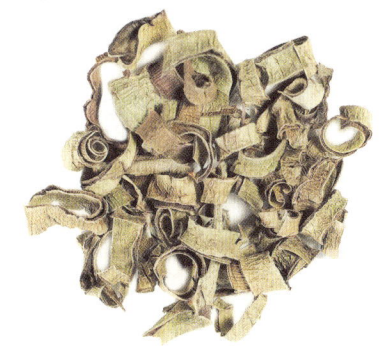

芦荟，原产于地中海、非洲地区，为独尾草科多年生草本植物。芦荟共约有3000种，但可食用的品种非常稀少，其中以中国芦荟毒副作用最小。

甄选

上等新鲜的芦荟茶表面呈棕黑色而发绿，有光泽，黏性大，遇热易熔化；质地松脆，易破碎，破碎面平滑而有光泽；有显著的酸气，味极苦。

服用禁忌

芦荟性寒，过食会引起上吐下泻，故每人每天食用量不宜超过15克，孕妇、月经期妇女、脾胃虚弱者不宜食用。

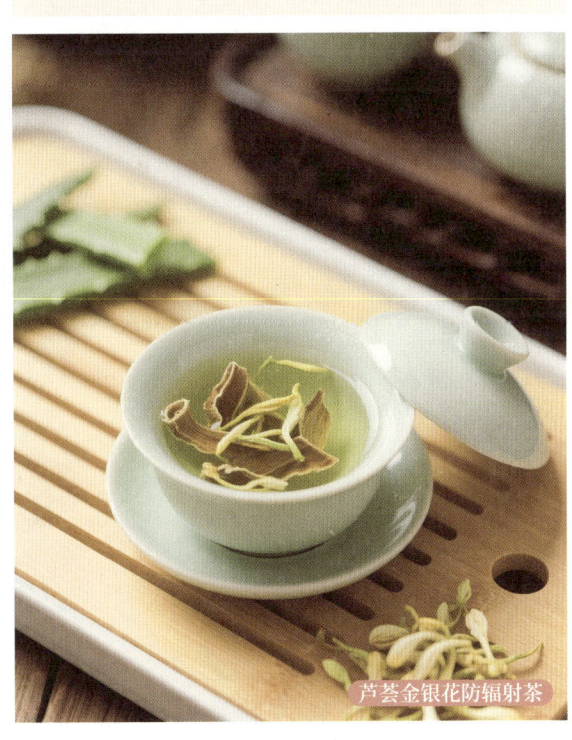

芦荟金银花防辐射茶

白豆蔻茶

- 吃多了肠胃不舒服
- 白豆蔻消食又暖胃

别名：多骨、壳蔻、白蔻、百叩、叩仁

性味：性温，味辛

最佳功效：行气止呕、暖胃消食

适宜人群：适用于气滞食滞、胸闷腹胀、吐逆反胃、疟疾等患者

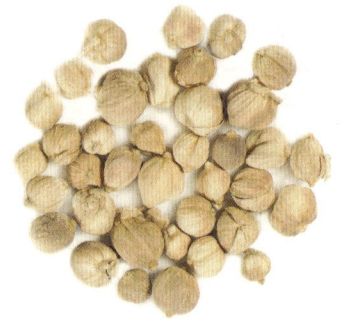

白豆蔻是姜科多年生草本植物，原产于印度和东南亚地区。它的果实是球形的，藏于淡绿色的豆荚内，将这些果实取出并干燥，就成了可以用来烹调和泡茶的白豆蔻。

甄选

白豆蔻外形呈圆球形，具有不显著的钝三棱，表面呈乳白色或淡黄色，果皮轻脆，易纵向裂开，内壁色淡而微有光泽，种子有二三十粒。白豆蔻气味苦香、味辛凉微苦。

养生茶方

白豆蔻去油腻茶

材料：白豆蔻2个，红茶1茶匙，蜂蜜或牛奶少许。

做法：将白豆蔻和红茶混合，放入温过的茶壶中，注入开水冲泡，加盖闷10分钟即可饮用，亦可添加蜂蜜或牛奶调味。

功效：去油腻、助消化，饭后一杯可清除口腔异味。

白豆蔻暖胃茶

材料：白豆蔻2个，丁香2粒，红茶1匙，桂皮1/2根，姜1/2片，牛奶200毫升。

做法：将白豆蔻、丁香、红茶、桂皮和姜片放进锅内同煮，开始发出响声时倒入牛奶，在沸腾前熄火，过滤后即成香甜辛辣、极具异国情调的马萨拉茶。

功效：振作精神、驱散寒气、增进食欲。

白豆蔻山楂止呕茶

材料：白豆蔻2个，山楂片5片。

做法：将上述材料放入茶杯中，开水冲泡，加盖闷10分钟后即可饮用。

功效：开胃消食、行气止呕。

服用禁忌

白豆蔻味道浓重辛辣，泡茶时不宜使用过量，平时总感觉口干舌燥、容易上火的体热者不宜饮用。

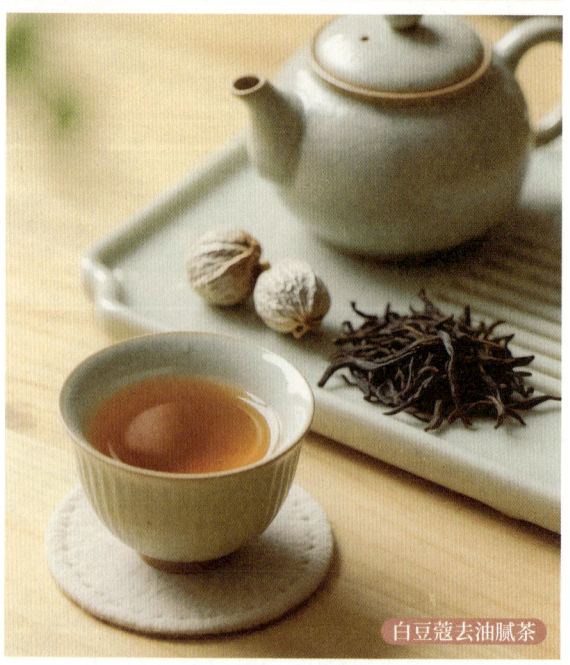

白豆蔻去油腻茶

丁香花茶

- 肠胃受凉不消化
- 丁香花为你暖肠胃

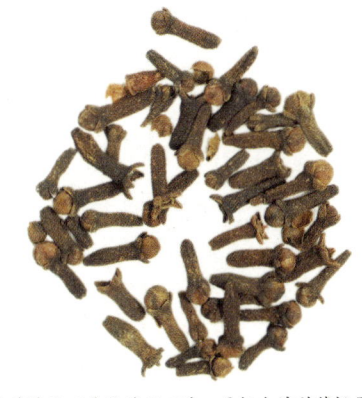

别名：百结、情客、紫丁香、子丁香、丁子香、支解香

性味：性温，味辛

最佳功效：温中暖肾、降逆、增强肠胃御寒能力

适宜人群：适用于呕吐、反胃、痢疾、心腹冷痛、疝气、癣疾等患者

作为花草茶的丁香是药用丁香，是桃金娘科蒲桃属乔木丁香的干燥花蕾，与观赏用的丁香是两种截然不同的植物。我国广东、广西等地均有栽培。

养生茶方

肉桂丁香御寒茶

材料：肉桂 3 克，干姜 2 片，丁香花 5 克。

做法：将上述材料用开水冲泡，闷盖 10 分钟即可饮用。

功效：心腹冷痛、腰膝酸痛。

甘菊丁香牙痛茶

材料：丁香 2 克，甘菊 5 克，薰衣草 3 克，金莲花 2 朵。

做法：将丁香、甘菊、薰衣草、金莲花用开水冲泡 15 分钟即可饮用，可添加少许蜂蜜调味。

功效：治疗牙痛、支气管炎、经痛、胃酸过多。

丁香大枣健胃整肠茶

材料：丁香花 5 克，大枣 3 颗。

做法：将丁香花与大枣放入茶杯中，沸水冲泡，加盖闷 10 分钟后即可饮用。

功效：温中暖胃、增强肠胃御寒能力。

甄选

作为花草茶茶材的丁香花为药用丁香的干燥花蕾。干燥的丁香花蕾略呈短棒状，表皮呈红棕色至暗棕色。以个大、粗壮、颜色呈紫棕色、香气强烈、出油多者为佳。

服用禁忌

丁香花茶性热，由胃热引起的呕吐者不宜饮用；容易上火、口渴舌燥的阴虚内热者也不宜饮用。

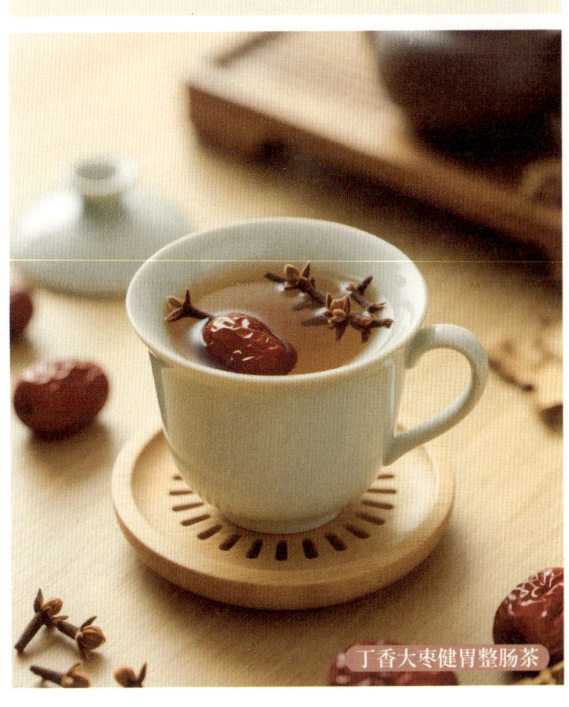

丁香大枣健胃整肠茶

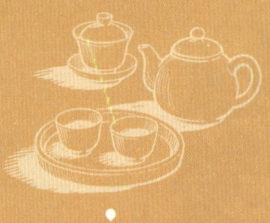

各种汉方保健茶，调理身体气色佳

在职场上日夜打拼，保持良好的身体状态是应对各种工作问题的根本，其实，我们在日常生活中的一些身体小问题，也可以通过各种汉方疗效茶饮来解决。职业病症、呼吸系统疾病、消化系统疾病、血液循环系统疾病、神经及内分泌系统表现欠佳和男女隐私病症及各种烦心的皮肤问题，都可以通过合理地饮用保健茶来进行调理。

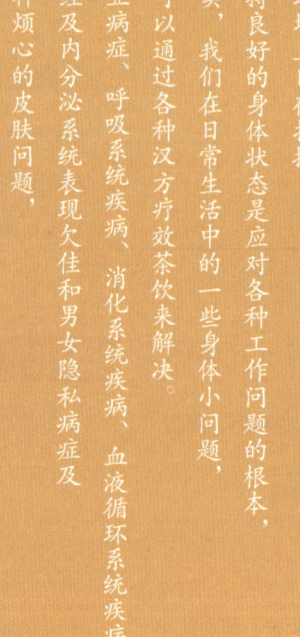

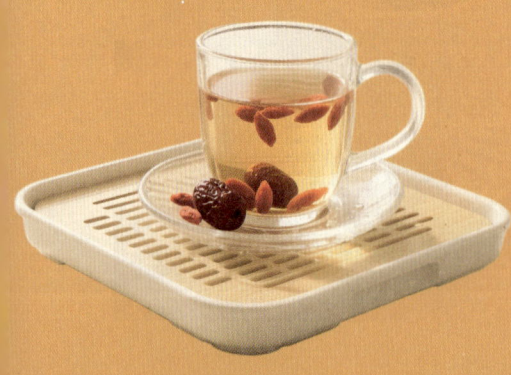

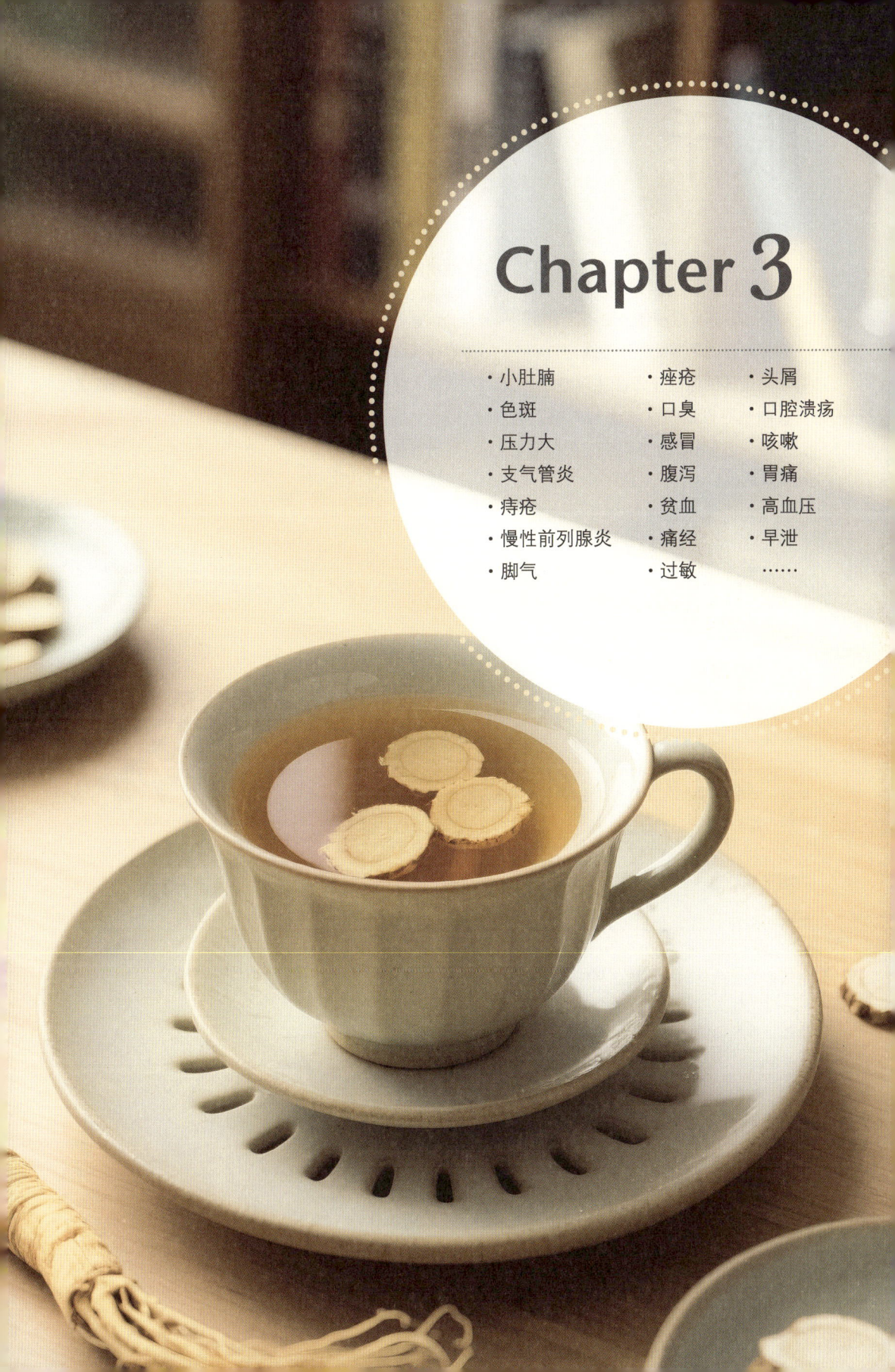

Chapter 3

- 小肚腩
- 色斑
- 压力大
- 支气管炎
- 痔疮
- 慢性前列腺炎
- 脚气
- 痤疮
- 口臭
- 感冒
- 腹泻
- 贫血
- 痛经
- 过敏
- 头屑
- 口腔溃疡
- 咳嗽
- 胃痛
- 高血压
- 早泄
- ……

眼干

- 眼睛不够亮
- 就喝决明子茶

眼睛干涩，是眼部水液层、脂质层、黏液素层液体分泌不足，或者是泪液过度蒸发导致泪膜分布不均匀造成的眼睛干涩酸胀等症状。长期戴隐形眼镜、维生素A摄入不足、患有结膜炎等眼疾、久视电视电脑等，都会导致眼干。

症状自诊：眼睛干涩、有异物感、眼红、发痒或感到疼痛等。若眼干时间较短，经护理后获得改善的话，并不算眼干症。若处理不当，少部分人会由于眼角膜表皮层受损而引起眼角膜发炎，令视力受损。

易发人群：久坐电脑前工作的人员、长期戴隐形眼镜者，以及长期开长途的司机。

可用茶方：决明子明目茶、决明子降压茶、决明子静心茶、决明茶调散、茴香菊花清肝茶、菊花龙井消炎茶、杞子菊花茶、绿茶熏眼。

疗效茶方

决明子明目茶

材料：决明子100克，菊花、枸杞子、冰糖适量。
用法：将决明子洗净后用文火炒至微黄，冷却后储存于密封罐中。每次取一小茶匙决明子与菊花、枸杞子用沸水冲泡，添加冰糖调味即可。
功效：清肝明目、润肠通便，治疗目赤肿痛、眼干眼涩、便秘等症。

决明子静心茶

材料：菊花10克，生山楂片10克，决明子5克，白糖25克。
用法：把上述材料一起放入杯中，用沸水冲泡半小时即可，日饮数次。
功效：平复心绪，可治疗由高血压所致的头晕目眩、失眠多梦。

决明子降压茶

材料：决明子、绿茶各5克。
用法：将决明子用小火炒至香气溢出时取出，晾凉。将炒好的决明子、绿茶同放杯中，用沸水冲泡3~5分钟后即可饮用。
功效：清热平肝、降脂降压、润肠通便、明目益睛。

疗效茶材

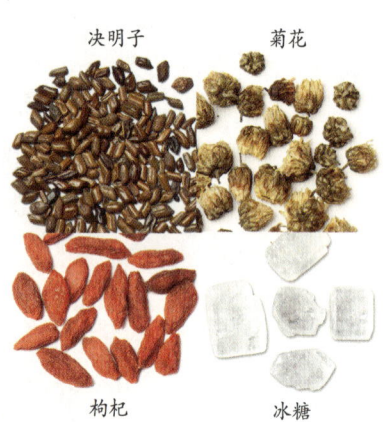

决明子　菊花
枸杞　冰糖

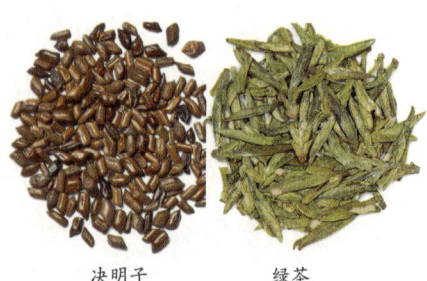

决明子　绿茶

菊花消炎茶

材料： 菊花 10 克，绿茶 3 克。
用法： 将菊花与绿茶置于茶杯中，以沸水冲泡 5 分钟后，即可饮用。每日 1 剂。
功效： 清肝明目、消炎杀菌，主治肝火过大所致的结膜炎。

枸杞子菊花茶

材料： 枸杞子 10 克，白菊花 10 克，红茶 2 克。
用法： 将枸杞子用盐炒至发胀，然后与菊花、红茶一同置于杯中，以沸水冲泡 3 分钟后，即可饮用。每日 1 剂。
功效： 清肝明目、疏风散热，对视力减退、目眩头痛、夜盲症等有较好疗效。

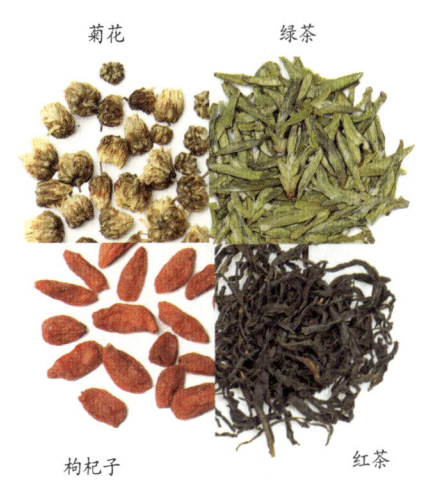
菊花　绿茶
枸杞子　红茶

绿茶熏眼

材料： 绿茶适量。
用法： 将绿茶置于杯中，以沸水冲泡后，将双眼靠近杯口处，以绿茶的热气熏眼。每次熏眼 10 分钟左右，每天熏 3 次。
功效： 增加双眼明亮度，提高视觉清晰度，防止视力减退。

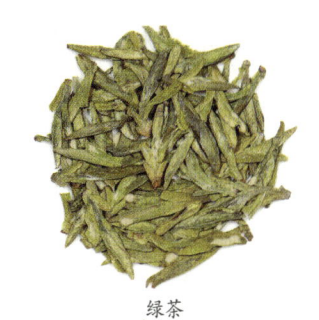
绿茶

决明茶调散

材料： 决明子适量，茶叶 6 克。
用法： 将决明子研成细末，将茶叶煎成浓汁。用浓茶汁将决明子粉调成糊状，轻涂抹于两侧太阳穴处。药干后再敷，每日多次。
功效： 疏风散瘀、清热明目、消炎抗菌，适用于目赤肿痛、风热头痛。

茴香菊花清肝茶

材料： 八角茴香、菊花各 10 克。
用法： 将上述两味材料置于茶杯中，以沸水冲泡 5 分钟后，代茶饮用。每日 2 剂。
功效： 清肝明目，主治急性结膜炎。

> **❗ 服用禁忌**
>
> 决明子茶药性寒凉，需将其炒熟后再冲泡，不适合脾胃虚寒、脾虚泄泻及低血压等患者饮用。此外，决明子茶含有大黄酚、大黄素等化合物，长期饮用会引起肠道病变或难治性便秘，不宜长期饮用。

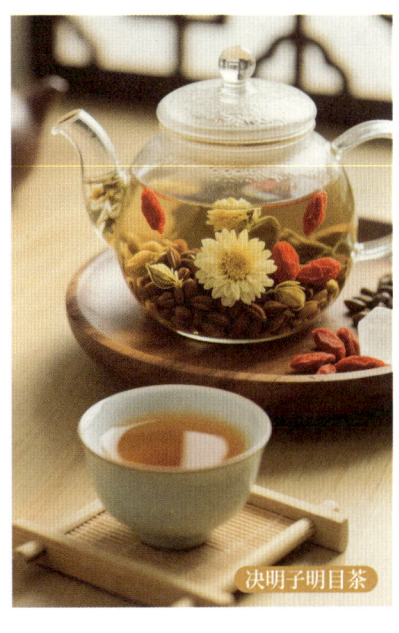
决明子明目茶

鼻炎

- 百里香茶
- 是呼吸的守护神

鼻炎是鼻黏膜或黏膜下组织因为病毒、细菌感染，或受刺激物刺激，导致鼻腔局部受损引起的急性或慢性炎症。鼻炎不单影响鼻子，还会影响咽喉、眼睛与听力，甚至影响睡眠。因此，患有鼻炎后必须及早治疗。

症状自诊： 鼻塞、流涕、打喷嚏、头昏、头痛等症。鼻炎症状较轻时会有间歇性鼻塞，鼻炎症状严重时会出现持续性鼻塞，同时嗅觉能力下降，鼻涕较多且较为浓稠。

易发人群： 在空气洁净度较差的场所工作的人士、免疫力低下与过敏体质者。

可用茶方： 百里香保健茶、百里香止咳茶、瓜藤清热茶、辛夷紫苏茶、鼻窦清洗方、菊花甘草茶、辛夷苍耳排脓茶、黄柏茶粉。

疗效茶方

百里香保健茶

材料： 百里香、柠檬草各2枝，大枣5颗，桂圆5颗，葡萄干10粒，冰糖适量。

用法： 将大枣、桂圆和葡萄干放入汤锅中，加水煎煮，煮沸5分钟后，放入百里香和柠檬草，浸泡5分钟后，调入冰糖，即可饮用。

功效： 防治感冒，保护呼吸系统，健胃整肠。

百里香止咳茶

材料： 新鲜百里香3枝，干桂花2匙。

用法： 将材料洗净，放入杯中，以沸水冲泡3分钟即可饮用。

功效： 止咳化痰、止痛消肿、防治感冒、增强呼吸系统的免疫力。

瓜藤清热茶

材料： 丝瓜藤60克，绿茶5克。

用法： 将丝瓜藤置于砂锅中，注入400毫升清水，煮沸5分钟后，以此水沏茶喝。每日1剂。

功效： 清热解毒、通鼻窍，对鼻窦炎、鼻塞不通、鼻涕浊黄有较好疗效。

疗效茶材

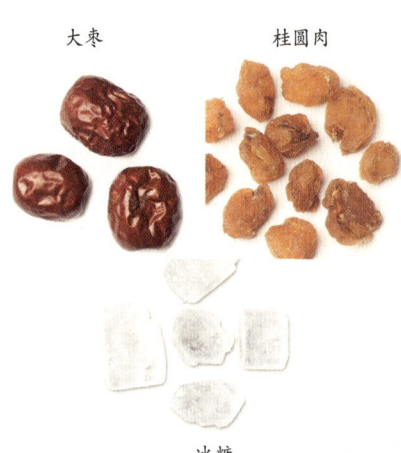

大枣　　桂圆肉

冰糖

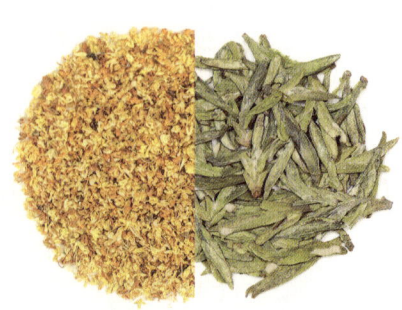

桂花　　绿茶

辛夷紫苏茶

材料：辛夷花、紫苏叶各 5 克。
用法：将上述材料置于茶杯中，以沸水冲泡 3 分钟后，代茶饮用。每日 1 剂。
功效：清热通窍，主治鼻炎。

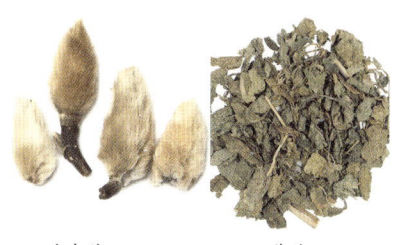

辛夷花　　　　紫苏

辛夷苍耳排脓茶

材料：辛夷 30 克，白芷 20 克，苍耳子 15 克，甘草 5 克，绿茶 5 克。
用法：将上述四味中药置于砂锅中，煮沸 15 分钟后，以此水冲泡绿茶饮用。每日 1 剂，1 周为一疗程。
功效：清热解毒、疏风排脓、通窍止痛，对鼻窦炎有较好疗效。

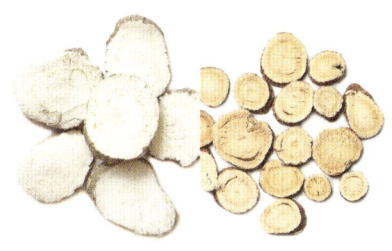

白芷　　　　甘草

黄柏茶粉

材料：乌龙茶 30 克，川黄柏 6 克。
用法：将乌龙茶叶与黄柏共研成细末，取少许涂抹于发炎的鼻窦处。每日 2 次。
功效：主治鼻窦炎。

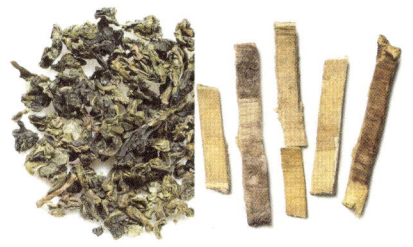

乌龙茶　　　　黄柏

鼻窦清洗方

材料：茶水 1 杯，酒、盐各适量。
用法：将适量白酒与盐末倒入茶水中，拌匀后，以此水清洗鼻腔。方法是，先按住一侧鼻孔，然后以另一鼻孔轻轻吸茶水，使茶水能够浸泡至鼻腔内的鼻窦处，连续数次后，再清洗另一侧的鼻窦。注意不要让茶水吸入肺中，吸力一定要适度。每日晨起与入睡前各 1 次，至鼻炎痊愈为止。
功效：主治鼻窦炎。

菊花甘草茶

材料：杭白菊 15 克，甘草 5 克，绿茶 1 克。
用法：将杭白菊、绿茶置于杯中，以清水煮沸 10 分钟后的甘草水冲泡后代茶饮用。每日 1 剂。
功效：清肝去火，抗菌消炎，主治鼻窦炎与牙痛。

> **⚠ 服用禁忌**
>
> 百里香，又名山椒，性辛、温，对皮肤有轻微的刺激作用，因此皮肤敏感的人、高血压患者以及孕妇慎用。同时百里香有小毒，不可长期大量使用。

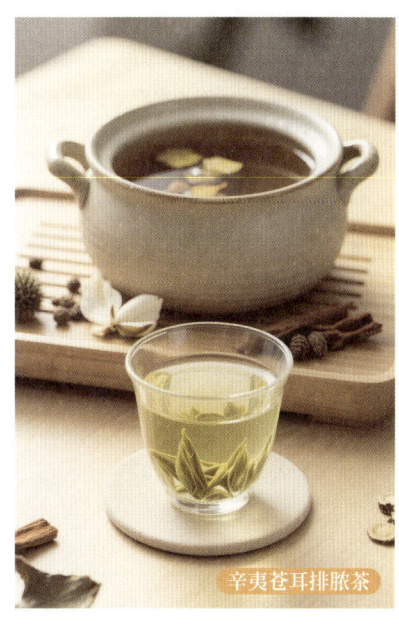

辛夷苍耳排脓茶

头痛

- 川芎茶不仅通经络
- 还能活血治头痛

头痛，包括头部的前、后、偏侧部疼痛及整个头部的疼痛，其病因繁多，几乎身体的任何部位病变都会引起头痛，因此确诊病因往往比较困难。中医则认为"痛则不通，通则不痛"，因此通常以通经、活血、散寒、清热等手段，有效治疗头痛。

症状自诊：额部胀痛，头痛发昏、发热，严重的会出现头皮发麻、抽搐、跳动等症状。感冒发烧引起的头痛、偏头痛、神经性头痛与紧张型头痛，都可以根据自身状况进行自诊，对于身体突然不适而发生的剧烈头痛，应当去医院确诊进行治疗。

易发人群：脑力工作者、阳虚体质者、体质较差者、易感冒发烧者。

可用茶方：川芎葱白祛风茶、川芎乌药止痛茶、香附川芎通经茶、谷精草茶、川芎天麻止痛茶、乌头茶、鸭蛋补气茶、升麻三黄泻火茶。

疗效茶方

谷精草茶

材料：谷精草15克，绿茶5克，蜂蜜适量。
用法：将谷精草与绿茶一同煎煮10分钟，滤渣取汁，加入蜂蜜后饮用。每日1剂，分早、中、晚3次服用。
功效：主治偏头痛。

川芎葱白祛风茶

材料：川芎10克，葱白3根，绿茶15克。
用法：将以上材料用清水煎煮，代茶饮用。每日1剂。
功效：祛风散寒、通经止痛，主治外感风寒引起的头痛。

川芎乌药止痛茶

材料：川芎、乌药各10克，绿茶5克。
用法：将川芎、乌药研为细末，与绿茶一同置于杯中冲泡，5分钟后即可饮用。
功效：通经开郁、活血止痛，主治神经性头痛及神经症引起的头痛。

疗效茶材

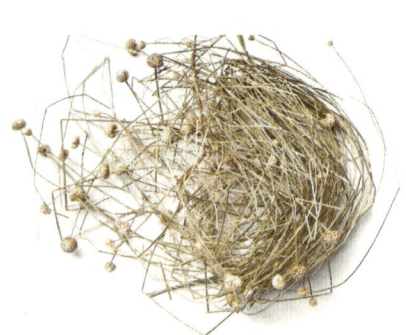

谷精草

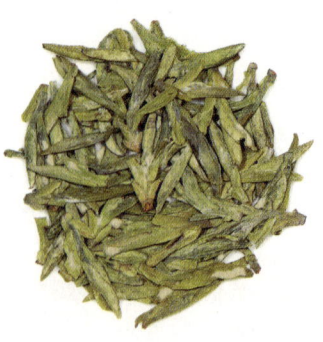

绿茶

乌头茶

材料：川乌头 120 克，天南星（炮）30 克，绿茶 9 克，薄荷 7 片，盐梅 1 枚。
用法：将川乌头与天南星研为细末，密封储存，每次取用 6 克。临睡前，将绿茶、薄荷、盐梅一起煎汤，然后以热汤冲服药末。每晚一剂。
功效：主治风毒头痛。

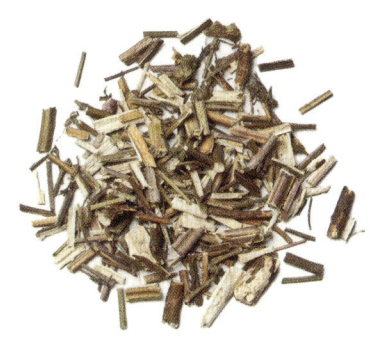

薄荷

鸭蛋补气茶

材料：青皮鸭蛋 2 个，绿茶 3 克。
用法：将鸭蛋与茶叶同煮，熟后剥皮食蛋，饮茶。每日 1 剂。
功效：补虚益气，主治顽固性头痛。

升麻三黄泻火茶

材料：升麻 15 克，生地黄 10 克，黄连、黄芩各 2 克，绿茶 10 克。
用法：将以上材料用清水煎煮 10 分钟后，代茶饮用。每日 1 剂，分早、中、晚 3 次服用。
功效：清热解毒、滋阴泻火，对偏、正头痛均有疗效。

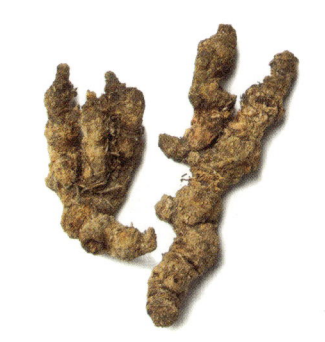

黄连

香附川芎通经茶

材料：香附子 100 克，川芎 50 克，绿茶 5 克。
用法：将香附子与川芎研为细末，存储于密封瓶中。每次取出 3 克药末，以冲泡好的绿茶水进行送服。每日 2 次。
功效：清热泻火、通经止痛，主治偏头痛。

川芎天麻止痛茶

材料：川芎 20 克，天麻、绿茶各 3 克，白酒 250 毫升。
用法：临睡前，将川芎、天麻与绿茶用白酒煎煮后，趁热服用。
功效：主治头风头痛，过夜则愈。

> **⚠ 服用禁忌**
>
> 月经过多，孕妇及出血性疾病患者慎服川芎；阴虚火旺者禁服川芎。川芎忌与黄芪、山茱萸、狼毒、硝石、滑石、黄连、藜芦同食。

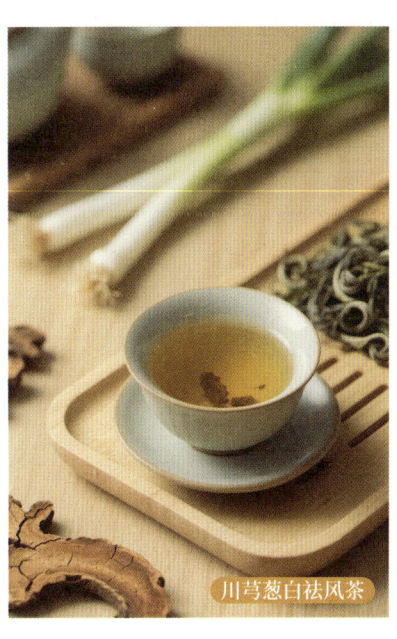

川芎葱白祛风茶

醉酒

- 醉酒神昏
- 最好喝点葛根茶

醉酒，即急性酒精中毒，是饮酒过量后，使血液内酒精含量过高，导致大脑中枢神经系统由兴奋转入抑制状态的一种病症。醉酒会对肝、肾、胃、脾、心等造成伤害，严重的，甚至会导致死亡。

症状自诊：当血液中酒精的浓度在 0.05～0.1% 时，人就会有朦胧、畅快的微醉感觉；达到 0.3% 时，人就会口齿不清，步态蹒跚，出现醉酒状态。

易发人群：经常有酒宴应酬的老板与公关人员、嗜酒者。

可用茶方：葛根醒酒茶、灵芝解酒茶、洛神花降压解酒茶、茉莉葛花护肝茶、绿豆樟脑茶、柚子醒脑茶、葡萄饮、西瓜汁提神汤。

疗效茶方

葛根醒酒茶

材料：葛根片 120 克。
用法：将葛根加水煮沸 10 分钟后，代茶饮用。如果酒醉严重，最好是用生葛根榨汁服用，直到头脑清醒些为止。
功效：清热解毒、醒酒健胃、解酒护肝，对高血压、高血糖、冠心病、心绞痛、神经性头痛也有明显效果。酒前服用，可以增大酒量。

灵芝解酒茶

材料：灵芝 20 克，枸杞 10 克，蜂蜜适量。
用法：灵芝加水煮沸 10 分钟后，加枸杞略煮，然后取汁加蜂蜜饮用。
功效：补心血、益心气、安心神、护肝解酒、延缓衰老。

洛神花降压解酒茶

材料：洛神花 1/2 匙，覆盆子叶 1/2 匙，柠檬草 1/3 匙，玫瑰果 1/2 匙。
用法：将上述材料放到温过的茶壶中，缓缓注入开水，冲泡 10 分钟后即可饮用。
功效：降压、消暑、强化血管，可治疗咳嗽、中暑、高血压、酒醉。

疗效茶材

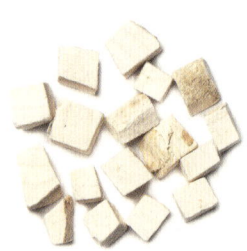
葛根

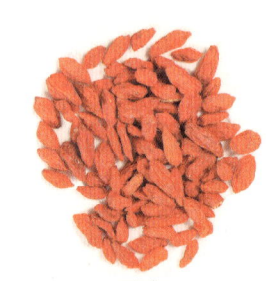
枸杞

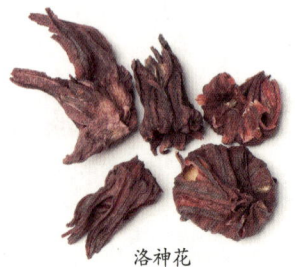
洛神花

茉莉葛花护肝茶

材料：茉莉花3克，葛花10克，红茶3克。
用法：将以上材料一起置于茶杯中，用沸水冲泡5分钟后，代茶饮用。
功效：提神醒脑、解酒护肝，可缓解醉酒所致的心烦意乱、恶心呕吐、咽干口渴等症。

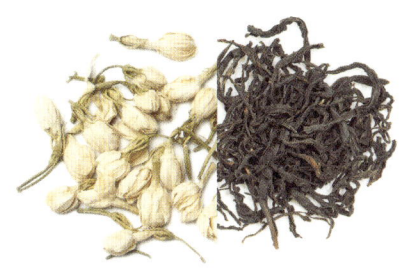

茉莉花茶　　　红茶

柚子醒脑茶

材料：柚子1个，白糖适量。
用法：将柚子榨汁，加入白糖后饮用。
功效：解酒醒脑，除口中酒气。

绿豆樟脑茶

材料：绿豆60克，樟脑10克，绿茶3克。
用法：将以上三种材料共研为细粉，然后用沸水冲泡成浓汁，一次喝完。
功效：主治酒醉头昏、口齿不清。

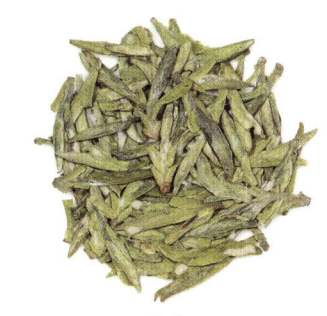

绿茶

葡萄饮

材料：葡萄500克，白糖适量。
用法：将葡萄榨汁，加入白糖后饮用。
功效：解酒醒脑，可有效缓解醉酒所致的反胃恶心等症。

西瓜汁提神汤

材料：西瓜500克，盐适量。
用法：将西瓜榨汁，加少量食盐后饮用。
功效：清热解毒、防暑降温、醒酒提神。

> **❗ 服用禁忌**
>
> 醉酒后，禁止饮用浓茶。因为茶水会刺激胃酸分泌，使酒精更容易损伤胃黏膜。同时，茶水中的茶碱同酒精一样会使心跳加快，从而加重心脏负担。

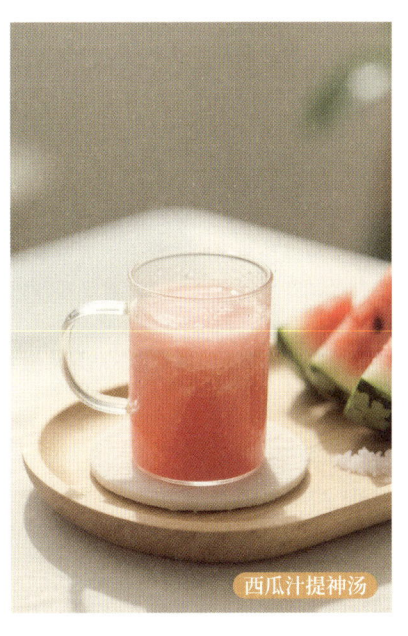

西瓜汁提神汤

中暑

- 夏季藿香巧妙用
- 清热生津防中暑

中暑是在暑热天气、湿度大以及无风的环境里，人体的体温调节中枢功能出现障碍，从而导致汗腺功能障碍与水、电解质代谢紊乱的一种疾病。中暑严重的，会使人死亡。因此在气温超过35℃时，要做好防暑工作。

症状自诊：高温环境下，早期的中暑先兆是出现头痛、头晕、口渴、多汗、四肢无力、注意力不集中、动作不协调、体温略有升高等症状，此时就应当远离高温环境。如果继续在高温环境里活动，就会造成中暑。

易发人群：老人、幼儿、孕妇、病人、体质衰弱者、不常接触高温环境而突然进行高温作业者。

可用茶方：藿香佩兰解暑茶、薄荷珠兰清凉茶、冰糖红茶、柿叶防暑茶、西瓜止渴茶、绿豆解毒茶、翠衣凉茶、陈皮姜茶。

疗效茶方

藿香佩兰解暑茶

材料：藿香20克，佩兰10克，绿茶5克。
用法：将以上材料置于茶杯中，以沸水冲泡后，代茶频饮。每日1剂。
功效：生津止渴、清热解毒、解暑泻火、止吐止泻，主治轻度中暑。

西瓜止渴茶

材料：西瓜250克，绿茶5克，蜂蜜适量。
用法：将绿茶冲泡后，置于冰箱中冷却；西瓜榨汁，与冷却后的茶水混合，加入适量蜂蜜，即可饮用。夏季频代茶饮。
功效：生津止渴、清热解毒、防暑降温。

冰糖红茶

材料：红茶5克，冰糖适量。
用法：将红茶加冰糖后，冲泡饮用。如果有条件，放置冰箱中变凉后再饮，效果更佳。
功效：生津解渴、降温解暑、清热解毒、泻火止呕，可用于预防中暑。

疗效茶材

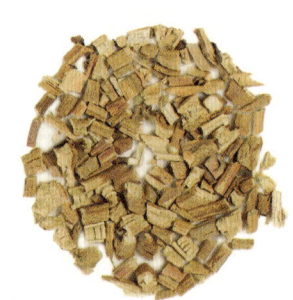

藿香

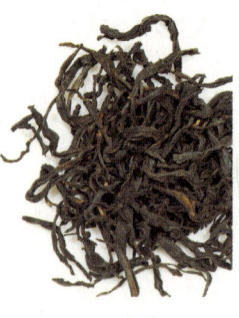

红茶

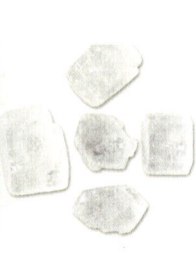

冰糖

陈皮姜茶

材料：陈皮 20 克，生姜 10 克，甘草 5 克，茶叶适量。
用法：将以上材料置于砂锅中，加水 1000 毫升，煎煮 10 分钟后，代茶饮用。
功效：解热消暑、生津止渴、止咳化痰、健胃除腻。

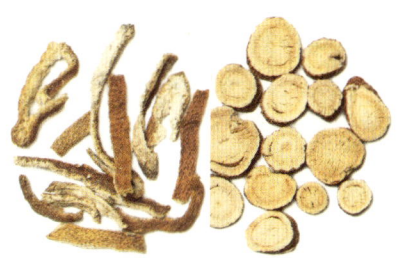

陈皮　　　甘草

绿豆解毒茶

材料：绿豆 50 克，绿茶 5 克，白糖适量。
用法：将绿豆煮烂，然后以绿豆水沏茶，加适量白糖后即可饮用。
功效：清热解毒、防暑消渴。

薄荷珠兰清凉茶

材料：薄荷、珠兰各 3 克，绿茶 5 克。
用法：将以上材料置于杯中，用沸水冲泡 3 分钟后，代茶饮用。
功效：清凉醒脑、解暑降温，主治轻微中暑、头涨心烦。

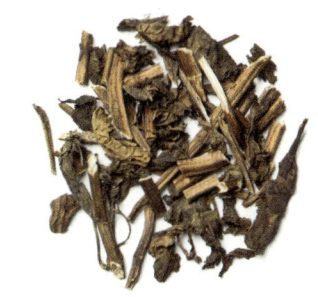

薄荷

翠衣凉茶

材料：西瓜皮 250 克，茶叶 5 克，薄荷适量。
用法：将茶叶与薄荷置于杯中，以煮西瓜皮的沸水冲泡，即可饮用。
功效：清热止渴，可用于夏季预防中暑。

柿叶防暑茶

材料：干柿叶 10 克，绿茶 5 克。
用法：将以上材料用沸水冲泡后，代茶饮用。每日 1 剂。
功效：润肺生津、清热解毒、解渴防暑。

> **❗ 服用禁忌**
>
> 中暑后有四忌：一是忌大量饮水，应当用每次少量、多次饮水的方法补充水分，每次最多不可超过 300 毫升；二是忌大量食用生冷瓜果；三是忌吃油腻食物；四是忌单纯进补。

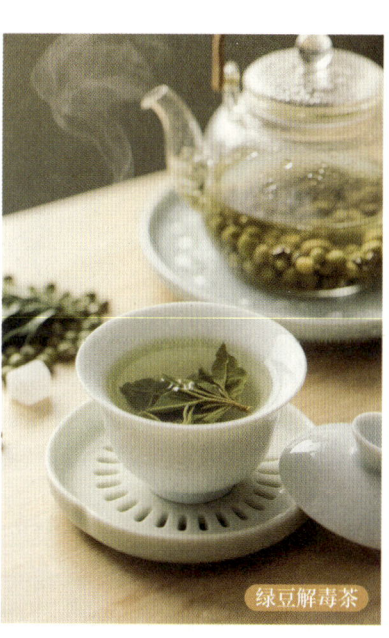

绿豆解毒茶

口腔溃疡

- 总上火的朋友
- 不妨来一杯黄连茶吧！

口腔溃疡也称为"口疮"，是发生在口腔黏膜上的一种浅表性溃疡。其诱因往往与局部创伤、精神紧张、饮食不当、药物刺激、激素水平改变，以及维生素、微量元素缺乏有关。按照中医理论，则认为其是心火上炎引起。

症状自诊：常常发生在嘴唇、舌头、口腔内壁等处的黏膜上，病变处呈现为圆形或者卵圆形的内凹溃疡面，周围充血肿胀，具有周期性、自愈性和反复性等特点。

易发人群：工作压力较大的白领、作息不规律人士，以及营养摄入不全面、身体免疫力较差者。

可用茶方：黄连泻火茶、黄连清肝茶、黄连解毒茶。

疗效茶方

黄连泻火茶

材料：山药30克，黄连3克，甜叶菊2片。
用法：将山药和黄连捣碎，置保温瓶中，冲入适量沸水，加盖闷20分钟，代茶饮用。加入甜叶菊调味。
功效：补虚益脾、燥湿泻火，可治疗口渴心烦、口腔溃疡和由湿热引起的肠胃痢疾。

黄连清肝茶

材料：人参、黄连各3克，白术、干姜、灸草各9克。
用法：将上述药材研磨成粉状，装在纱布袋中以沸水冲泡，盖闷20分钟即可饮用。
功效：清肝火、温中祛寒、益脾益气，对上火引起的口腔溃疡有很好的疗效。

黄连解毒茶

材料：黄连、甘草各6克，金银花10克，玫瑰花6克。
用法：将上述材料放入砂锅，加水煎煮，煮沸后去渣取汁，代茶饮用。
功效：清热解毒、行气止痛，可治疗口腔溃疡。

⚠ 服用禁忌

黄连性苦寒，有清热解燥、泻火祛毒之功效，但长期或过量服用容易伤及脾胃，损害津液，因此脾胃虚寒的人以及阴虚肾泄的人使用时应当注意。

疗效茶材

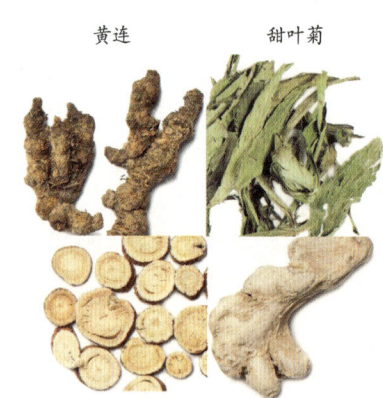

黄连　甜叶菊
甘草　干姜

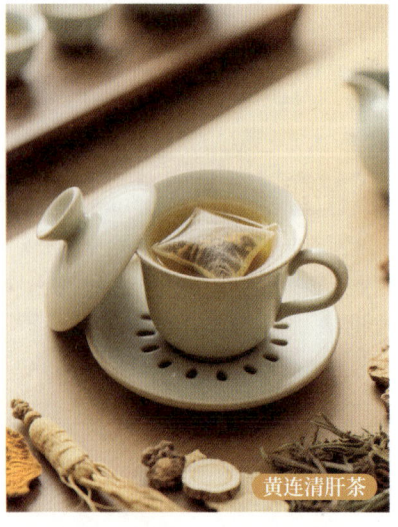

黄连清肝茶

脚臭

- 要想除脚臭
- 多用茶水来洗脚

脚臭是由于脚心汗腺多，易出汗，平时又不勤洗脚，造成脚上的细菌大量繁殖，于是细菌分解角质蛋白，与汗液中的尿素、乳酸混合，便形成了一股极难闻的臭味。如果鞋子不透气，脚臭的气味就会越积越浓，甚至恶臭难忍。

症状自诊：脚部出汗、脚臭、脚痒，严重的患者趾缝间会出现掉皮、红肿、水疱、裂口、溃烂等症状。

易发人群：脚心汗腺过多者、不勤洗脚者。

可用茶方：茶汤洗脚方、茶敷方、茶酒方垫方。

疗效茶方

茶敷方

材料：绿茶适量。
用法：将茶叶浸湿，用料理机打碎，然后将茶末敷在脚上。
功效：清热杀菌、祛脚臭、防腐除痒。

茶汤洗脚方

材料：陈旧废茶叶 25 克，食盐适量。
用法：用废茶叶煎汤，加入适量食盐，将双脚浸泡在水中，反复搓洗 10 分钟。每晚 1 次。
功效：消炎杀菌、祛除脚臭。

茶酒方

材料：绿茶 25 克，白酒 300 毫升。
用法：将绿茶置于白酒中，用料理机打碎，然后将茶末涂于脚上。
功效：祛除脚臭、灭菌止痒。

疗效茶材

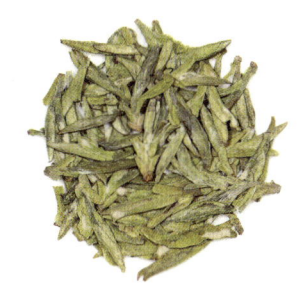

绿茶

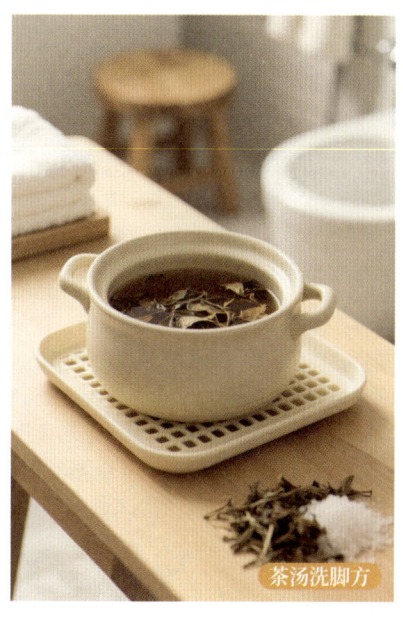

茶汤洗脚方

服用禁忌

脚臭人士，平时不宜吃容易发汗的食品，如辣椒、生葱、生蒜等。

痔疮

- 治痔疮
- 木槿花茶挺有效

痔疮，也称为痔、痔核、痔病、痔疾，通常分为内痔、外痔、混合痔三种，是肛门直肠底部及肛门黏膜的静脉丛发生曲张而形成的病变，是一种慢性疾病。病因目前尚未完全明确，通常认为与多种因素有关。

症状自诊：痔疮是一种慢性肛肠疾病，是一种常见病、多发病，其主要症状表现为：无痛性、间歇性便血，肛门疼痛、瘙痒，痔块脱垂等。

易发人群：久坐、阳虚体质、便秘、暴饮暴食者。

可用茶方：木槿花去火茶、槐叶止血茶、双槐消炎茶、槐角润肠茶、茶树根汤、苦参祛瘀茶、花椒老姜汤、菱角薏米茶。

疗效茶方

槐叶止血茶

材料：鲜槐叶 300 克。
用法：将槐叶洗净、蒸熟、晒干，然后揉碎装瓶备用。每次取 15 克，沸水冲泡 5 分钟后，代茶饮用。每日 2 剂，早晚服用。
功效：凉血止血，主治痔疮出血。

木槿花去火茶

材料：鲜木槿花 30 克，或干木槿花 6 克。
用法：将木槿花洗干净后置于杯中，用沸水冲泡后，代茶饮用。每日 2 剂。
功效：清热利湿、凉血止血，适用于痔疮出血、肠风便血、尿血等症。

苦参祛瘀茶

材料：苦参 15 克，红皮鸡蛋 2 枚，红糖适量。
用法：将苦参放入砂锅，温水浸透半小时，然后煮开，再放入鸡蛋，文火煮 20 分钟，加入适量红糖后即可饮用。
功效：活血祛瘀、祛湿止痛，主治痔疮。此方为民间验方，一般一至三次可愈。其原方苦参剂量有 30 克、50 克不等，因苦参有毒，所以此处减量。

疗效茶材

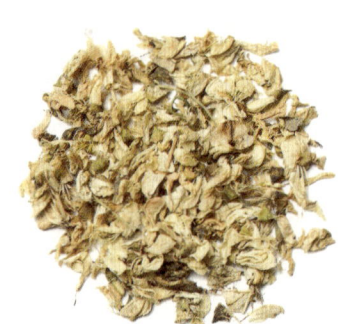

槐花

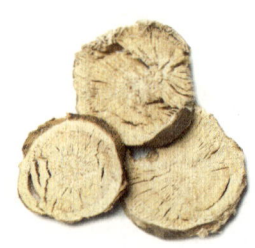

苦参

花椒老姜汤

材料： 花椒 50 克，干姜 100 克，盐适量。
用法： 将以上材料置于砂锅中，添水 1000 毫升煎煮 15 分钟，然后倒入瓷盆中，坐浴熏洗患处。
功效： 活血化瘀、散寒止痛，主治痔疮。

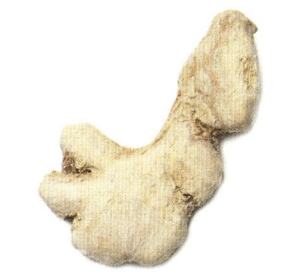

干姜

双槐消炎茶

材料： 新鲜的槐叶、槐花各 30 克。
用法： 将以上材料置于茶杯中，用沸水冲泡 10 分钟后，代茶饮用。每日 2 剂。
功效： 凉血止血、消炎消肿，适用于痔疮出血。

菱角薏米茶

材料： 菱角 50 克，薏苡仁 30 克，绿茶 5 克。
用法： 将菱角、薏苡仁置于砂锅内，加水 1000 毫升煮沸 15 分钟，然后以此水沏茶饮用。每日 1 剂。
功效： 清热解毒、消肿散坚、祛湿止血、抗癌，可用于治疗痔疮出血。

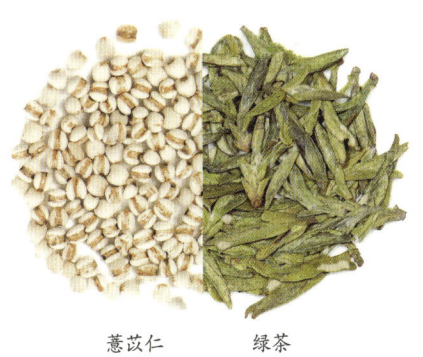

薏苡仁　　绿茶

槐角润肠茶

材料： 槐角 150 克。
用法： 将槐角洗净，晒干，然后放入烤箱，烤至深黄色；再隔水蒸至颜色黑亮，然后去除种子；继续放入烤箱内烤至干燥，取出后研为粗末，装瓶密封储存。每次取 5 克，沸水冲泡后，代茶饮用。每日 2 剂。
功效： 凉血止血、消肿润肠，主治痔疮出血、肠热便血、大便干燥等症。

茶树根汤

材料： 茶树根 300 克。
用法： 将茶树根煎煮 15 分钟后，以茶汤坐浴熏洗患处。每日早晚各 1 次。
功效： 清热解毒，主治痔疮。

> ❗ **服用禁忌**
>
> 脾胃虚寒者忌食槐叶、槐花，可选用其他茶方。

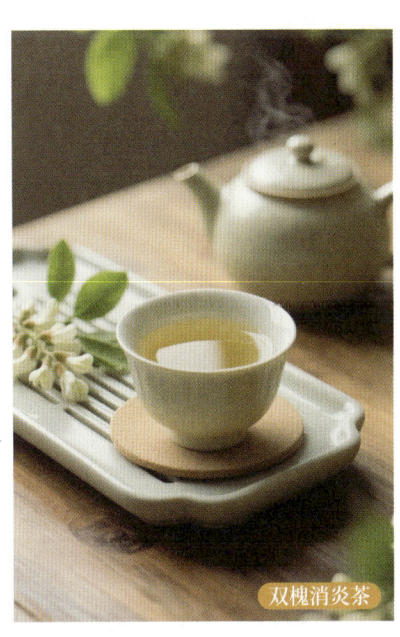

双槐消炎茶

压力大

- 工作压力大
- 来杯远志茶

压力大是现在人们的一种通病。繁忙的工作和生活以及过多的欲望给人们带来了很大的压力。一些压力确实是越来越重的生活负担带给人们的,然而有相当一部分的压力是人们虚构给自己的。因此要想减压,拥有一个平和的心态是关键。

症状自诊:头疼、焦虑、恐慌、心悸、耳鸣、胸闷、气喘,在吵闹环境中容易出现眩晕和恶心的感觉,还伴有肢体发麻等症状。

易发人群:公司老板、白领、学生等。

可用茶方:远志安神茶、远志助眠茶、远志滋阴茶。

疗效茶方

远志助眠茶

材料:白茯苓10克,莲子10克,炙远志6克,红枣6颗,干银耳15克。
用法:将上述材料用沸水冲泡30分钟后即可饮用。
功效:益神安脑、健脾宁心,主治惊悸健忘、失眠多梦。

远志安神茶

材料:灵芝10克,远志5克。
用法:将远志、灵芝洗净,切成薄片,放入茶杯中用沸水冲泡,加盖闷30分钟后即可饮用。
功效:益气养血、宁静安神,缓解失眠、心慌乏力等亚健康状态。

远志滋阴茶

材料:桑葚50克,远志5克,冰糖适量。
用法:将桑葚、远志和冰糖放入茶杯中,用沸水冲泡30分钟后即可饮用。
功效:滋阴润燥、宁静安神。

疗效茶材

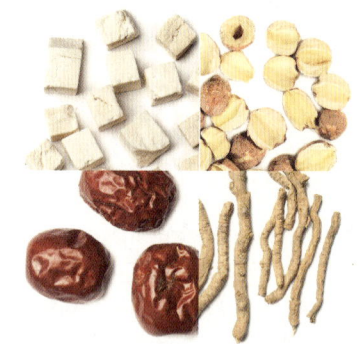

白茯苓　莲子

红枣　远志

服用禁忌

远志味辛、苦,性微温,特别适宜心神不安、惊悸失眠、健忘、惊痫、神志恍惚、咳嗽痰多等人群饮用,但阴虚火旺、脾胃虚弱者不宜过多饮用。

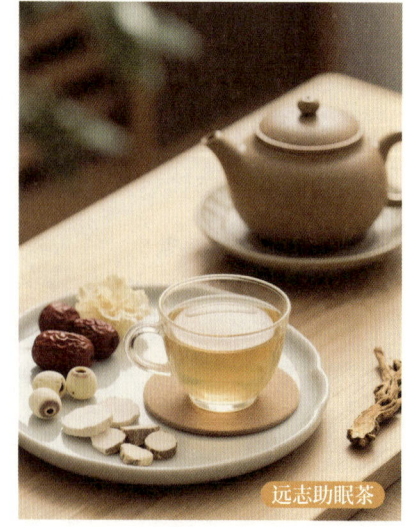

远志助眠茶

嗜睡

- 白天打瞌睡
- 可以喝些人参花茶

嗜睡症一般发生在 15～30 岁的年龄阶段，但也不排除其他年龄段会发生。嗜睡症往往难以彻底根除，西医目前只能用少量兴奋剂来治疗此症。中医则以扶阳、补血、健脾等手段进行治疗，疗效显著。

症状自诊：白天睡眠突然增多，并且不是夜间睡眠时间不足。长时间出现嗜睡症状，白天无征兆地突然犯困。

易发人群：工作繁忙的脑力工作者，阳虚、血虚、脾虚者。

可用茶方：人参花活力补气茶、人参花明目提神茶、枸杞菊花参茶。

疗效茶方

人参花活力补气茶

材料：玫瑰花 2 克，人参花 2 克，金盏花 1 克，黄芪 3 克。
用法：将上述材料置于茶杯中，以沸水冲泡后，代茶饮用。每日 2 剂。
功效：滋阴补肾、益气活血、健脾提神，可用于治疗嗜睡症。

人参花明目提神茶

材料：人参花 5 克，杭白菊 5 克，枸杞 10 粒。
用法：将以上材料置于茶杯中，用沸水冲泡 5 分钟后，代茶饮用。每日 2 剂。
功效：清肝明目、提神补肾，可用于治疗嗜睡症。

枸杞菊花参茶

材料：枸杞子 15 克，菊花 3 克，西洋参片 3 克。
用法：将以上材料置于茶杯中，以沸水冲泡后，代茶饮用。每日 2 剂。
功效：滋补气血、通经醒脑，可用于治疗嗜睡症。

服用禁忌

人参花茶适合饭后热饮，尤其适合阴虚火旺不宜用人参进补的人饮用。菊花最适宜阴虚阳亢的人服用，阴阳两虚者慎用。

疗效茶材

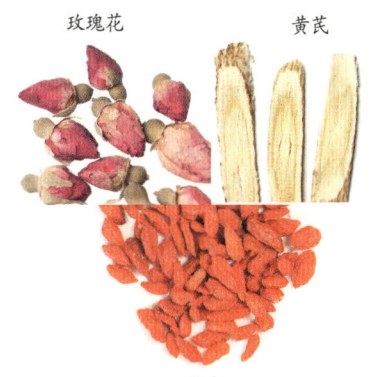

玫瑰花　黄芪　枸杞

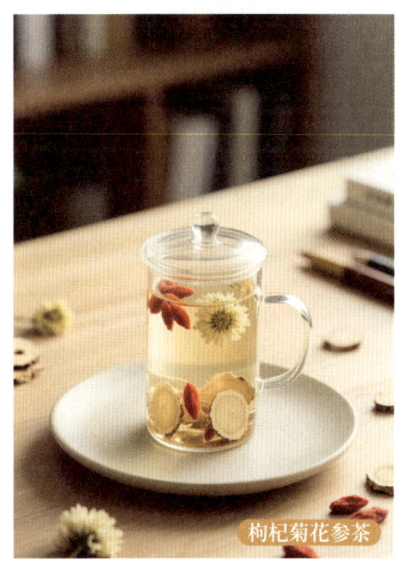

枸杞菊花参茶

神经衰弱

- 神经出问题
- 先喝补血养肾茶

"神经衰弱"一词是美国精神科医生所创,不过如今在欧美国家已没有了这种疾病称谓,取而代之的是焦虑症、抑郁症、疑病性神经症等更具体的疾病分类。目前我国仍有"神经衰弱"这一称谓,神经衰弱属于心理疾病的一种,是一类精神容易兴奋和脑力容易疲乏、常伴有情绪烦恼的神经症性障碍。

症状自诊:有体力和脑力严重不足或过度兴奋、记忆力差、白昼困倦、夜间兴奋、失眠头痛、肌肉酸痛、焦虑等症状。

易发人群:精神紧张、压力过大、用脑过度、生活不规律,尤其以脑力工作者居多。

可用茶方:枸杞养肾补血茶、枸杞滋补助眠茶、甘麦大枣安神茶、桑葚养肾茶、蜂王浆茶、提神醒脑茶、参枣茶、莲心明目茶。

疗效茶方

枸杞养肾补血茶

材料:枸杞子20粒,红枣3～4颗。
用法:将枸杞及红枣放入大水杯中,以开水冲泡,静置3分钟后即可饮用。
功效:养肾补血、养颜美容、防治神经衰弱。

枸杞滋补助眠茶

材料:枸杞子15粒,西洋参5克。
用法:将枸杞子和西洋参放入保温杯中,用沸水冲泡5分钟后即可饮用。
功效:滋阴补肾、补充体力、抗疲劳、改善睡眠、增强记忆力。

甘麦大枣安神茶

材料:甘草120克,淮小麦600克,大枣500克。
用法:将大枣去核、烘干,与甘草、淮小麦一同研成细粉,密封装瓶。每次取100克,沸水冲泡后,代茶饮用。每日早晚各1剂。
功效:安神补血、养心健脾,主治心情抑郁、精神恍惚、烦躁不安、神经衰弱等症。

疗效茶材

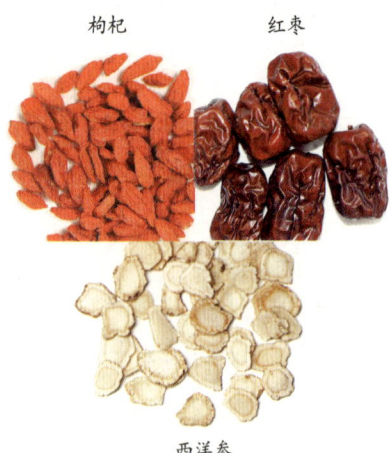

枸杞　　红枣

西洋参

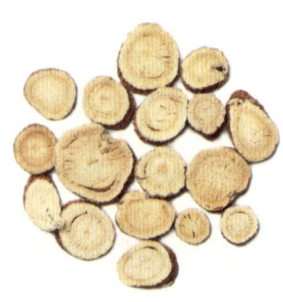

甘草

桑葚养肾茶

材料：桑葚 20 克。
用法：将桑葚置于杯中，用沸水冲泡后，代茶饮用。每日早晚各 1 剂。
功效：滋养肝肾、补血祛风，主治神经衰弱。

蜂王浆茶

材料：蜂王浆 5 克，茶叶 3 克。
用法：将茶叶冲泡好后，待水温降至不烫嘴时，将蜂王浆倒入小茶盅里，用茶水冲服。每日早晚各 1 剂。
功效：补脑填髓、提高免疫力、延缓衰老，可治疗神经衰弱、高血压等症。

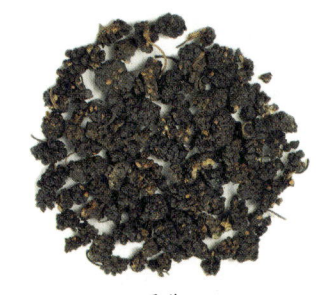
桑葚

提神醒脑茶

材料：决明子 250 克，洋甘菊、夏枯草、橘饼、何首乌、五味子各 30 克，麦冬、枸杞、桂圆肉各 60 克，桑葚 120 克。
用法：将决明子炒至微黄，然后与其他材料一起研成细末，密封装瓶。每次取 20 克，沸水冲泡后，代茶饮用。每日 2 次。
功效：补脑益智、清肝明目、养心益血，主治神经衰弱。

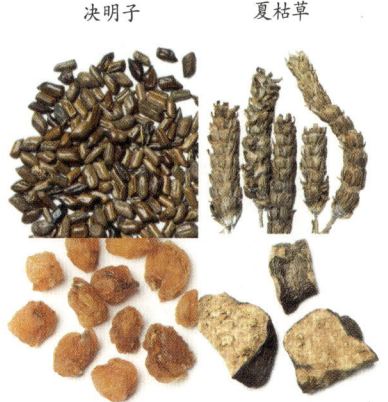
决明子　夏枯草
桂圆肉　何首乌

参枣茶

材料：西洋参片 15 克，大枣 5 枚，枸杞 10 粒。
用法：将以上材料置于杯中，用沸水冲泡 15 分钟后，代茶饮用。每日 2 剂。
功效：补血安神、提高免疫力，主治神经衰弱。

莲心明目茶

材料：干莲心 3 克，绿茶 3 克。
用法：将以上材料置于杯中，用沸水冲泡后，代茶饮用。每日 2 剂。
功效：清肝明目、安神益血，主治神经官能症。

> ⚠ **服用禁忌**
>
> 正在感冒发烧、身体有炎症、腹泻的患者不宜饮用枸杞、西洋参等温补类草药；表邪出汗者忌用淮小麦。

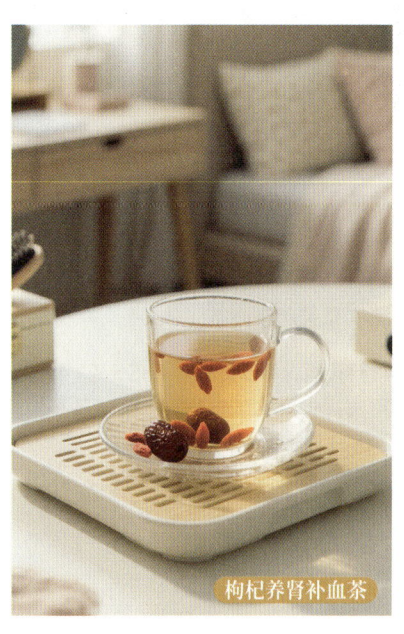
枸杞养肾补血茶

失眠

- 一杯薰衣草茶
- 让你不知不觉入梦乡

失眠是指因为生理与心理等各种原因引起的入睡困难、睡眠过浅与频度过短、早醒或睡眠质量较差，最终因睡眠不足而影响身体健康的神经性疾病。严重的失眠，会诱发心悸、胸痹、眩晕、头痛、中风等，甚至形成对安眠药物的依赖。

症状自诊：有入睡困难或无法熟睡、早醒、睡眠时间少、噩梦频发、精力不济、睡着后容易惊醒、对声音和光线敏感、头痛、注意力不集中、反应迟缓等症状。

易发人群：脑力工作者、精神受到刺激者、气血两亏者。

可用茶方：薰衣草助眠茶、薰衣草茉莉宁心茶、薰衣草五味清心茶、酸枣仁茶、桂花茉莉理气茶、花生叶茶、柏仁合欢消烦茶、琥珀茶。

疗效茶方

薰衣草助眠茶

材料：薰衣草 5 克，蜂蜜、牛奶适量。
用法：将牛奶倒入锅中，加水煎煮，煮沸后，调入蜂蜜，再继续煮 3 分钟，然后加入薰衣草，再煮 2 分钟，代茶饮用。
功效：宁心安神、改善睡眠。

酸枣仁茶

材料：酸枣仁粉 15 克，绿茶 5 克。
用法：先将绿茶冲好，以冲泡好的绿茶，送服酸枣仁粉。每日早晨 1 剂。
功效：清热除烦、生津养心，可治疗失眠症、神经衰弱等。

薰衣草茉莉宁心茶

材料：薰衣草 5 克，茉莉花 5 克，蜂蜜适量。
用法：将薰衣草与茉莉花置于茶杯中，以沸水冲泡后，调入蜂蜜，代茶饮用。
功效：养心润肺、安神养血、舒缓神经，可治疗失眠等症。

疗效茶材

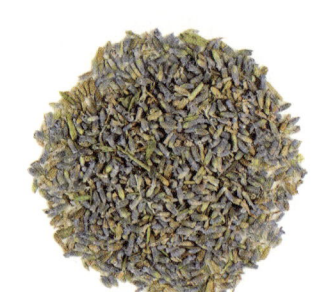

薰衣草

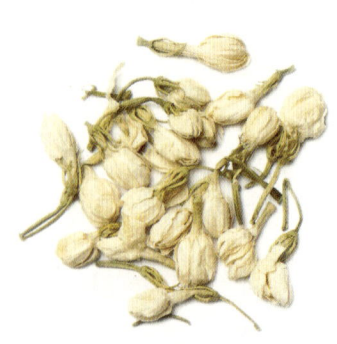

茉莉花

花生叶茶

材料：鲜花生叶500克。
用法：将花生叶洗净后，烘干，揉成粗末后，装袋备用。每次取15克，置于茶杯中，以沸水冲泡后，代茶饮用。每日3剂。
功效：安神养心、促进睡眠，可用于治疗失眠症。

桂花茉莉理气茶

材料：桂花3克，茉莉花5克，蜂蜜适量。
用法：将桂花与茉莉花置于杯中，以沸水冲泡后，加入适量蜂蜜，代茶饮用。每日2次。
功效：理气、宣肺、安神抗压，可治疗情绪烦躁、失眠等。

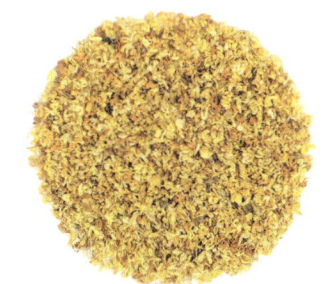

桂花

薰衣草五味清心茶

材料：薰衣草5克，五味子2克，绿茶5克。
用法：将五味子煎煮取汁，冲泡薰衣草与茶叶，代茶饮用。
功效：清心除烦、安神助眠，可用于治疗失眠症。

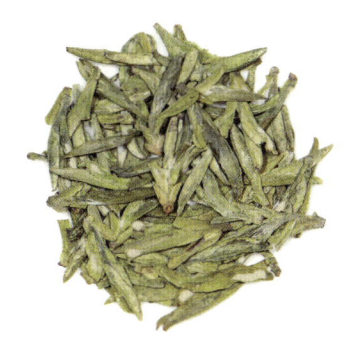

绿茶

柏仁合欢消烦茶

材料：柏子仁20克，合欢花5克。
用法：将以上材料置于茶杯中，用沸水冲泡后，代茶饮用。每日2剂。
功效：安神除烦、养心助眠，可用于治疗失眠症。

琥珀茶

材料：琥珀5克。
用法：将琥珀研为细末，用沸水冲泡后，连琥珀细末一同服下。每日2剂。
功效：安神定心、活血化瘀、利尿通淋，可用于治疗失眠症。

❗服用禁忌

薰衣草茶适合在早上或晚餐后喝一杯，但每天一杯就够了，不宜过多。薰衣草通经活血，因此孕妇不可饮用。另外，过敏体质者和低血压患者也需少量饮用。

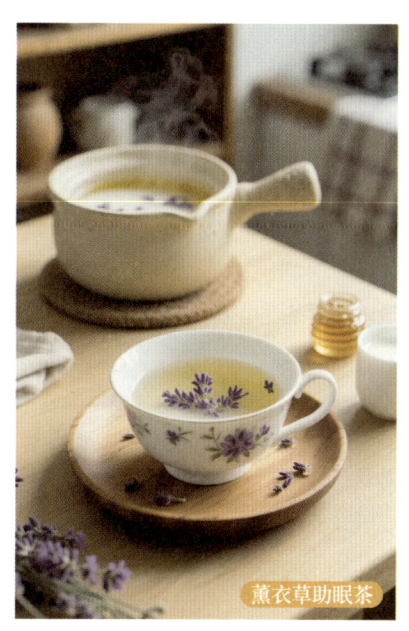

薰衣草助眠茶

抑郁症

- 心情抑郁
- 可以多喝玫瑰茶

抑郁症是一种常见的心理障碍疾病，可由多种原因引起，其最显著的特点是持续的情绪低落，并且这种低落的情绪与其处境很不相符。严重的抑郁患者会出现轻生自杀的念头与行为。多数患者会反复发作，难以根治。

症状自诊：有敏感易怒、爱发脾气、焦躁、孤独、冲动、逃避社交、不服管教、自暴自弃、记忆力减退、食欲低下、疲乏无力、胸闷、呕吐等症状。

易发人群：精神紧张压力大者、脑力工作者、学习压力较大的学生、阳虚体质者。

可用茶方：玫瑰日常保健茶、玫瑰解郁茶、玫瑰橘饼茶、玫瑰花奶茶、玫瑰枸杞舒缓茶、双花黄连去火茶、解郁茶、玫瑰橘络茶。

疗效茶方

玫瑰日常保健茶

材料：干玫瑰花 1 茶匙或新鲜花瓣 10 克，蜂蜜少许。

用法：将玫瑰花放入茶壶，倒入 500 毫升的热开水，浸泡 5 分钟即可饮用。

功效：健胃益肠、理气止痛、舒缓情绪、美容养颜，可用于治疗抑郁症。

玫瑰解郁茶

材料：玫瑰花 6 克，普洱茶、蜂蜜少许。

用法：先用沸水冲泡普洱茶，第一泡倒掉不喝；然后再注入沸水与玫瑰花一起冲泡，静置 3 分钟后即可饮用。代茶频饮。

功效：调节烦躁情绪、缓解抑郁症。

玫瑰橘饼茶

材料：玫瑰花 6 克，金橘饼半个。

用法：金橘饼切碎，与玫瑰花一同置于茶杯中，用沸水冲泡后，代茶饮用。每日 2 剂。

功效：疏肝除郁、活血通络、行气止痛，可用于治疗伴有胸腹胀满疼痛的抑郁症。

疗效茶材

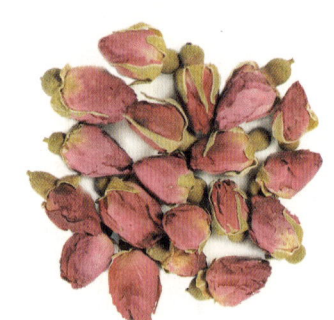

玫瑰花

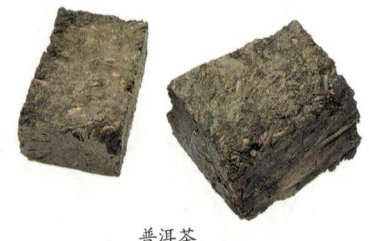

普洱茶

玫瑰花奶茶

材料：玫瑰花 5 克，红茶 8 克，蜂蜜、奶精各适量。
用法：将玫瑰花与红茶置于茶杯中，以沸水冲泡后，调入适量的蜂蜜与奶精，即可饮用。
功效：缓解压力、调整情绪，可用于治疗神经紧张、压力大、抑郁症等。

玫瑰枸杞舒缓茶

材料：玫瑰花、红茶各 5 克，枸杞 6 克，蜂蜜适量。
用法：将玫瑰花、红茶与枸杞置于茶杯中，以沸水冲泡后，调入适量蜂蜜，代茶饮用。
功效：养颜排毒、补血护肝、缓解情绪，可用于治疗面色发黄、神经紧张、压力大、抑郁症等。

双花黄连去火茶

材料：玫瑰花、绿梅花各 3 克，黄连 2 克。
用法：将以上材料置于茶杯中，用沸水冲泡后，代茶饮用。每日 2 剂。
功效：养颜排毒、清热去火、缓解抑郁，适用于心火过旺、伴有口干口苦的抑郁症。

解郁茶

材料：玫瑰花、月季花、绿茶各 5 克，桔梗、山萸肉各 8 克。
用法：将以上材料置于茶杯中，用沸水冲泡后，代茶频饮。每日 2 剂。
功效：活血通经、滋阴理气、疏肝解郁，主治肝气郁结所致的抑郁症。

玫瑰橘络茶

材料：玫瑰花 5 克，橘络 5 克，绿茶 3 克。
用法：将以上材料置于杯中，用沸水冲泡后，代茶饮用。每日 2 剂。
功效：活血通经、疏肝解郁，主治抑郁症。

❶ 服用禁忌

玫瑰花最好不要与其他茶叶泡在一起喝，因为茶叶中有大量鞣酸，会影响玫瑰花疏肝解郁的功效。此外，由于玫瑰花活血散瘀的作用比较强，月经量过多的人在经期最好不要饮用。

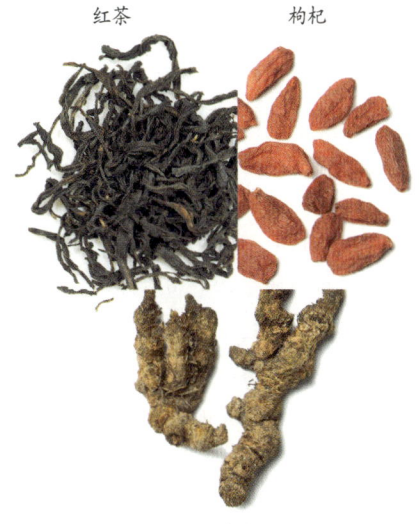

红茶　　枸杞

黄连

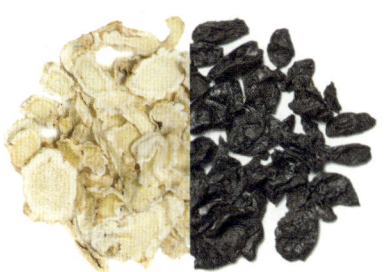

桔梗茶　　山萸肉

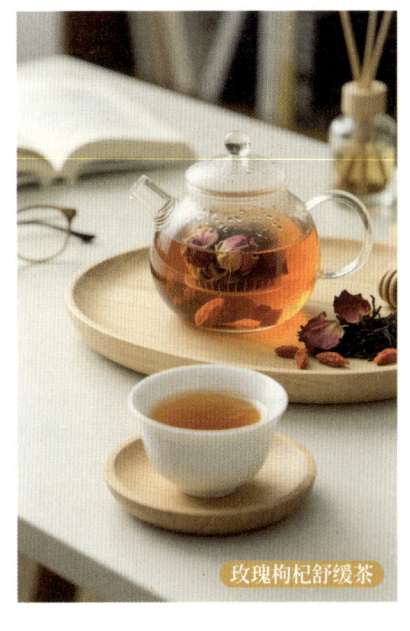

玫瑰枸杞舒缓茶

感冒

- 受凉感冒
- 最好的方法便是喝些姜糖茶

　　感冒是一种自愈性疾病，是由多种病毒引起的呼吸道常见病。一般人患有感冒后，会在一周左右自动痊愈。这是因为人体的免疫系统确认病毒入侵后，便发挥免疫功能将其消灭。但如果患者的免疫能力较低，则不能痊愈，严重时甚至会危及生命。

症状自诊：受风寒或感冒病毒感染后，会有鼻塞、流涕、打喷嚏、咳嗽、咽部不适、畏寒、低热等局部与全身症状。

易发人群：任何人群，免疫力低下的人士发病率最高。

可用茶方：姜糖散热茶、紫苏暖身茶、生姜芝麻茶、疏风散寒茶、防风生姜茶、金银花清热茶、金银花薄荷杀菌茶、金银花甘草解毒茶。

疗效茶方

姜糖散热茶

材料：生姜50克，茶叶3克，红糖10克，红枣5颗。
用法：将生姜切成薄片或细丝，与茶叶、红糖、红枣一起置于砂锅中，以清水煎煮15分钟后，趁热饮用，代茶饮用。
功效：发表散热，杀灭感冒病毒，适宜风寒感冒初起，头痛头涨，全身酸痛无力，胃口欠佳。

紫苏暖身茶

材料：紫苏叶16克，干姜5克，红糖适量。
用法：将紫苏叶晒干研末，与干姜一起用开水冲泡，加红糖溶化后饮用。
功效：发散风寒，适用于感冒风寒初期鼻塞流涕、畏寒、全身肢节酸痛等。

生姜芝麻茶

材料：生芝麻30克，生姜5克，绿茶5克。
用法：将以上三种材料混合后，用沸水冲泡5分钟，即可饮用。
功效：发汗解表、温肺止咳，适用于风寒感冒初期。

疗效茶材

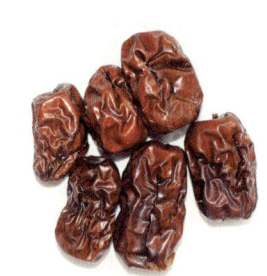

红枣

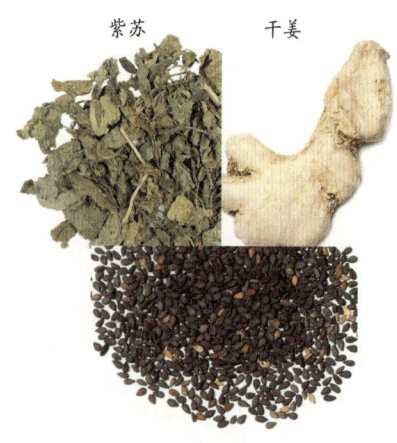

紫苏　　干姜

芝麻

疏风散寒茶

材料：生姜、紫苏、陈皮、川芎各10克，绿茶适量。
用法：将以上材料置于茶杯中，用沸水冲泡后，代茶饮用。
功效：发汗解表、疏风散寒，主治风寒感冒。

防风生姜茶

材料：防风、生姜、苏叶、荆芥各10克，茶叶5克，红糖适量。
用法：将以上材料置于茶杯中，用沸水冲泡后，代茶饮用。每日2剂。
功效：祛风散寒、通经止痛，可治疗风寒感冒引起的畏寒、身痛、无汗等症。

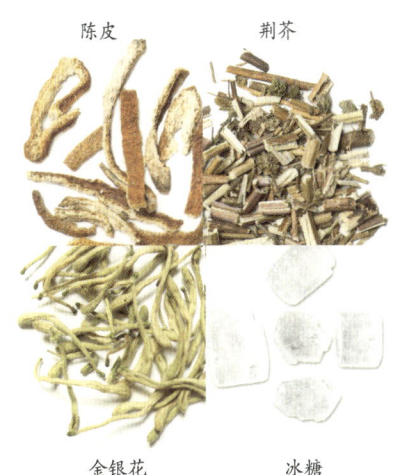

陈皮　　荆芥

金银花　　冰糖

金银花清热茶

材料：干燥的金银花1茶匙，冰糖或蜂蜜适量。
用法：将干燥的金银花用一杯滚烫开水冲泡，焖约10分钟后即可饮用，也可添加冰糖或蜂蜜调味。
功效：清热解毒、凉散风热，用于治疗夏季风热感冒、咽喉肿痛等。

金银花甘草解毒茶

材料：金银花15克，薄荷5克，甘草3克。
用法：将上述几味材料一同放入汤锅中，加水煎煮，代茶饮用。
功效：清热解毒，预防病毒性感冒。

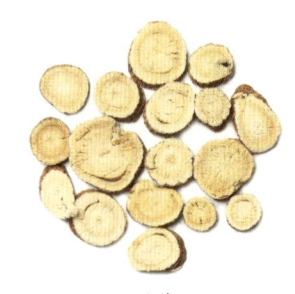

甘草

金银花薄荷杀菌茶

材料：金银花10克，薄荷5克，橄榄5颗。
用法：将金银花和橄榄放入600毫升水中煮沸后，再放薄荷，小火煮5分钟，去渣后即可饮用。
功效：抗病毒、缓解疼痛、疏风清热、消炎，可治疗风热感冒。

> **❗ 服用禁忌**
>
> 生姜茶不适合痈肿疮疖、目赤内热、便秘痔疮患者饮用。紫苏茶不宜长期饮用，容易上火又气虚体弱者也不宜饮用。金银花特别适合夏天饮用，但脾胃虚寒者、处于经期的女性，以及孕妇应酌情饮用，气虚、疮疡、脓清者忌服。

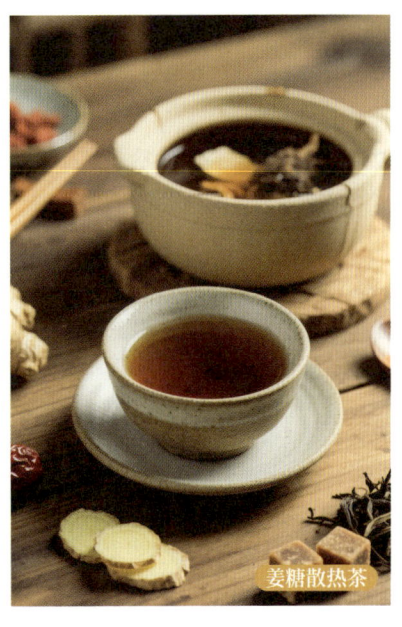

姜糖散热茶

咽喉炎

- 玉蝴蝶与胖大海
- 都是咽喉的安全卫士

咽喉炎是由病毒或细菌引起的一种疾病，可分为急性咽喉炎和慢性咽喉炎两种。急性咽喉炎发病较快，若治疗不彻底，就会转为慢性咽喉炎。此外，感冒发烧等，往往也会引起咽喉发炎与疼痛。

症状自诊： 初起时咽喉干燥，有灼热感，随后咽喉有疼痛感，吞咽唾液困难；病情严重者，全身症状明显，如头痛、发热、缺乏食欲、四肢酸痛等。

易发人群： 经常讲话、烟酒过度、心急上火、体虚易感冒等人士。

可用茶方： 玉蝴蝶利咽茶、玉蝴蝶清热茶、玉蝴蝶补身茶、三七花利咽茶、清咽润喉茶、合欢胖大海茶、玄参麦冬润肺茶、蝉蜕茶。

疗效茶方

玉蝴蝶利咽茶

材料： 玉蝴蝶5克，冰糖或蜂蜜少许。

用法： 将玉蝴蝶用开水冲泡，闷约10分钟后即可饮用，可酌加冰糖或蜂蜜调味。

功效： 清肺热、利咽喉，治疗急慢性气管炎、咳嗽、咽喉肿痛、扁桃体炎。

玉蝴蝶清热茶

材料： 玉蝴蝶、三七花各5克。

用法： 将上述材料用沸水冲泡10分钟后即可，不拘时，代茶饮用。

功效： 治疗咽喉肿痛、声音沙哑。

清咽润喉茶

材料： 金银花、桔梗各18克，杭白菊、麦冬各8克，板蓝根15克，绿茶5克，冰糖适量。

用法： 将以上药材共研细末，每次取15克左右置于杯中，以沸水冲泡后，加入冰糖，代茶饮用。每日1剂。

功效： 清热解毒、宣肺化痰，对慢性咽喉炎与咽喉肿痛、声音嘶哑、咳嗽多痰等症均有疗效。

疗效茶材

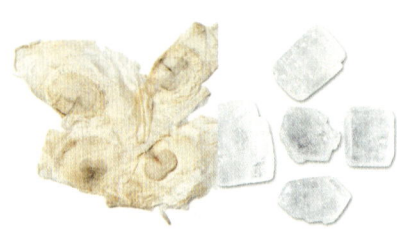

玉蝴蝶茶　　　冰糖

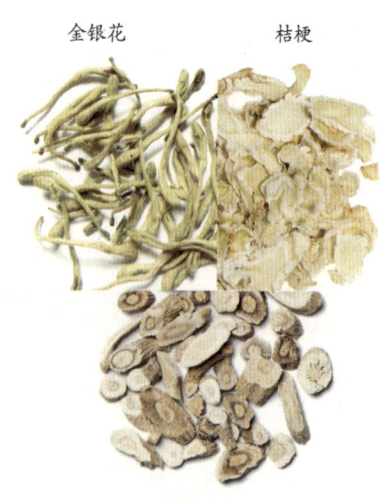

金银花　　　桔梗

板蓝根

三七花利咽茶

材料：三七花 3 克，青果 5 克。
用法：将三七花与青果盛入茶杯中，沸水冲泡，至微冷时饮用。每日 3 次。
功效：治疗急性咽喉炎。

合欢胖大海茶

材料：合欢花 3 克，胖大海 1 枚，绿茶 5 克，冰糖适量。
用法：将以上材料置于茶杯中，以沸水冲泡 3 分钟后即可饮用。每日 1 剂。
功效：清热解毒、润喉利咽，适用于咽喉炎与咽喉肿痛。

玄参麦冬润肺茶

材料：玄参、麦冬各 5 克，桔梗 4 克，甘草 2 克。
用法：将以上材料研为粗末，置于茶杯中，用沸水冲泡 5 分钟后，代茶饮用。每日 1 剂。
功效：滋阴润肺、生津健喉。可用于肺阴不足或热病伤阴所致的声音嘶哑，也可作为歌手、演员、教师等行业的保健饮品。

蝉蜕茶

材料：蝉蜕 5 克，绿茶 10 克。
用法：将二者置于茶杯中，以沸水冲泡 5 分钟后即可饮用。每日 1 剂。
功效：疏风清热、健喉利咽，主治声音嘶哑与咽喉失音。

玉蝴蝶补身茶

材料：玉蝴蝶、人参花各 5 克。
用法：将玉蝴蝶和人参花放入茶壶中，缓缓注入开水冲泡，待温热时饮用。
功效：滋阴养颜、强心补肾。

> **！服用禁忌**
>
> 玉蝴蝶性寒，所以孕妇及经期女性不宜饮用。三七花性凉，会加重虚寒之症，所以体虚盗汗、脸色苍白的体质虚寒之人、孕妇和经期女性不宜饮用，正常体质的人在患有风寒感冒时也应避免饮用。

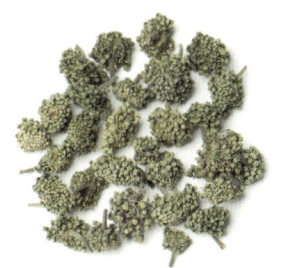

三七花

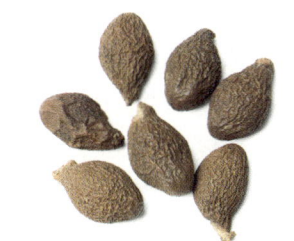

胖大海

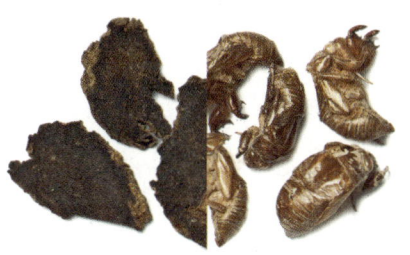

玄参　　蝉蜕

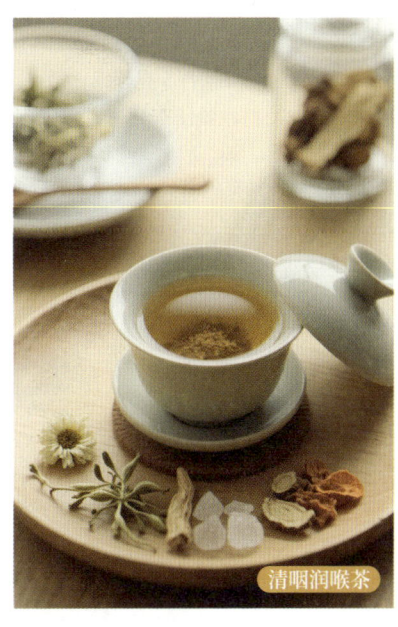

清咽润喉茶

支气管炎

- 支气管有炎症
- 首选杏仁茶

支气管炎是指气管、支气管黏膜及其周围组织发炎的一种病症。主要病因为病毒与细菌重复感染，烟雾粉尘、被污染的大气等长期刺激也会引发疾病，吸烟会加重病菌感染，过敏也是发病的因素之一。

症状自诊：急性支气管炎以流鼻涕、发热、咳嗽、咳痰为主要症状，并有声音嘶哑、喉痛、轻微胸骨痛。初期痰少，呈黏性，以后变为脓性。慢性支气管炎主要表现为长期咳嗽，特别是早晚咳嗽加重。

易发人群：体质弱反复感冒者、吸烟者、过敏体质者。

可用茶方：杏仁祛痰茶、川贝母止咳茶、橘红化痰茶、大枣葱须茶、核桃宣肺茶、平喘茶、橘皮润肺茶、萝卜理气茶。

疗效茶方

杏仁祛痰茶

材料：苦杏仁、鱼腥草、绿茶各10克。
用法：将以上材料研为粗末，与绿茶一起用沸水冲泡后，代茶饮用。每日1剂。
功效：清热杀菌、消炎止痛、止咳化痰，主治急慢性支气管炎。

川贝母止咳茶

材料：川贝母、绿茶各5克，冰糖适量。
用法：将以上材料置于茶杯中，用沸水冲泡后，代茶饮用。每日2剂。
功效：主治慢性支气管炎。

橘红化痰茶

材料：橘红1片，绿茶5克，竹沥汁20毫升。
用法：将橘红与绿茶置于杯中，以沸水冲泡后，调入竹沥汁即可饮用。
功效：清热化痰，主治慢性支气管炎，以及痰多、黏稠如胶、难以咯出等症。

疗效茶材

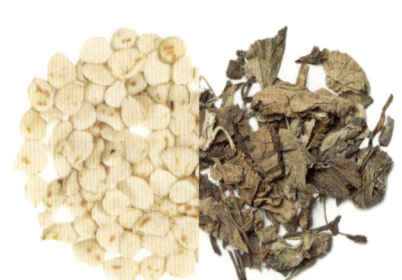

杏仁茶　　鱼腥草

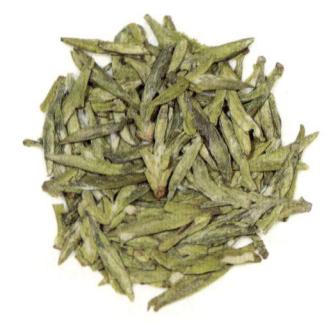

绿茶

大枣葱须茶

材料：大枣、葱须各 25 克，甘草 5 克，绿茶 3 克。
用法：将大枣、葱须、甘草煎煮沸腾 5 分钟后，以此水冲泡绿茶饮用。每日 2 剂。
功效：主治慢性支气管炎。

核桃宣肺茶

材料：核桃仁 10 克，绿茶 3 克，蜂蜜适量。
用法：核桃仁研碎，拌入适量蜂蜜，然后与冲泡好的茶水混合，搅拌均匀后再服用。每日 2 剂。
功效：补肾健脑、宣肺止咳，主治肾虚、慢性支气管炎等症。

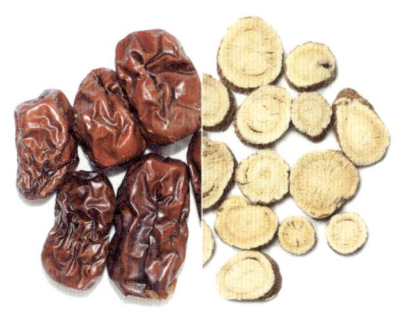

大枣　　甘草

平喘茶

材料：麻黄 3 克，黄柏 5 克，银杏仁 15 枚，茶叶 5 克，白糖适量。
用法：将银杏仁捣碎，与其他材料一同置于砂锅中煎煮，滤渣取汁，加白糖后饮用。每日 1 剂，分两次服用。
功效：清肺止咳、平喘化痰，主治慢性支气管炎、痰稠咳嗽、气喘胸闷、头痛恶风等症。尤其适宜在气喘发作、呼吸困难时饮用。

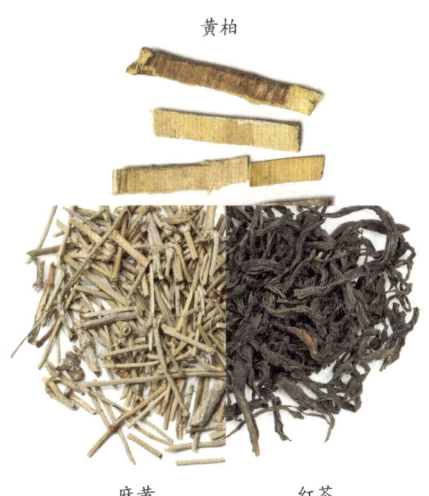

黄柏

麻黄　　红茶

橘皮润肺茶

材料：橘皮 3 克，绿茶 5 克，蜂蜜适量。
用法：将橘皮与绿茶置于杯中，用沸水冲泡后，调入适量蜂蜜，即可服用。每日 2 剂。
功效：润肺止咳、理气化痰、和胃健脾，对慢性支气管炎有一定疗效。

萝卜理气茶

材料：白萝卜 100 克，绿茶 5 克，食盐适量。
用法：白萝卜切成细丝，与绿茶一起置于杯中，以沸水冲泡后，加适量食盐即可饮用。每日 2 剂。
功效：宣肺理气、止咳化痰，可用于治疗慢性支气管炎。

> **❗ 服用禁忌**
>
> 苦杏仁对于阴亏郁火者，不宜单味药长期内服。川贝母不适于脾胃虚寒、寒痰湿痰者服用。

大枣葱须茶

肺结核

- 治疗肺结核
- 既要杀菌，也要滋补

肺结核是由结核杆菌引发的肺部感染性疾病，是全世界造成死亡人数最多的单一传染病。我国是世界上结核疫情最严重的国家之一。健康人感染结核菌并不一定发病，只有在免疫力下降时才发病。

症状自诊：主要表现为呼吸不畅、咳嗽、咳痰、咯血等症状，还伴有较为明显的全身症状，如发热、盗汗、乏力、胸闷、食欲减退等。

易发人群：生活没有规律、压力大、营养不良、免疫力低下人士。

可用茶方：百部红糖润肺茶、蜂蜜鸡蛋茶、柿叶止血茶、胖大海橄榄利咽茶、十大功劳解毒茶、玉兰蜂蜜消炎茶、小麦大枣莲子茶、柿饼茶。

疗效茶方

百部红糖润肺茶

材料：百部 20 克，红糖适量。

用法：将百部研为细末，与红糖一起冲泡后，代茶饮用。每日 3 剂。

功效：润肺止咳、消炎杀菌，主治肺结核、百日咳、咳嗽不止等。

蜂蜜鸡蛋茶

材料：鸡蛋 2 枚，蜂蜜 20 克，绿茶适量。

用法：将以上材料同煮，蛋熟后，食蛋饮汤。每日早晨 1 剂，45 天为一个疗程。

功效：可用于肺结核、肺痨的辅助治疗。

柿叶止血茶

材料：柿叶 250 克，绿茶适量。

用法：将柿叶研为细末，密封装瓶储存。每次取柿叶末 6 克，与绿茶一同冲泡后即可饮用。每日 3 次，早、中、晚分服。

功效：凉血止血，可用于治疗肺结核咯血、痰中带血、胃溃疡出血，以及便血、尿血、子宫出血等症。

疗效茶材

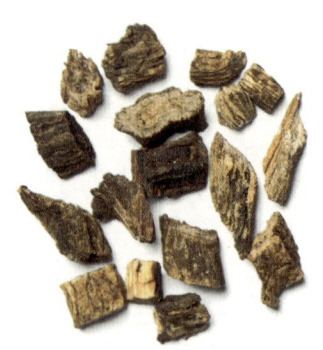

百部

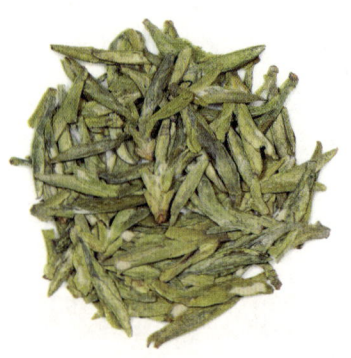

绿茶

胖大海橄榄利咽茶

材料：胖大海 2 枚，橄榄 4 枚，绿茶 3 克，蜂蜜适量。
用法：将以上材料置于杯中，用沸水冲泡后，调入蜂蜜，即可饮用。每日 2 剂。
功效：清咽利喉、解毒杀菌、润肺止咳，可用于治疗肺结核、慢性咽喉炎与肺热咳嗽等。

十大功劳解毒茶

材料：十大功劳叶 10 克，绿茶 3 克。
用法：将以上材料置于杯中，以沸水冲泡后，代茶饮用。每日 2 剂。
功效：清热解毒，可用于治疗肺结核。

小麦大枣莲子茶

材料：浮小麦 150 克，大枣 50 克，莲子 20 克，绿茶 5 克。
用法：将浮小麦、大枣、莲子置于砂锅中，添水后煎煮至小麦熟透，然后撒入绿茶，拌匀后即可服用。每日一剂，分 3 次服用。
功效：养肾健胃、补血益脾、清热杀菌，可用于治疗肺结核。

玉兰蜂蜜消炎茶

材料：玉兰花 5 克，绿茶 3 克，蜂蜜适量。
用法：将玉兰花与绿茶置于杯中，以沸水冲泡后，调入蜂蜜，代茶饮用。每日 2 剂。
功效：消炎解毒、清痰止咳，主治肺结核与慢性支气管炎。

柿饼茶

材料：柿饼 3 个，茶叶 5 克，冰糖适量。
用法：将柿饼撕碎，与冰糖同煮，然后冲泡茶叶饮用。每日 2 剂。
功效：宣肺理气、止咳化痰、强健脾胃，可用于治疗肺结核。

> **⚠ 服用禁忌**
>
> 百部对肺结核与支气管炎都有较好的疗效，但是脾胃有热者、肾亏火大者，应当禁用；百部过量服用，会引起呼吸中枢麻痹，此时可立即给氧或进行人工呼吸急救。十大功劳叶主治肺结核，但脾胃虚寒者慎用。

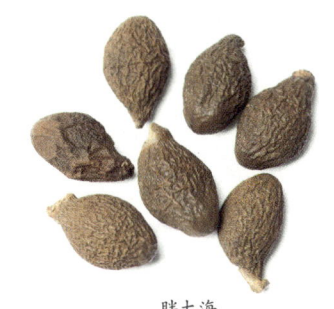

胖大海

浮小麦

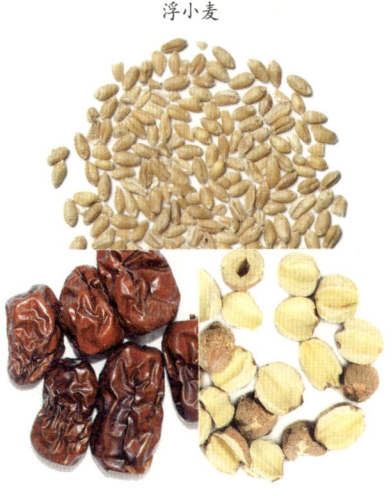

大枣　　莲子

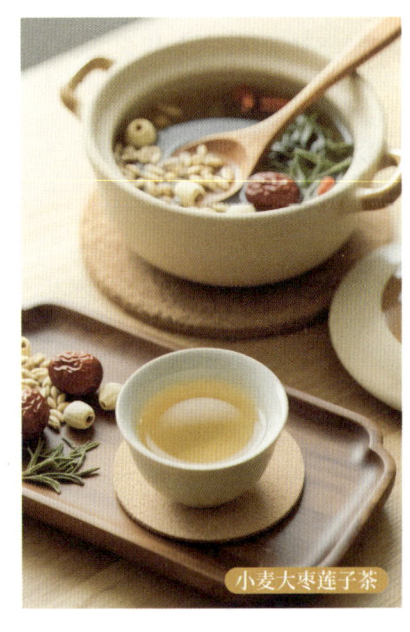

小麦大枣莲子茶

咳嗽

- 咳嗽不止
- 可以喝一杯桔梗茶

咳嗽是呼吸系统疾病的主要症状之一，一般分为急性咳嗽、亚急性咳嗽与慢性咳嗽。急性咳嗽持续时间不超过3周，超过3周则属于亚急性咳嗽，持续时间超过8周甚至数年的为慢性咳嗽。

症状自诊：如果干咳无痰或少痰，则常见于急性咽喉炎、支气管炎的初期；如果咳嗽急性发作并有痰，则多见于支气管内有异物；长期慢性咳嗽，有痰有脓，甚至有血，则多见于慢性支气管炎、肺结核等。

易发人群：营养不良、脾虚、肺虚、肾虚人士。

可用茶方：桔梗排脓茶、桔梗止咳茶、桔梗补气茶、桔梗止咳平喘茶、蜜梨绿茶、甘草降火茶、五倍子茶、款冬花止咳茶。

疗效茶方

桔梗排脓茶

材料：桔梗10克，蜂蜜适量。

用法：将桔梗加入一杯热开水中，浸泡约10分钟后，过滤，最后调入蜂蜜即可饮用。

功效：宣肺、利咽、排脓，治疗咳嗽痰多、胸闷不畅、咽喉肿痛、支气管炎等。

桔梗止咳茶

材料：桔梗20克，甘草10克。

用法：将桔梗与甘草置于杯中，以沸水冲泡15分钟后，代茶饮用。

功效：主治久咳不愈，咳脓咯血。

桔梗补气茶

材料：桔梗10克，党参20克，生柯子100克，炒至焦黄的大米30克。

用法：将以上材料放在一起，加清水适量，煎煮10分钟后取汁液，代茶饮用。

功效：补益脾气、润肺止咳，治疗支气管炎、咽喉肿痛、咳嗽痰多等症。

疗效茶材

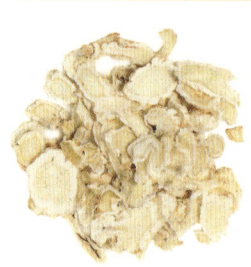

桔梗茶

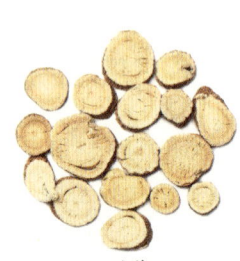

甘草

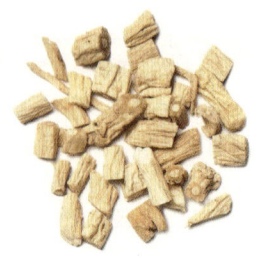

党参

桔梗止咳平喘茶

材料：桔梗 5 克，黄芪 15 克，防风、白芷各 6 克，白术 10 克，花茶 5 克。

用法：将前五种材料加适量水煎煮，煮沸 15 分钟后，沥渣取汁，冲泡花茶后饮用。

功效：益气祛邪、止咳平喘。

甘草降火茶

材料：甘草 15 克，茶叶 5 克，食盐适量。

用法：将甘草、茶叶置于杯中，以沸水冲泡后加入食盐即可饮用。每日 2 剂。

功效：清热解毒、润肺降火，可用于治疗感冒咳嗽、风火牙痛、双眼红肿等症。

蜜梨绿茶

材料：蜜梨 1 个，绿茶 5 克，冰糖适量。

用法：将蜜梨切碎，置于杯中，与绿茶一起用沸水冲泡后，加适量冰糖即可饮用。每日 2 剂。

功效：清热降火、润肺祛痰，主治咳嗽不止、咽痛失音等症。

款冬花止咳茶

材料：绿茶 6 克，款冬花 3 克，紫菀 3 克。

用法：将上述材料用开水冲泡，加盖静置片刻即可饮用。每日 1 剂，代茶饮用。

功效：祛痰止咳，适用于感染风寒所致的咳嗽。

五倍子茶

材料：五倍子 10 克，茶叶 5 克。

用法：将五倍子与茶叶置于杯中，用沸水冲泡后，代茶饮用。每日 2 剂。

功效：化痰止咳，适用于咳嗽不止、咽痛痰多的患者。

> ❗ **服用禁忌**
>
> 桔梗会刺激胃黏膜，所以在泡茶时应注意用量，用量过多可能引起轻度恶心、呕吐。胃及十二指肠溃疡患者、气血上逆、阴虚火旺者禁用。款冬花茶不宜肺火大、肺气焦满、阴虚劳嗽的人饮用。

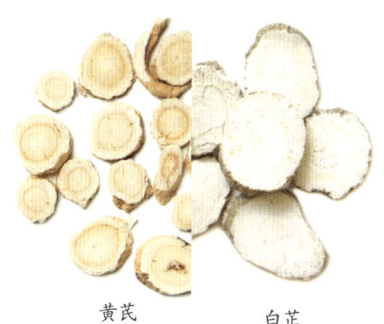

黄芪　　白芷

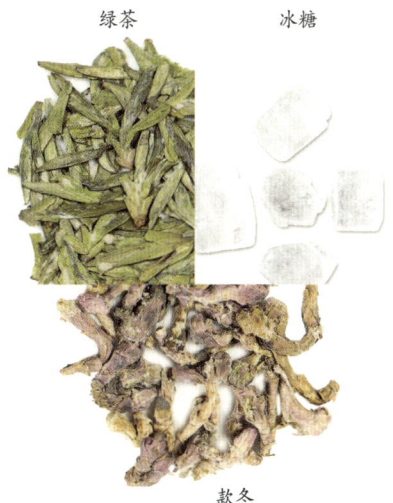

绿茶　　冰糖

款冬

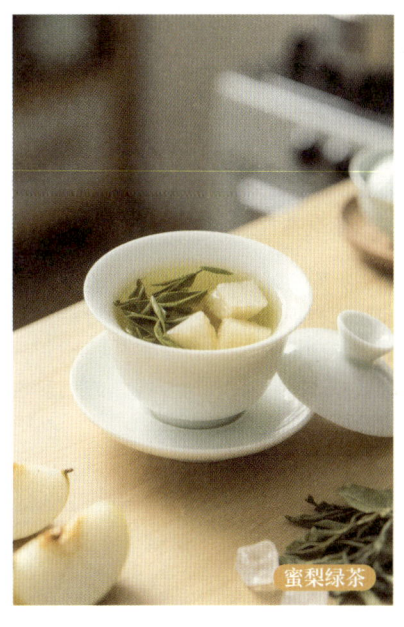

蜜梨绿茶

哮喘

- 仙人掌沏茶
- 治哮喘最灵验

哮喘，也称为支气管哮喘，是一种常见的多发病。目前全世界约有3亿哮喘患者，其中有十分之一患者在中国。哮喘发病诱因可分为遗传因素与环境因素两个方面。一般遗传性过敏体质者接触到花粉、螨虫或食用坚果、牛奶等，便会诱发哮喘。

症状自诊： 哮喘急性发作会有喘息、气促、咳嗽、胸闷等症状突然发生，症状急剧加重，呼吸困难等症；慢性持续性哮喘会有每周不同频度、不同程度地出现喘息、气急、胸闷、咳嗽等症状。

易发人群： 家族有哮喘病史与过敏体质者。

可用茶方： 仙人掌行气茶、荞麦平喘茶、款冬百合定喘茶。

疗效茶方

仙人掌行气茶

材料： 食用仙人掌100克，蜂蜜30克。
用法： 将仙人掌削去皮刺，然后切成细丝，置于茶杯中，用沸水冲泡15分钟后，调入蜂蜜即可饮用。每日2剂，症状消失后则停药。
功效： 清热解毒、行气活血、润肺利咽、止咳平喘。

款冬百合定喘茶

材料： 款冬花10克，百合30克，冰糖适量。
用法： 将款冬花和百合一同放入砂锅中，加水浸泡半小时后，再分别用大火、小火煎煮20分钟；将两次汁液合并，再调入冰糖，代茶饮用。
功效： 止咳平喘，适用于咳嗽、支气管炎、哮喘等症。

荞麦平喘茶

材料： 荞麦面100克，茶叶5克，蜂蜜20克。
用法： 将茶叶、荞麦面一起冲泡后，调入蜂蜜，代茶饮用。每日2剂。
功效： 清热平喘，可治疗慢性支气管哮喘。

疗效茶材

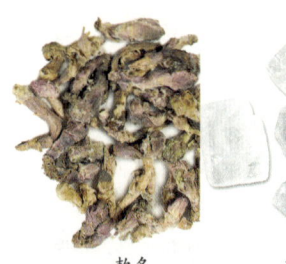
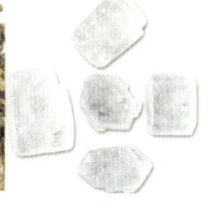

款冬　　　冰糖

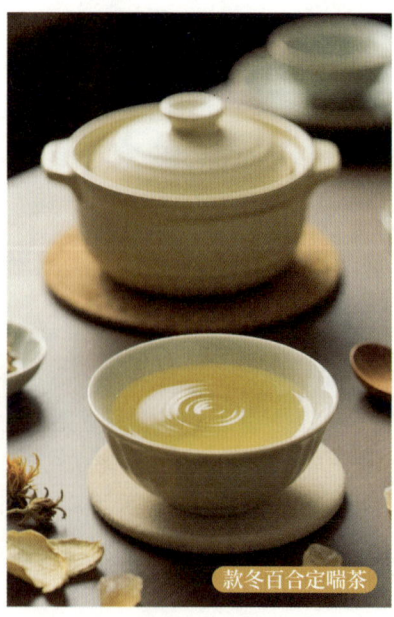

款冬百合定喘茶

服用禁忌

仙人掌性凉，脾肺虚寒、畏寒便溏的哮喘患者禁饮仙人掌茶，可选择其他茶方。

胃下垂

- 胃下垂患者
- 可以喝些双参益胃茶

胃下垂是指站立时,胃的下缘坠入盆腔,胃小弯弧线最低点降至髂嵴连线以下的胃部疾病。轻度的胃下垂一般没有明显的症状,中度以上会出现胃肠动力减弱、消化不良等症状。长期胃下垂者,会因贫血、消瘦而出现头昏、头痛、失眠、心悸等症状。

症状自诊:腹部有胀满感、下坠感、压迫感,伴有腹痛、恶心、呕吐、便秘等,体形瘦长,并且还会产生失眠、头痛、头昏、迟钝、忧郁等精神症状,有的患者还会出现低血压、心悸、站立昏厥等症状。

易发人群:久卧少动人士、患有慢性消耗性疾病者、暴饮暴食者、平时缺少体育运动的人士。

可用茶方:双参益胃茶、韭子蜂蜜茶、黄芪桂圆益气茶、黄芪白术陈皮茶、肉桂首乌固肾茶、黄芪枳壳茶、黄芪山楂消滞茶、枳壳茶。

疗效茶方

双参益胃茶

材料:白参3克,沙参10克。
用法:将白参、沙参分别切成饮片,放入茶杯中,以沸水冲泡后,代茶饮用。白参、沙参饮片也可随饮茶适量嚼食咽下。
功效:益气养阴、健脾和胃,主治气血两虚型胃下垂。对中老年气短乏力、体弱困顿、口干唇燥、胃脘嘈杂、纳食不振的胃下垂患者更适宜。

黄芪桂圆益气茶

材料:黄芪5克,桂圆肉10克,红糖适量。
用法:将黄芪、桂圆肉置于杯中,沸水冲泡后,调入适量红糖,代茶饮用。
功效:益气养胃,主治脾胃虚寒型胃下垂。

疗效茶材

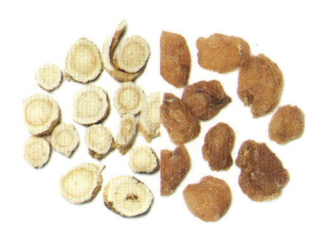

黄芪　　桂圆肉

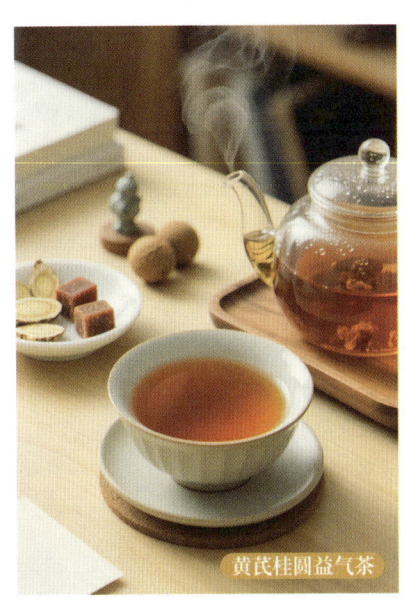

黄芪桂圆益气茶

服用禁忌

妇女经期停服白参,白参忌与萝卜、浓茶同食。风寒咳嗽者忌食沙参,可选择其他茶方。

胃炎

- 患有胃炎
- 应当常饮茴香茶

胃炎是胃黏膜发炎的统称，根据病程长短与发病急缓，可分为急性与慢性两大类；根据损伤程度，可分为糜烂性胃炎与非糜烂性胃炎；根据发炎部位，可分为贲门炎、胃体炎、胃窦炎等。饮食不当、细菌、病毒感染、药物刺激等都是胃炎的发病诱因。

症状自诊：急性胃炎表现为上腹不适、疼痛、厌食和恶心、呕吐，甚至有呕血和黑粪症状；慢性胃炎一般会有饭后饱胀、反酸、嗳气、无规律性腹痛等症状。

易发人群：饮食不规律人群，脾胃虚弱人士。

可用茶方：茴香开胃茶、玫瑰佛手茶、沙参当归养胃茶、老姜茶、莲子健胃茶、春砂仁茶、甘草沙参茶、蒲公香附陈皮茶。

疗效茶方

茴香开胃茶

材料：茴香、蜂蜜适量。
用法：取 1/2 匙茴香以汤匙背压碎，用开水冲泡，闷约 10 分钟后，加入蜂蜜即可饮用，一天三杯，建议在两餐之间饮用。
功效：开胃止呕、消胃胀气，治疗慢性胃炎。

玫瑰佛手茶

材料：玫瑰花 6 克，佛手 10 克。
用法：将以上材料置于杯中，沸水冲泡 5 分钟后，代茶饮用。每日 1 剂。
功效：理气解郁、和胃止痛，主治肝胃气滞型胃炎。

沙参当归养胃茶

材料：沙参、当归、徐长卿各 3 克，黄芪 4 克，乌梅肉、甘草、红茶各 2 克。
用法：将以上材料共研为粗末，置于杯中，沸水冲泡后，代茶饮用。每日 1 剂，3 个月为一疗程。
功效：滋阴补气血、理气止痛、暖胃健脾，主治胃热阴虚型胃炎。

疗效茶材

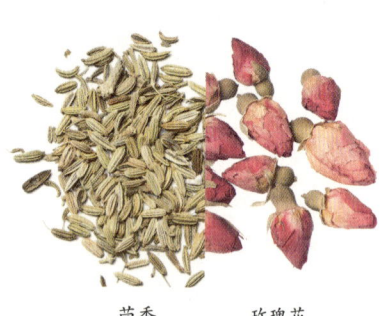

茴香　　玫瑰花

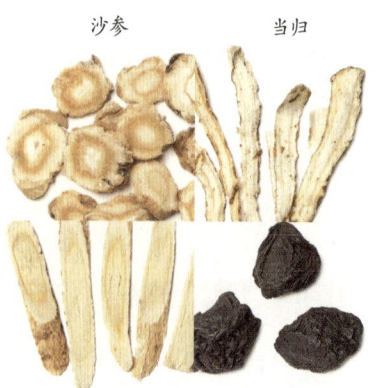

沙参　　当归

黄芪　　乌梅

蒲公香附陈皮茶

材料：蒲公英 300 克，制香附 120 克，炒陈皮 100 克。

用法：将以上材料共研粗末，密封存储于瓶中。每次取用 30 克，置于杯中，沸水冲泡后，代茶饮用。每日 1 剂。

功效：清热解毒、和中暖胃、行气解郁、消炎止痛，主治慢性胃炎、十二指肠溃疡、胃痛等症。

甘草沙参茶

材料：生甘草、沙参各 5 克，橘红、玫瑰花、红茶各 3 克，蜂蜜适量。

用法：将以上材料置于杯中，沸水冲泡后，代茶饮用。每日 1 剂，3 个月为一个疗程。

功效：清热解毒、和中暖胃、理气止痛，主治慢性胃炎。

春砂仁茶

材料：春砂仁、素馨花各 2 克，绿茶 4 克。

用法：将以上材料置于杯中，沸水冲泡后，代茶饮用。每日 2 剂。

功效：养胃消食、缓解胃痛，可用于治疗慢性胃炎。

莲子健胃茶

材料：莲子 10 克，茶叶 3 克，红糖适量。

用法：将以上材料置于杯中，沸水冲泡后，代茶饮用。每日 2 剂。

功效：健胃益脾、清热解毒，适用于治疗胃炎、水肿等症。

老姜茶

材料：老姜 15 克，茶叶 5 克。

用法：将老姜去皮切丝，与茶叶一起于杯中，沸水冲泡后，代茶饮用。每日 1 剂。

功效：清热解毒、暖胃健脾，主治脾胃虚寒型胃炎。

> **❗ 服用禁忌**
>
> 阴虚火盛的人群不宜饮用茴香茶；胃、肾、小肠、膀胱火盛的人群禁食茴香；有热毒、夜晚盗汗、遗精的人群慎食茴香。另外，发霉的茴香不可食用。

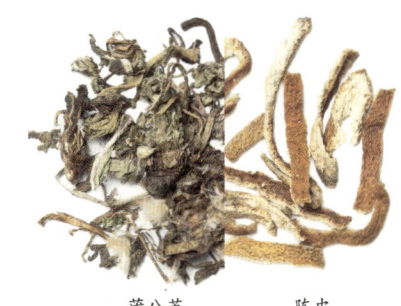

蒲公英　　陈皮

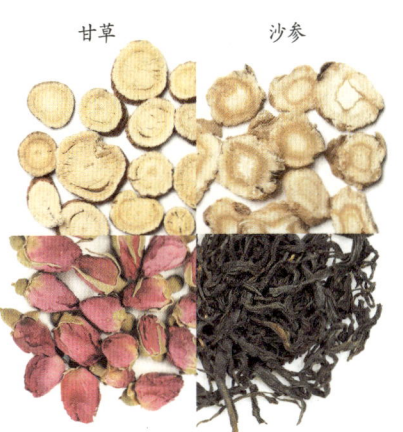

甘草　　沙参

玫瑰花　　红茶

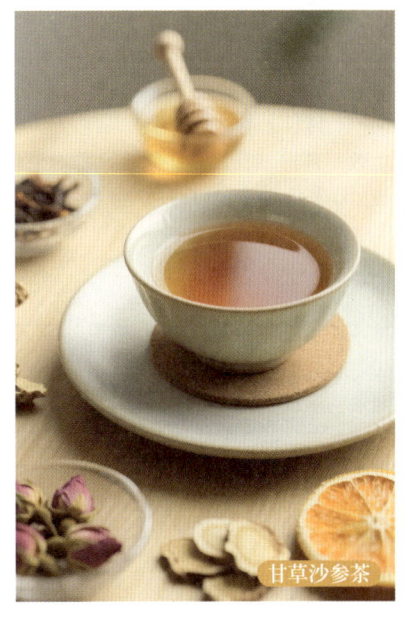

甘草沙参茶

消化不良

- 每天一杯山楂茶
- 天天拥有好胃口

消化不良，是一种由胃动力障碍引起的疾病，也包括胃蠕动不良引起的胃轻瘫和食道反流病。消化不良症主要分为功能性消化不良与器质性消化不良。功能性消化不良虽病在胃，却也涉及肝脾等脏器，宜以健脾和胃、疏肝理气、消食导滞等法治疗。

症状自诊：有持续性的或反复发作的腹部不适、疼痛、缺乏食欲、嗳气、腹胀、早饱、恶心、反酸、胃灼热、便秘或腹泻等症状。

易发人群：思虑过度、脾胃虚弱、缺少运动人士。

可用茶方：山楂养胃茶、山楂大麦消食茶、山楂荷叶茶、米醋茶、萝卜蜂蜜通气茶、茉莉菖蒲茶、佛手茉莉理气茶、五虎汤健脾茶。

疗效茶方

山楂养胃茶

材料：山楂30克，绿茶5克。
用法：将山楂与绿茶一同置于茶杯中，沸水冲泡后，代茶饮用。每日2剂。
功效：开胃消食，主治消化不良。

山楂大麦消食茶

材料：山楂30克，大麦10克。
用法：将以上材料置于杯中，沸水冲泡10分钟后，代茶饮用。每日2剂。
功效：开胃消食、降脂降压，主治消化不良、高血压、高血脂等症。

山楂荷叶茶

材料：山楂30克，荷叶20克，薏苡仁20克，甘草10克。
用法：将以上材料共研为粗末，置于杯中，沸水冲泡后，代茶饮用。每日2剂。
功效：开胃消食、降脂减肥、排毒养颜，可用于治疗消化不良、肥胖症等。

疗效茶材

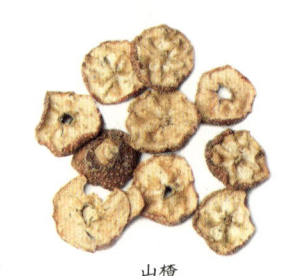

山楂

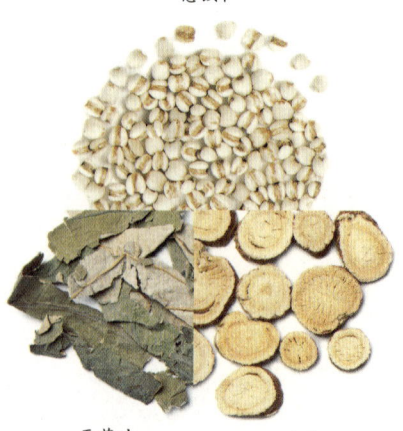

薏苡仁

干荷叶　　甘草

茉莉菖蒲茶

材料：茉莉花 8 克，石菖蒲 6 克，绿茶 5 克。
用法：将以上材料共研粗末，置于杯中，沸水冲泡后，代茶饮用。每日 1 剂。
功效：开胃消食、理气除湿，主治消化不良、厌食症。

米醋茶

材料：茶叶 5 克，米醋 20 毫升。
用法：将茶叶用沸水冲泡后，调入米醋，一同饮用。每日 2 剂。
功效：开胃消食、清热除菌，主治消化不良。

五虎汤健脾茶

材料：核桃、川芎、紫苏、干姜、绿茶、冰糖各适量。
用法：将核桃、川芎、紫苏、干姜研为粗末，与茶叶一起置于杯中，沸水冲泡后，加入适量冰糖，即可服用。每日 2 剂。
功效：开胃消食、疏肝理气、固肾益脾，主治消化不良、腹胀、厌食等症。

萝卜蜂蜜通气茶

材料：白萝卜 150 克，茶叶 5 克，蜂蜜适量。
用法：将白萝卜切碎，与茶叶一起置于杯中，沸水冲泡后，调入适量蜂蜜即可饮用。每日 2 剂。
功效：开胃消食、通气润肠，主治消化不良。

佛手茉莉理气茶

材料：佛手 100 克，茉莉花 6 克，绿茶 5 克。
用法：将佛手洗净后切碎，与茉莉花、绿茶一起置于杯中，沸水冲泡后，代茶饮用。每日 2 剂。
功效：开胃消食、疏肝理气、化痰止咳，主治消化不良、胸闷抑郁、脘腹胀痛等症。

> **！服用禁忌**
>
> 山楂茶不宜与海鲜、人参、柠檬同食，而且山楂茶只消不补，脾胃虚弱者不宜多饮。山楂还有破血散瘀的作用，会刺激子宫收缩，可能诱发流产，所以不适合孕妇饮用。

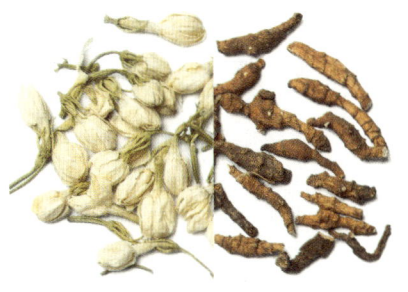

茉莉花　　石菖蒲

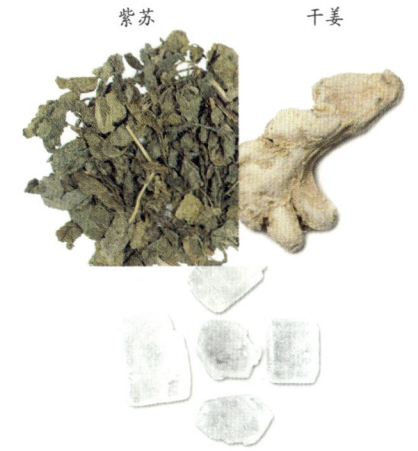

紫苏　　干姜

冰糖

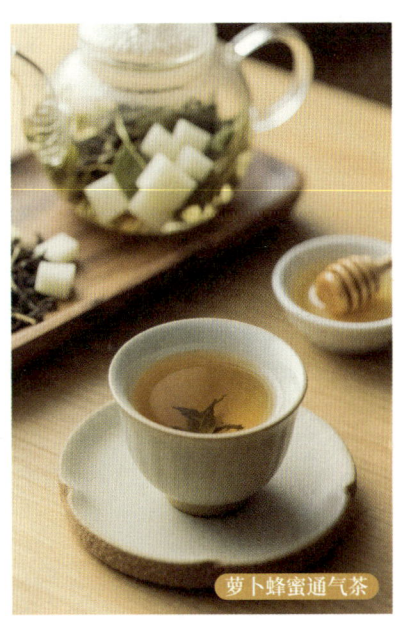

萝卜蜂蜜通气茶

小肚腩

- 小肚腩不用羞
- 山楂纤体茶解烦忧

饭后久坐、饮食结构不合理、缺少运动等，会使人腹部脂肪赘肉增多，形成小肚腩。小肚腩，不单因肥胖而影响形体美，更是心脑血管疾病的诱因，因此我们必须积极预防和控制小肚腩这个健康杀手。

症状自诊：如果站立时，腹部因赘肉过多而向外挺出，甚至超出了胸部；坐下时，有松松垮垮的赘肉堆积于腹前与腰间，那么便有了影响健康的小肚腩。

易发人群：办公室白领、公司老板、司机、厨师等，以及阳虚体质、代谢功能较弱者。

可用茶方：山楂神曲减肥茶、山楂荷叶茶、山楂贝母美腿茶、山楂菊花茶、山楂首乌减肥茶、荷叶薏米降脂茶、桑枝茶、美体健身茶。

疗效茶方

山楂神曲减肥茶

材料：山楂、厚朴、枳实、六神曲、火麻仁各20克。
用法：将以上材料共研细末，每次取10克，开水冲泡后饮用。每日1~2剂。
功效：减肥、通便、缓解腹胀，适宜肥胖、高血脂、腹胀者饮用。

山楂荷叶茶

材料：山楂片15克，鲜荷叶20克。
用法：将以上材料放入茶杯里，用沸水冲泡后，代茶饮用。每日3剂。
功效：减肥降脂、利水通便，适宜肥胖、高血脂与身重水肿、腹胀者饮用。

山楂贝母美腿茶

材料：山楂250克，荷叶100克，贝母100克。
用法：将山楂、荷叶与贝母共研细末，然后用沸水冲泡。取浓汁300毫升，每日分2次饮用，早晚分服，1个月为1个疗程。
功效：减肥降脂、收臀美腿，效果显著。

疗效茶材

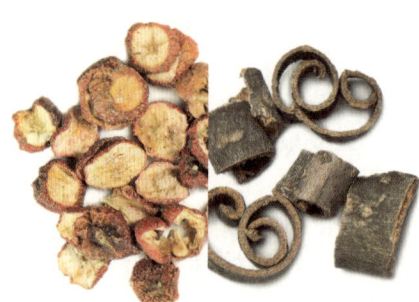

山楂　　　厚朴

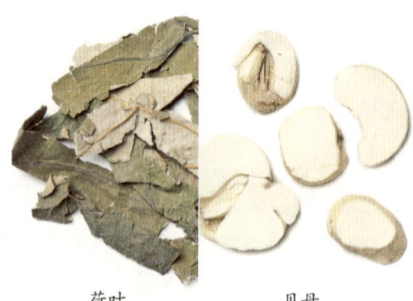

荷叶　　　贝母

山楂菊花茶

材料： 山楂片、菊花、金银花各 10 克。
用法： 将以上材料放入茶杯中，以沸水冲泡后，代茶饮用。每日 2 剂。
功效： 减肥、降血压、降血脂。

山楂首乌减肥茶

材料： 山楂 5 克，何首乌 15 克，泽泻 15 克。
用法： 将以上材料放入砂锅或不锈钢锅中，注入清水，加热至沸腾 5 分钟后，代茶饮用。每日 1 剂。
功效： 消脂减肥、去积除滞，且对高血压、冠心病、糖尿病、高血脂及动脉粥样硬化有一定疗效。

荷叶薏米降脂茶

材料： 荷叶 2 克，山楂 5 克，生薏苡仁 3 克。
用法： 将以上材料用沸水冲泡后，代茶饮用。每日 1 剂。
功效： 减肥降脂、化食去滞，对高血脂、肥胖症均有一定疗效。

美体健身茶

材料： 桃仁、猪苓、枳壳、黄芪各 30 克。
用法： 将以上材料共研细末，每次取 10 克，开水冲服。每日 3 剂，1 个月为一疗程。
功效： 减肥降脂、补气益脑。

桑枝茶

材料： 嫩桑枝 20 克。
用法： 将嫩桑枝切成薄片，置入杯中，用沸水冲泡后，代茶饮用。每日 2 剂，3 个月为一个疗程。
功效： 减肥、降脂、降压。

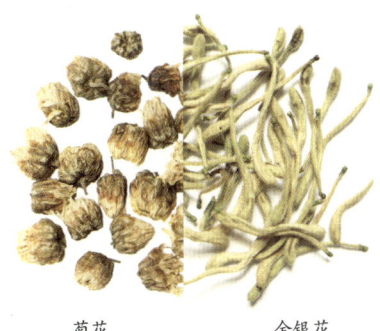

菊花　　金银花

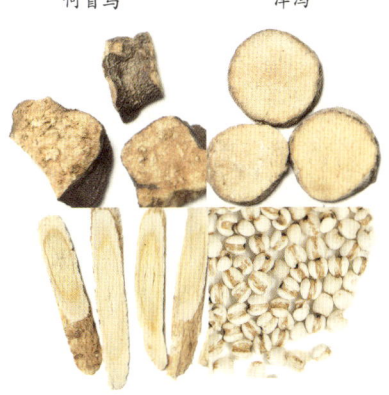

何首乌　　泽泻

黄芪　　薏苡仁

❗ 服用禁忌

山楂茶不宜与海鲜、人参、柠檬同食，而且山楂茶只消不补，脾胃虚弱者不宜多饮。它还有破血散瘀的作用，会刺激子宫收缩，可能诱发流产，所以不适合孕妇饮用。薏仁性寒，会使身体冷虚，因此虚寒体质不适合长期食用，孕期及正值经期的妇女也要慎用，可选择其他茶方。

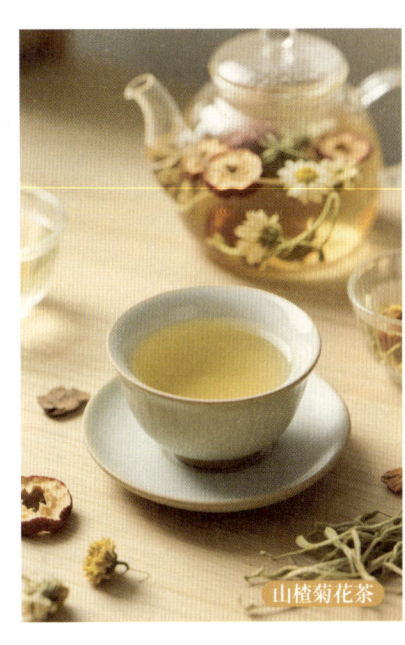

山楂菊花茶

口臭

- 喝上几杯薄荷茶
- 口气立马变清新

口臭即口气不清爽,有异味,其多伴随牙科病、口腔病、消化道疾病等病症一起出现,是饮食结构不良、疲劳上火等原因所致。根治口臭关键在于消除病因,而茶疗治口臭可以标本兼治。

症状自诊:口中有腐臭等异味。将手放到口鼻前,用口呼气,自己便可以闻出口气是否有异味。或者用舌头舔手腕或塑料勺,然后再闻其气味。

易发人群:龋齿、口腔溃疡、呼吸系统感染者,以及消化系统疾病、五脏功能衰弱者。

可用茶方:薄荷提神茶、薄荷静心茶、薄荷菊花茶、薄荷爽口茶、薄荷藿香茶、茉莉丁香茶、三仁通便茶、番茄叶茶。

疗效茶方

薄荷提神茶

材料:薄荷叶 10 片,冰糖或蜂蜜适量。

用法:将薄荷叶用冷水洗净后放到茶杯中,用开水冲泡 15～20 分钟后,加入冰糖或蜂蜜调味即可饮用。

功效:提神醒脑、消除牙龈肿痛、消除胃胀气、醒酒解酒。

薄荷静心茶

材料:薄荷叶 10 克,玫瑰花 4～5 朵。

用法:将玫瑰花与薄荷一同放入杯中,用开水冲泡 15～20 分钟后即可饮用。

功效:活血化瘀、舒缓情绪、缓解口臭、消除胃胀气、醒酒解酒等。

薄荷菊花茶

材料:薄荷 10 克,菊花 5 克。

用法:将菊花与薄荷一起放入茶杯中,用开水冲泡 15 分钟后即可饮用。

功效:清热解毒、缓解疲劳、化痰止咳、清除口臭、提神醒脑。

疗效茶材

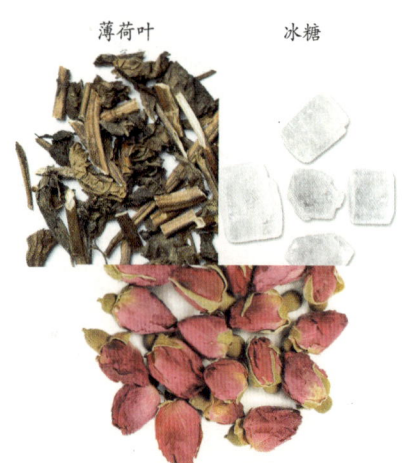

薄荷叶　　冰糖

玫瑰花

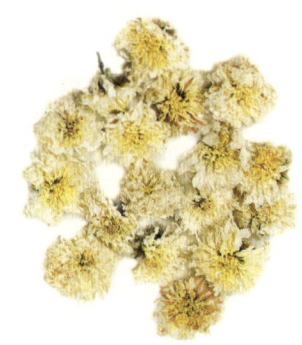

菊花

薄荷爽口茶

材料：藿香 3 克，薄荷 1.5 克，白菊花 6 克，绿茶 5 克。
用法：用沸水冲泡以上材料，待香气溢出，即可饮用。可代茶饮。
功效：消炎杀菌、清新口气。

薄荷藿香茶

材料：薄荷 5 克，藿香 3 克，豆蔻 2 克，佩兰 5 克。
用法：将以上材料共研粗末，置于茶杯中，沸水冲泡后，代茶饮用。
功效：消炎止痛、清除口臭，适用于消化不良、脾胃湿热所致的口臭。

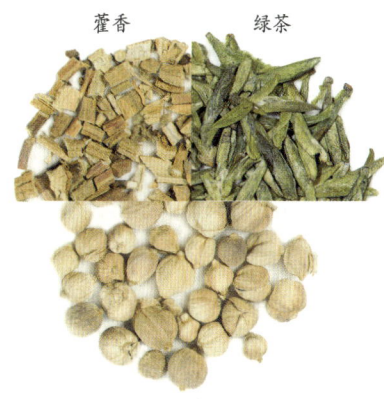

茉莉丁香茶

材料：丁香、茉莉花各 10 克。
用法：将丁香与茉莉花置于茶杯中，以沸水冲泡后，代茶频饮。
功效：适用于头晕目眩、神疲体倦、脾胃不调，并伴有口臭者。

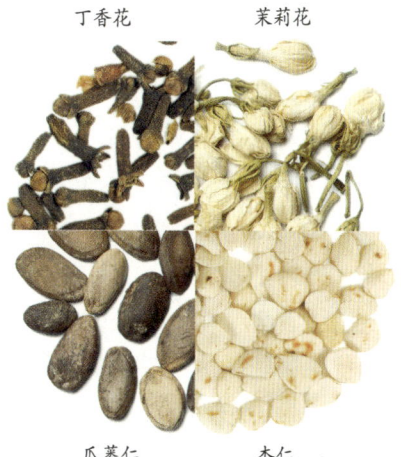

三仁通便茶

材料：瓜蒌仁、火麻仁、杏仁各 60 克。
用法：将以上材料共研细末，存储于密封瓶中。每次取 6 克左右，以沸水冲泡后，趁热饮用。每日 2 剂。
功效：适用于大便干燥、面赤身热、小便短赤、腹胀，并伴有口臭者。

番茄叶茶

材料：番茄叶 5 克。
用法：将番茄叶置于茶杯中，以沸水冲泡后，代茶饮用。
功效：适用于大便干燥、面赤身热、小便短赤、口干心烦，并伴有口臭者。

❗ 服用禁忌

薄荷含有丰富的挥发油，具有刺激性，会减少产妇乳汁的分泌，不宜给孕妇、产妇及婴幼儿饮用，也不适合成人长期饮用。另外，气血两虚者也应慎用。

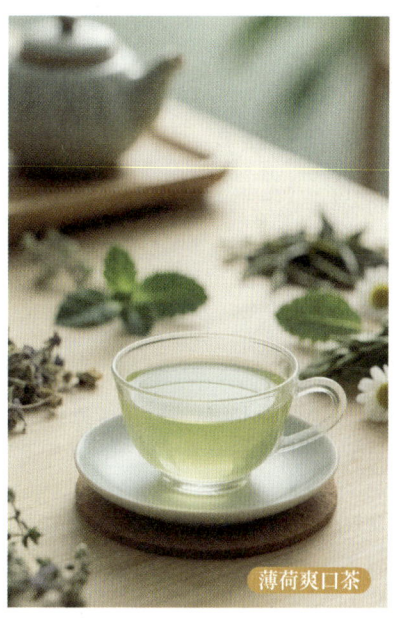

薄荷爽口茶

腹泻

- 一杯茉莉花茶
- 便可轻松缓解腹泻

腹泻是最常见的一种大肠疾病，分为急性与慢性两类。急性腹泻发病急剧，病程往往在2至3周以内；慢性腹泻是指病程在两个月以上，或者间歇期在2至4周内的复发性腹泻。病毒或细菌感染、食物中毒、冷饮过量、身体受凉、消化不良、水土不服是腹泻发病的六大诱因。

症状自诊： 大便次数明显增多，粪便变稀，含有脓血、黏液、不消化食物，或变为黄色稀水、绿色稀糊，气味酸臭，还伴随有腹痛、下坠、里急后重、肛门灼痛等症状。

易发人群： 饮食不洁、脾胃虚弱、饮食贪凉，以及经常出差或旅游的人士。

可用茶方： 茉莉花美容茶、茉莉花解郁茶、麦芽乌龙健脾茶、车前薏米止泻茶、生姜暖胃茶、白术山药茶、石榴山楂茶、陈皮三花茶。

疗效茶方

茉莉花美容茶

材料： 茉莉花4茶匙，玫瑰花、红茶少许。
用法： 在茉莉花中加入玫瑰花和红茶，用开水冲泡，静置5分钟后即可饮用。
功效： 排毒、美容、瘦身、清新口气，行气止痛、解郁散结，对腹泻腹痛均有较好疗效。

茉莉花解郁茶

材料： 茉莉花6克，石菖蒲6克，青茶10克。
用法： 将上述材料一同放入茶壶中，用沸水冲泡，静置10分钟后饮用。
功效： 行气解郁，化湿和胃，治疗因肝郁气滞而引起的慢性胃炎，以及因肠胃炎症引起的腹泻。

麦芽乌龙健脾茶

材料： 炒麦芽15克，乌龙茶5克。
用法： 将以上材料置于杯中，沸水冲泡后，代茶饮用。每日2剂。
功效： 健脾利湿，清热解毒，主治腹泻腹痛等症。

疗效茶材

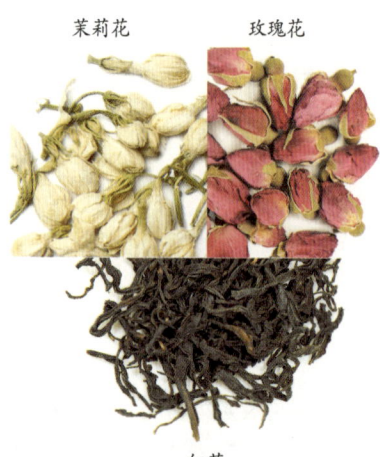

茉莉花　玫瑰花

红茶

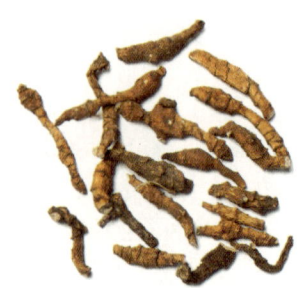

石菖蒲

车前薏米止泻茶

材料：车前子、薏苡仁各 10 克，红茶 5 克。
用法：将以上材料置于保温杯中，沸水冲泡 15 分钟后，代茶饮用。每日 2 剂。
功效：健脾利湿、补肾益肝、行气止痛、涩肠止泻，主治脾肾虚弱与腹泻。

生姜暖胃茶

材料：生姜 20 克，茶叶 8 克。
用法：将生姜与茶叶一起置于杯中，沸水冲泡后，代茶饮用。每日 2 剂。
功效：祛寒暖胃、清热解毒，可用于治疗受凉所致的腹泻腹痛。

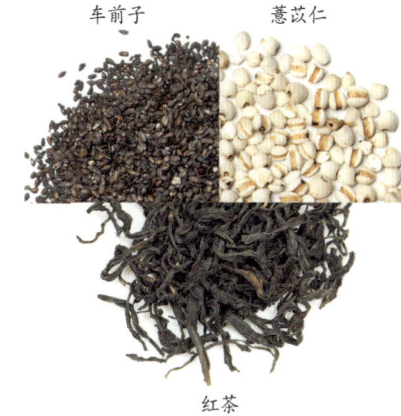

车前子　薏苡仁

红茶

陈皮三花茶

材料：陈皮 6 克，玫瑰花、茉莉花、金银花、甘草、绿茶各 3 克。
用法：将以上材料置于杯中，沸水冲泡后，代茶饮用。每日 1 剂。
功效：消炎止痛、通络散瘀、涩肠止泻，主治急性或慢性肠炎、菌痢腹泻等。

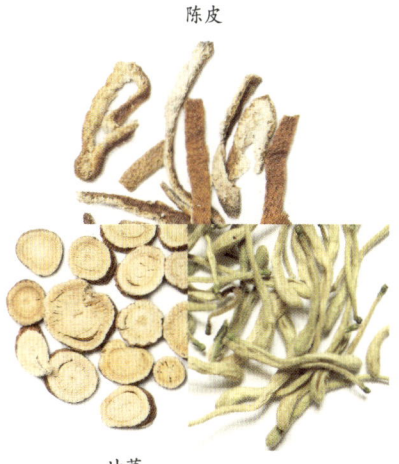

陈皮

甘草　金银花

白术山药茶

材料：白术、山药各 20 克，茯苓、乌梅各 15 克，红糖适量。
用法：将以上药材置于砂锅中，加水煎煮 30 分钟后，取汁代茶饮用。每日 1 剂。
功效：健脾利湿、涩肠止泻，主治消化不良、腹泻等症。

石榴山楂茶

材料：石榴皮、焦山楂各 5 克，茶叶适量。
用法：将以上材料置于杯中，沸水冲泡后，代茶饮用。每日 1 剂。
功效：健脾消积、涩肠止泻，主治消化不良与腹痛腹泻。

⚠ 服用禁忌

茉莉花辛香偏温，火热内盛、燥结便秘者慎用，易上火、爱长痘等体内有热毒者和孕妇不宜饮用茉莉花茶。麦芽有回乳作用，因此哺乳期忌服。

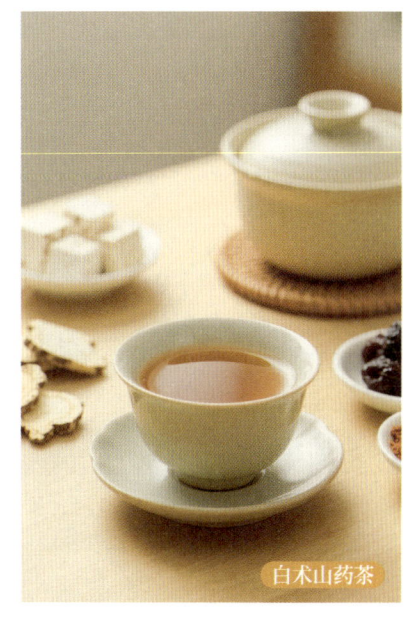

白术山药茶

呕吐

- 呕吐第一圣药
- 就是一杯姜茶

呕吐是将胃内的食物反入食道并经口吐出的一种反射动作。一般会有恶心、干呕、呕吐三个阶段,也有些呕吐毫无前兆。呕吐可将胃内有害物质吐出,是机体的一种防御反射。但大多数呕吐并非因此引起,往往是消化系统疾病的症状之一。

症状自诊:头晕、倦怠、恶心、干呕、呕吐,并伴有胃胀胃痛,没有食欲。

易发人群:消化功能弱、饮食不洁与患有各种肠胃疾病人士。

可用茶方:生姜大枣暖胃茶、甘草姜茶、橘花茶。

疗效茶方

生姜大枣暖胃茶

材料:生姜50克,大枣5枚,红糖适量。
用法:将生姜切成细丝,大枣炒焦,然后一同置于杯中,加入适量红糖,沸水冲泡后,代茶饮用。每日2剂。
功效:散寒暖胃、健脾止呕,可用于治疗恶心呕吐。

甘草姜茶

材料:干姜5克,炙甘草3克,红茶2克。
用法:将以上材料置于杯中,沸水冲泡后,代茶饮用。每日2剂。
功效:散寒温中、健脾和胃、止痛止呕,可用于胃寒呕吐、腹泻便溏等症的治疗。

橘花茶

材料:橘花、红茶各3克。
用法:将以上材料置于杯中,沸水冲泡后,代茶饮用。每日2剂。
功效:清热解毒、温中和胃,主治恶心呕吐等症。

疗效茶材

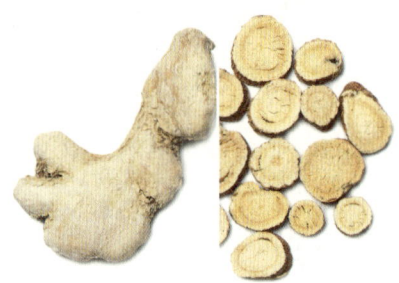

干姜 甘草

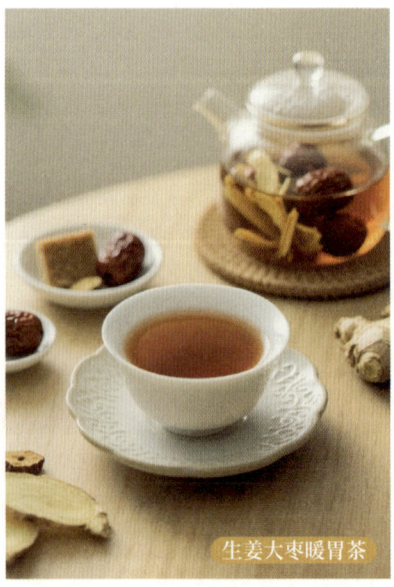

生姜大枣暖胃茶

服用禁忌

呕吐患者忌食煎、炸、烤、熏等油腻食物,及辣椒、芥末、胡椒等辛辣食物。

胃及十二指肠溃疡

- 胃溃疡患者
- 也可饮茶来治疗

胃及十二指肠溃疡，是由于肠胃黏膜被消化液自身消化而造成的组织损伤。这种溃疡可发生于消化道的任何部位，其中以胃溃疡、十二指肠溃疡最常见。幽门螺杆菌感染、非甾体抗炎药、胃酸分泌异常是发病的主要诱因。

症状自诊：患者上腹不适、疼痛，嗳气、反酸、恶心、呕吐，胃部有烧灼感。

易发人群：青壮年人（男性发病率高于女性），生活、饮食不规律人士，工作及外界压力大者。

可用茶方：白糖蜂蜜和胃茶、徐长卿活血茶。

疗效茶方

白糖蜂蜜和胃茶

材料：白糖、蜂蜜、茶叶各250克。

用法：将以上材料置于砂锅中，加水4大碗，煎煮至水位减半后，滤渣取汁，冷却后存储于密封的瓶中。存放12天后，每日早晚各服1汤匙。

功效：和胃止痛，主治胃阴不足所致的胃及十二指肠溃疡。

徐长卿活血茶

材料：徐长卿5克，麦冬、青橘叶、白芍各3克，生甘草、玫瑰花、绿茶各2克。

用法：将以上材料共研为粗末，以沸水冲泡后，代茶饮用。每日1剂，3个月为一个疗程。

功效：清热除湿、活血通络、和中健胃，主治湿热郁蒸型胃及十二指肠溃疡。

疗效茶材

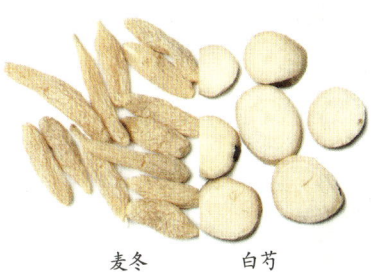

麦冬　　白芍

服用禁忌

胃及十二指肠溃疡患者忌食刺激性食物，如咖啡、浓茶、辣椒等；另外，也要少食过甜与过酸的食物，如巧克力、冰淇淋、苹果与橘子等。红薯、藕、土豆等易胀气食物也要少吃。

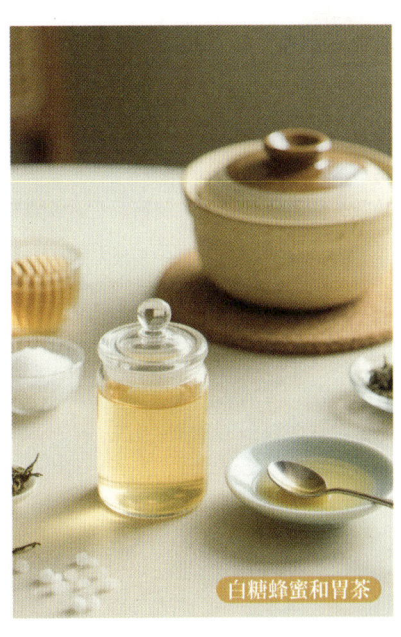

白糖蜂蜜和胃茶

结肠炎

- 茶叶里含有的鞣酸
- 就是缓解结肠炎的良药

结肠炎是一种慢性、反复性、多发性的以结肠、乙状结肠、直肠为发病部位的肛肠疾病。结肠炎的病因十分复杂，细菌性痢疾、溃疡型肠结核、沙门氏菌感染、肠道菌群失调、肠寄生虫病等，都是结肠炎的发病诱因。

症状自诊：轻度结肠炎发病慢，症状轻，只会有每天少于4次的轻度腹泻；中度结肠炎，腹泻每天会有5～6次，并有轻度全身症状；重度慢性结肠炎，有发热、倦怠、消瘦、贫血等全身症状，每日腹泻多于6次，并且有便血或黏液脓血便等症状，会危及生命。

易发人群：过敏体质、免疫力低下、饮食不洁、肠道消化能力较弱人士。

可用茶方：铁观音茶、艾叶陈皮健胃茶。

疗效茶方

铁观音茶

材料：铁观音10克。
用法：每日清晨，沏一壶铁观音茶，在空腹的情况下慢慢饮用。每日1剂。用普洱茶、红茶、苦丁茶、茉莉花茶等也可，因为茶叶中的鞣酸物质可以有效缓解结肠炎导致的腹泻。
功效：清热解毒，缓解结肠炎与腹泻。

艾叶陈皮健胃茶

材料：炒陈艾叶、炒陈皮各5克。
用法：将上述材料置于杯中，沸水冲泡后，代茶饮用。每日2剂。
功效：除湿止泻、温中健胃，主治慢性结肠炎。

服用禁忌

结肠炎患者忌食牛奶、海鲜、油腻食品、蜂蜜制品、生冷瓜果、纤维蔬菜等，宜食苹果、梨等含鞣酸较多的食物。

疗效茶材

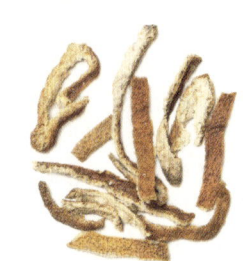

陈皮

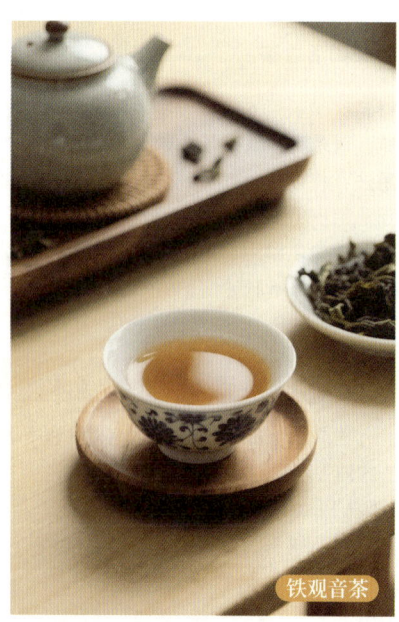

铁观音茶

腹痛

- 肚子疼
- 赶紧沏上一杯芍药甘草茶

腹痛，是指由于多种原因引起腹腔内脏器病变，导致腹部疼痛的症状。可分为急性腹痛与慢性腹痛两类。腹痛病因非常复杂，包括炎症、肿瘤、出血、梗阻、穿孔、创伤、功能障碍、受凉、蛔虫等多种情况，应根据情况对症治疗。

症状自诊：肠、胃、肝、胆、肾、膀胱等出了问题，或者是妇科疾病，都会出现腹痛。而一般常见的腹痛是由消化道炎症或腹部受凉引起的腹部疼痛、肿胀，小便频繁等症。

易发人群：体质虚弱、免疫力低下、消化能力弱的人士。

可用茶方：芍药甘草解郁茶、茉莉花止痛茶、生姜大枣茶。

疗效茶方

芍药甘草解郁茶

材料：芍药 15 克，甘草 10 克。
用法：将以上材料置于保温杯中，沸水冲泡 10 分钟后，代茶饮用。
功效：解郁行气、缓解疼痛，主治腹痛，对胃痉挛也有较好疗效。

茉莉花止痛茶

材料：茉莉花 10 朵，茶叶适量。
用法：将上以材料置于茶杯中，沸水冲泡后，代茶饮用。每日 2 剂。
功效：行气止痛、消肿解毒，适用于治疗腹泻腹痛等症。

生姜大枣茶

材料：生姜 5 片，大枣 5 枚。
用法：将大枣切碎，与生姜一起置于杯中，沸水冲泡后，代茶饮用。每日 2 剂。
功效：温中止痛、滋补气血。

服用禁忌

茉莉花辛香偏温，火热内盛、燥结便秘者慎用，易上火、爱长痘等体内有热毒者和孕妇不宜饮用茉莉花茶。

疗效茶材

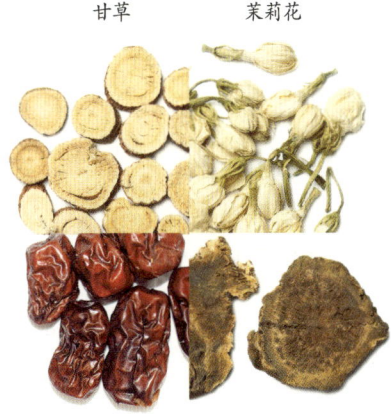

甘草　　茉莉花

大枣　　大黄

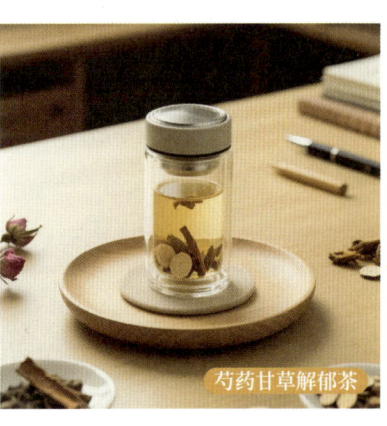

芍药甘草解郁茶

反胃

- 治疗反胃
- 一选人参二选姜

反胃，也称胃反、翻胃，是指由于各种原因食物进入胃部以后，不能很好地消化，最终经食道吐出的病症，包括食毕即吐、暮食朝吐、朝食暮吐等多种情况。一般是由于饮食不节、过量饮酒、长期忧思郁怒，脾胃功能受损造成的。

症状自诊：脘腹闷胀、食谷不化、食后则吐，或者是暮食朝吐、朝食暮吐、神疲力乏等症。

易发人群：饮食不节、酒色过度、长期忧思郁怒者。

可用茶方：人参补气茶、生姜甘草健脾茶、甘蔗生姜茶。

疗效茶方

人参补气茶

材料：人参片20克。

用法：将人参片置于杯中，沸水冲泡后，代茶饮用。

功效：大补元气、固肾健脾，主治命门火虚、气血不足所致的反胃。

生姜甘草健脾茶

材料：生姜50克，甘草20克。

用法：将生姜切片，与甘草一同置于杯中，沸水冲泡后，代茶饮用。

功效：理气止呕、温中健脾，主治胃寒所致的消化不良、反胃。

甘蔗生姜茶

材料：甘蔗100克，生姜50克。

用法：将甘蔗去皮切碎，生姜切丝，一同置于茶杯中，沸水冲泡后，代茶饮用。每日2剂。

功效：温中健脾，主治胃寒所致的反胃呕吐等症。

疗效茶材

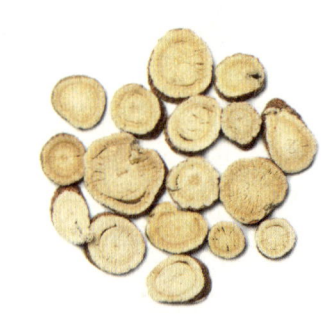

甘草

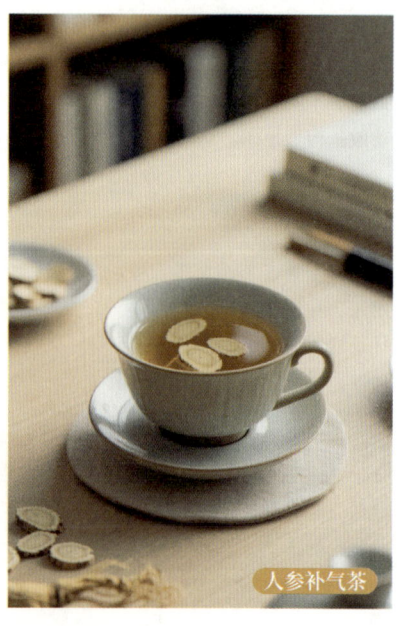

人参补气茶

服用禁忌

人参不适宜实证、气盛者服用，忌与藜芦、五灵脂、皂荚、萝卜一同服用。阴虚、内有实热或患有高血压、痔疮者，忌长期大量食用生姜。

肝炎

- 养肝护肝
- 首选白鹤灵芝茶

肝炎，是指细菌、病毒、寄生虫、药物、化学毒素、酒精等侵害肝脏，使肝脏组织发生炎症、功能受损的一种疾病。通常我们所说的肝炎，是指由甲型、乙型、丙型、丁型、戊型肝炎病毒引起的病毒性肝炎。

症状自诊：肝炎表现为食欲不振、消化功能下降、进食后容易腹胀、讨厌油腻食物、恶心呕吐、容易疲倦、面色黑沉、嘴唇暗紫、肝区隐痛、有肝掌等症状。

易发人群：嗜酒、易怒、劳累过度、营养不良者。

可用茶方：板蓝根大青叶茶、白鹤灵芝养肝茶、蒲公英甘草茶。

疗效茶方

板蓝根大青叶茶

材料：板蓝根 30 克，大青叶 20 克，绿茶 10 克。
用法：将以上材料置于砂锅中，加水煎煮后，取汁服用。每日 2 剂。2 周为一个疗程。
功效：清热解毒、退黄利湿，主治急性肝炎。

蒲公英甘草茶

材料：蒲公英 20 克，甘草 5 克，绿茶 3 克，蜂蜜适量。
用法：将蒲公英、甘草、绿茶一起置于茶杯，沸水冲泡后，调入蜂蜜，代茶饮用。每日 2 剂。
功效：清热解毒、行血散结，适用于肝炎转氨酶偏高的患者。

白鹤灵芝养肝茶

材料：白鹤灵芝草 30 克，冰糖适量。
用法：将洗净后的白鹤灵芝草放入锅中，加水煎煮，一个小时后，去渣，调入冰糖，代茶饮用。
功效：养肝护肝，防治肝脏疾病。

⚠ 服用禁忌

新鲜的白鹤灵芝汁液要注意控制用量，最多不能超过 75 毫升。怀孕女子不宜饮用鲜汁。另外，白鹤灵芝性微凉，脾胃虚寒者也要慎用。

疗效茶材

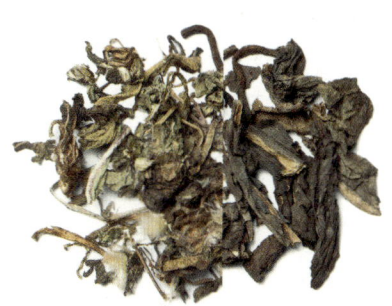

蒲公英　　大青叶

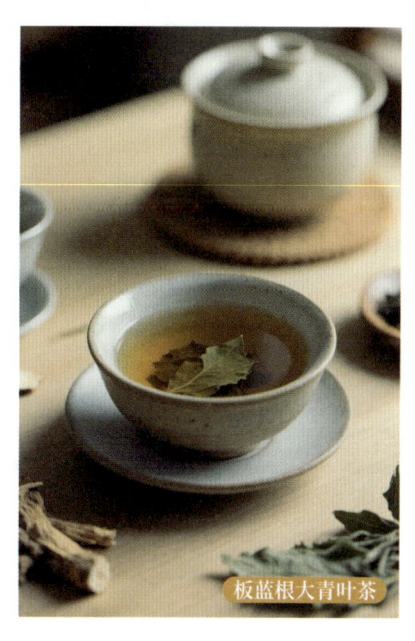

板蓝根大青叶茶

呃逆

- 打嗝不止
- 就喝柿蒂茶

呃逆，也称为打嗝，是指气从胃中上逆，导致喉间频频作声，声音急而短促的一种病症。呃逆的原因有很多，一般病情不严重，可以自行消退。但也有病例可持续较长时间，成为顽固性呃逆。目前西医尚无确切治疗方法，临床上一般采用中医疗法。

症状自诊：吃饭过饱导致的打嗝，无需治疗。如果长期有打嗝现象，并且伴有消化不良、胃部不适等症，则应当进行适当的保健茶疗。

易发人群：暴饮暴食、胃动力不足、消化功能较弱者。

可用茶方：柿蒂人参补气茶、柿蒂祛寒茶、丁香冰糖茶。

疗效茶方

柿蒂人参补气茶

材料：柿蒂 12 克，人参 15 克，丁香 10 克。
用法：将以上材料置于保温杯中，沸水冲泡 5 分钟后，代茶饮用。每日 1 剂。
功效：滋补气血、收敛涩肠、提升胃动力，主治体虚所致的呃逆。

丁香冰糖茶

材料：丁香 10 克，绿茶 3 克，冰糖适量。
用法：将以上材料置于杯中，沸水冲泡 5 分钟后，代茶饮用。每日 2 剂。
功效：温中健脾、降逆止呃，主治呃逆不止。

柿蒂祛寒茶

材料：柿蒂 12 克，茶叶 5 克。
用法：将柿蒂与茶叶置于杯中，沸水冲泡后，代茶饮用。每日 2 剂。
功效：散寒涩肠，主治胃寒导致的呃逆。

服用禁忌

柿蒂不宜与酸菜、黑枣同食。柿子不宜与鹅肉、甘薯、螃蟹、鸡蛋同食，并且不宜空腹食用。

疗效茶材

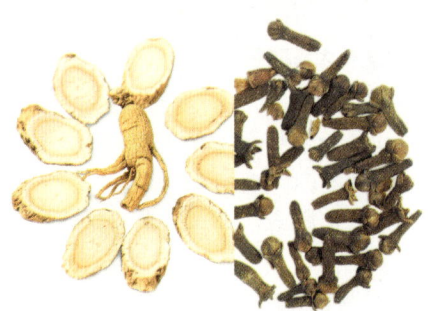

人参　　丁香花

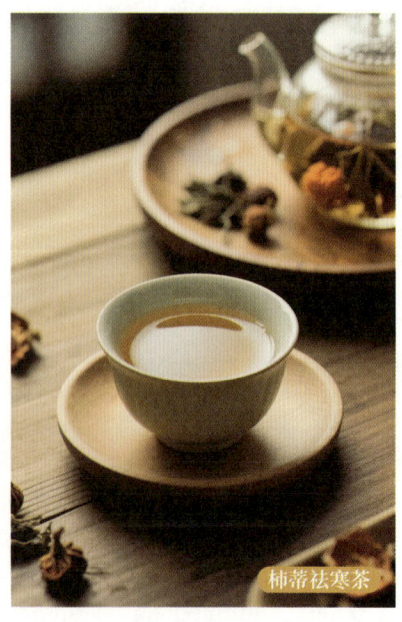

柿蒂祛寒茶

噎膈

- 治噎膈
- 只需一杯姜糖茶

噎膈是指食物吞咽受阻，或者食入即吐的一种疾病。噎是指吞咽困难，食物哽噎难以下咽；膈是指胸膈阻塞，食物下咽则吐。西医中的食道炎、食道狭窄、食道溃疡、食道癌、贲门痉挛等，均属于本病范畴。

症状自诊：吞咽梗阻，胸膈痞闷隐痛，大便干燥，舌红苔白少津，饮食不下，甚至水饮难下。

易发人群：忧思恼怒过度、嗜酒食辣、劳累过度、中气虚弱者。

可用茶方：人参半夏补虚茶、生姜醪糟健脾茶、姜糖茶。

疗效茶方

姜糖茶

材料：干姜 300 克，黑砂糖 300 克。
用法：将以上材料捣烂，存储于密封的瓷罐内，埋到干燥的黄土地里 7 天，然后取出，沸水冲泡，代茶饮用。
功效：主治噎膈。

人参半夏补虚茶

材料：人参 8 克，半夏 9 克，白蜜 50 克。
用法：将人参与半夏置于保温杯中，沸水冲泡 5 分钟后，调入蜂蜜，代茶饮用。
功效：补虚降逆，主治噎膈。

生姜醪糟健脾茶

材料：生姜 120 克，醪糟 300 克。
用法：将以上材料一起捣烂，制成小饼状，存入瓷瓶中。每日早晨取一块，沸水冲泡后，代茶饮用。每日 1 剂。
功效：温中健脾，主治噎膈。

服用禁忌

阴虚、内有实热或患有高血压、痔疮者，忌长期大量食用生姜。

疗效茶材

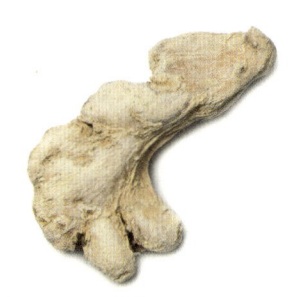

干姜

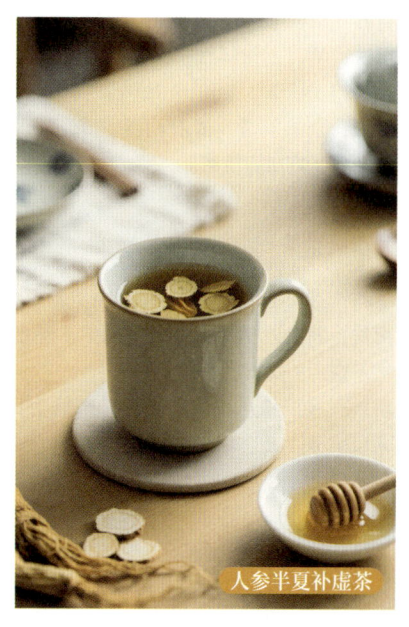

人参半夏补虚茶

高血压

- 血压有问题
- 要喝菊花茶

高血压是一种以动脉压力升高为特征,并伴有心脏、血管、脑和肾脏等器官改变的全身性疾病,高血压发病的原因很多,大致可分为遗传与环境两大方面。肥胖与饮食中摄盐过多,会增加高血压的发病概率。

症状自诊:有恶心、头痛、眩晕耳鸣、心悸气短、失眠多梦、吐字不清、经常打哈欠、反复流鼻血、肢体麻木甚至半身不遂等症状。

易发人群:生活或工作环境缺乏负离子、肥胖、摄入食盐过量、急躁易激动等人士。

可用茶方:丹参降压茶、菊槐平肝茶、山楂菊花降脂茶、月季野菊茶、吞头花绿茶、苦瓜去火茶、天麻菊花疏风茶、杜仲红茶。

疗效茶方

菊槐平肝茶

材料:菊花、槐花、茶花各5克。
用法:将以上材料置于茶杯中,沸水冲泡后,代茶饮用。每日2剂。
功效:平肝祛风、降压降脂、清肝明目,主治高血压、头痛、眩晕等症。

山楂菊花降脂茶

材料:山楂10克,菊花15克,绿茶5克。
用法:将以上材料置于茶杯中,沸水冲泡5分钟后,代茶饮用。每日2剂。
功效:清热解毒、清肝明目、降脂减肥,主治高血压、冠心病、高血脂等症。

月季野菊茶

材料:月季花20克,野菊花10克。
用法:将上述材料置于保温杯中,沸水冲泡15分钟后,代茶饮用。每日2剂。
功效:平肝祛风、活血降压、清肝明目,主治高血压、高血脂等症。

疗效茶材

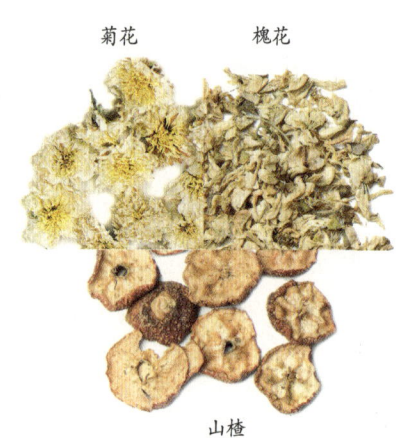

菊花　槐花

山楂

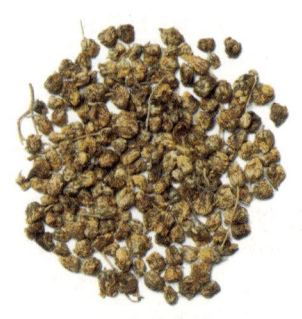

野菊花

吞头花绿茶

材料：吞头花 10 克，绿茶 3 克。
用法：将以上材料置于杯中，沸水冲泡后，代茶饮用。
功效：清热解毒、凉血降脂，主治高血压。

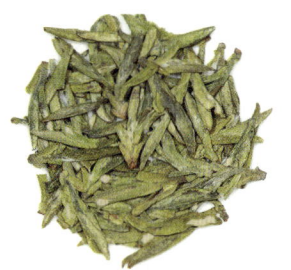

绿茶

苦瓜去火茶

材料：干燥的苦瓜片 5 克，红糖或蜂蜜适量。
用法：将苦瓜置于杯中，用沸水冲泡后，加入适量红糖或蜂蜜，代茶饮用。每日 2 剂。
功效：清热解毒、明目去火，可治疗高血压。

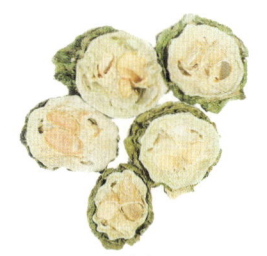

苦瓜

天麻菊花疏风茶

材料：天麻 6 克，茶花 3 克，蜂蜜适量。
用法：将天麻与茶花置于保温杯中，以沸水冲泡 10 分钟后，加入适量蜂蜜，代茶饮用。每日 2 剂。
功效：平肝降脂、疏风止痛，通经活络。

杜仲红茶

材料：杜仲 5 克，红茶 3 克。
用法：将杜仲与红茶置于茶杯中，沸水冲泡后，代茶饮用。每日 2 剂。
功效：滋阴潜阳、补肝益肾、降压降脂，主治高血压、心脏病、肥胖症等。

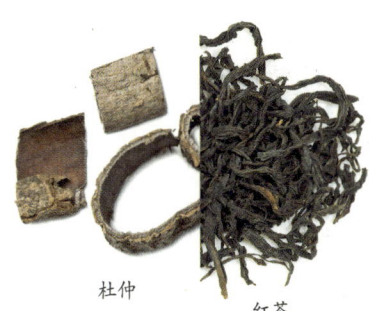

杜仲　红茶

丹参降压茶

材料：丹参 30 克，广佛手 10 克，冰糖适量。
用法：将丹参与佛手置于杯中，用沸水冲泡后，加入适量冰糖，代茶饮用。每日 2 剂。
功效：活血通络、降脂降压，主治高血压、冠心病、情志抑郁、便秘等症。

❶ 服用禁忌

苦瓜性大寒，脾胃虚寒者不宜饮用，在喝时可添加温性的红糖以中和寒性，同时苦瓜含奎宁，会刺激子宫收缩，可能引起流产，所以孕妇不可饮用。

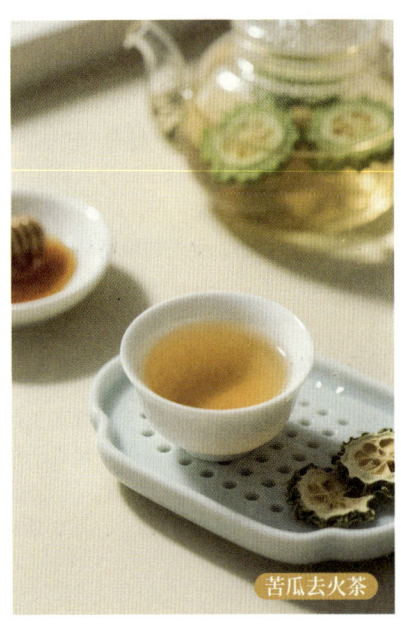

苦瓜去火茶

冠心病

- 血管硬化心绞痛
- 银杏红花来帮忙

冠心病的全称是冠状动脉性心脏病，是由于脂质代谢不正常，血液中的脂质沉着于原本光滑的动脉内膜上，在动脉内膜形成一些类似粥一样的脂类物质堆积成的白色斑块，称为动脉粥样硬化病变。随着斑块增多造成动脉腔狭窄，使血液流通受阻，就会使心脏缺氧，出现心绞痛。

症状自诊：有经常性的心跳过速或变缓、胸闷憋气、心悸、心慌、心律失常、胸闷、呼吸困难、心脏紧缩疼痛、乏力、头痛等症状。

易发人群：血脂异常、高血压、糖尿病、吸烟、肥胖、痛风、缺少运动者。

可用茶方：银杏强心茶、银杏普洱茶、灵芝丹参茶、参麦五味茶、香蕉蜂蜜扩冠茶、活血红花绿茶、山楂益母通脉茶、檀香红花祛瘀茶。

疗效茶方

银杏强心茶

材料：银杏叶 3 片。
用法：将银杏叶置于茶杯中，沸水冲泡后，代茶饮用。每日 1 剂。
功效：润肺降脂，主治冠心病、心绞痛、高血脂、肺虚咳嗽等症。

银杏普洱茶

材料：银杏叶、普洱茶、薄荷、玫瑰花各 3 克。
用法：将上述几味茶材一同放入杯中，用沸水冲泡，闷 3 分钟后即可饮用。
功效：疏通经络、促进血液循环，可防治冠心病、心绞痛等症。

灵芝丹参茶

材料：灵芝 5 克，丹参 10 克，绿茶 3 克。
用法：将灵芝、丹参、绿茶一起置于杯中，沸水冲泡 5 分钟后，代茶饮用。每日 2 剂。
功效：滋补气血、安心养心、活血通络，主治冠心病、心绞痛。

疗效茶材

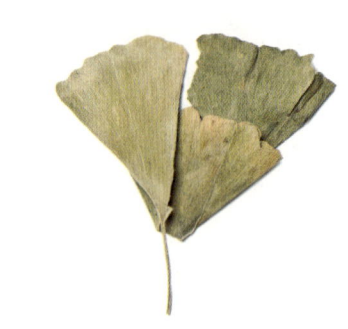

银杏叶

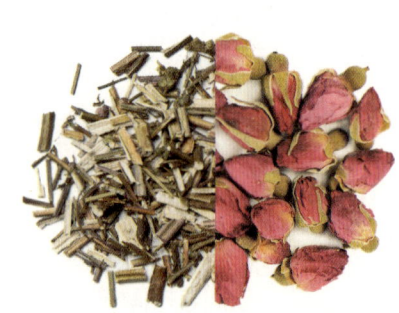

薄荷　　玫瑰花

参麦五味茶

材料：党参 10 克，麦冬 8 克，五味子 3 克，绿茶 2 克。
用法：将以上材料置于保温杯中，沸水冲泡后，代茶饮用。每日 2 剂。
功效：滋阴补气、活血通络，主治气血两虚型冠心病、高血压等症。

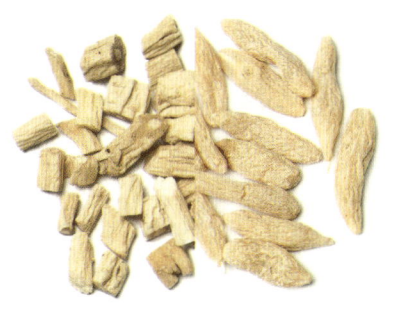

党参　　麦冬

香蕉蜂蜜扩冠茶

材料：香蕉 60 克，蜂蜜 5 克，绿茶 3 克。
用法：先将绿茶用沸水冲泡，香蕉去皮研碎，与蜂蜜一起调入茶水中，搅拌均匀即可。代茶频饮。
功效：降压润燥、降脂扩冠。

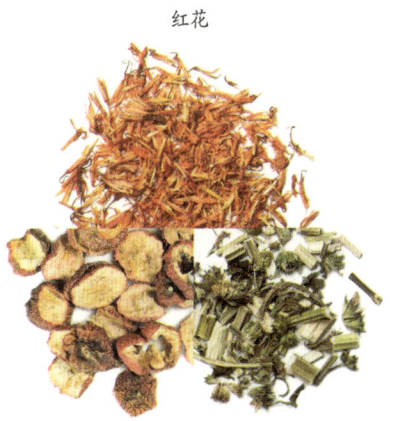

红花

山楂　　益母草

活血红花绿茶

材料：红花 1 克，绿茶 3 克，白砂糖适量。
用法：将上述材料一起用沸水冲泡 5 分钟即可。每日 1 剂，代茶频饮。
功效：清热、活血、止痛，适用于脑血栓、冠心病、高血压等症。

山楂益母通脉茶

材料：山楂 30 克，益母草 10 克，绿茶 3 克。
用法：将上述材料混合后，用沸水冲泡 10 分钟即可。每日 1 剂，代茶频饮。
功效：清热、活血、降脂、通脉。

檀香红花祛瘀茶

材料：檀香、红花各 5 克，绿茶 3 克，红糖 20 克。
用法：将上述材料用沸水冲泡，5 分钟后即可饮用。代茶频饮。
功效：活血祛瘀、理气止痛。

> **⚠ 服用禁忌**
>
> 银杏叶中含有有毒成分，需购买药店已经制作好的银杏叶，只作为治疗时饮用，不适合长期饮用，而且银杏叶不能与绿茶和菊花一同泡茶喝，也不可与其他心血管用药及阿司匹林并用。

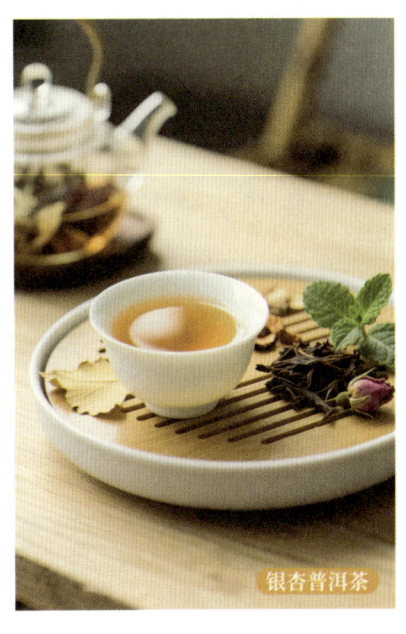

银杏普洱茶

贫血

- 大枣与枸杞
- 补血最有效

贫血是一种全身循环血液中的红细胞总量减少至正常值以下的疾病。造成贫血的原因有很多，缺铁、出血、溶血、造血功能障碍、营养不良等等，都是导致贫血的病因。目前全球约有30亿贫血患者，其中以女性、老人与儿童发病概率最高。

症状自诊： 下眼睑内颜色不红，嘴唇不红润，并伴有心律不齐、心率过速、胸闷、头晕、四肢冰冷、乏力、心悸、气促等症状。

易发人群： 女性、老人、儿童，以及失血、劳心过度、久视电脑者。

可用茶方： 大枣枸杞补血茶、大枣生姜茶、桂圆滋补茶。

疗效茶方

大枣枸杞补血茶

材料： 大枣10枚，枸杞50克。
用法： 大枣去核，与枸杞一同用料理机打碎，然后置于茶杯中，沸水冲泡后，代茶饮用。每日1剂。
功效： 滋补气血、健脾补肝益肾，主治体虚贫血。

桂圆滋补茶

材料： 桂圆肉20克，绿茶3克。
用法： 将桂圆肉与绿茶一起置于保温杯中，沸水冲泡10分钟后，代茶饮用。
功效： 滋补气血、益心健脾、抗癌，主治贫血、癌症。

大枣生姜茶

材料： 大枣10枚，生姜15克，红茶5克，红糖适量。
用法： 将大枣去核切碎，生姜切片，然后与红茶一起置于杯中，沸水冲泡10分钟后，加入适量红糖，代茶饮用。每日2剂。
功效： 散寒暖胃、滋补气血，主治贫血、脾胃湿寒、厌食。

疗效茶材

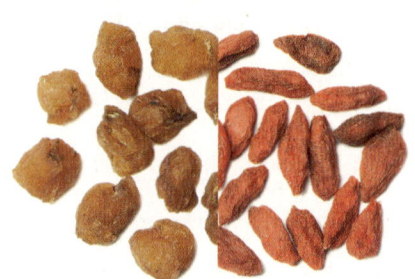

桂圆肉　　枸杞

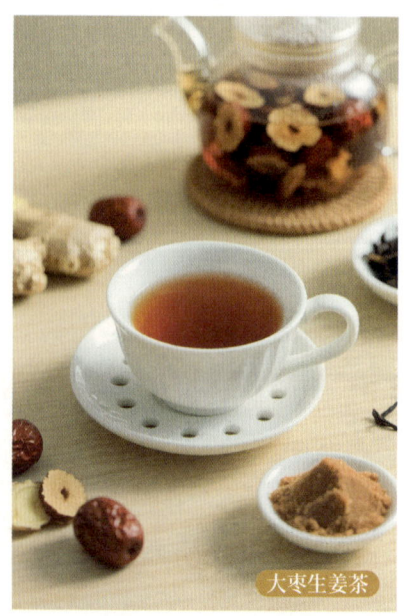

大枣生姜茶

服用禁忌

贫血患者忌辛辣油腻、不易消化的食物与烟酒等刺激性物品，忌饮浓茶。

心悸

- 治疗心悸
- 重在补气血

心悸,是指患者感觉心脏跳动不安,常伴有心慌的一种病症。发病时,患者会感到心跳加快而强烈,并且伴有心前区不适。本病与失眠、健忘、眩晕、耳鸣等多种疾病共存,凡是各种原因引起心脏搏动频率、节律发生异常,均可导致心悸。

症状自诊:心慌、气短、呼吸急促不畅,患者自觉心跳、心慌为心悸的主要临床表现。

易发人群:身体素质差、情志过度、劳累过度、心血不足、肾阴亏损者。

可用茶方:莲子安神茶、附子甘草强心茶、龙眼红枣补气茶。

疗效茶方

莲子安神茶

材料:莲子(带心)20克,茶叶3克,冰糖适量。
用法:将以上材料置于茶杯中,沸水冲泡10分钟后,代茶饮用。每日2剂。
功效:安神清心、强心固肾,主治心气不足、心悸怔忡。

龙眼红枣补气茶

材料:桂圆肉30克,大枣10枚。
用法:大枣去核切碎,与桂圆肉一同置于杯中,沸水冲泡后,代茶饮用。每日2次。
功效:安心宁神、滋补气血,适用于气血亏损引起的心悸。

附子甘草强心茶

材料:熟附子10克,炙甘草5克,红茶1克。
用法:将附子与甘草放入砂锅内,加水煎煮10分钟后,滤渣取汁,冲泡红茶即可饮用。每日1剂。
功效:补气润肺、强心活血,主治心功能不全、症见下肢水肿的心悸。

服用禁忌

附子有毒,孕妇禁用,并且不宜与半夏、栝蒌、天花粉、贝母、白蔹、白及同用。外有表邪,内有实热,或咳嗽初起、痧疹初发肝旺吞酸者,忌服五味子。

疗效茶材

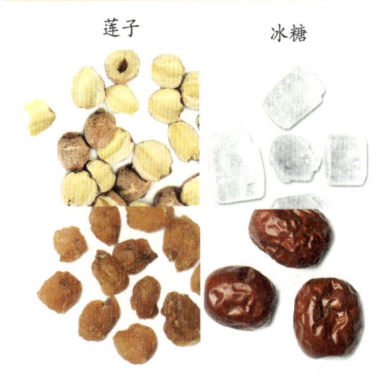

莲子　冰糖　桂圆肉　大枣

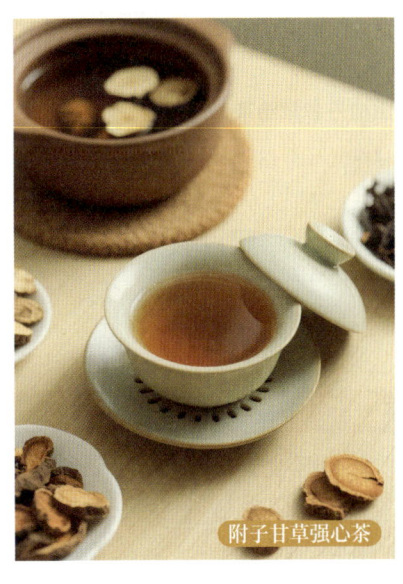

附子甘草强心茶

心肌炎

- 心肌消炎
- 苦参大黄最灵验

心肌炎是指心肌发生的局限性或弥漫性的急性、亚急性或慢性的炎症病变。可原发于心肌，也可以是全身性疾病的一部分。病因有病毒、细菌感染、理化因素、药物等，最常见的是病毒性心肌炎。

症状自诊：患者会有疲乏、发热、胸闷、心悸、气短、头晕，甚至出现心功能不全与心源性休克等症。

易发人群：儿童、青少年、免疫力低下、缺乏运动者。

可用茶方：苦参黄连茶、银耳太子滋补茶、山楂丹参散结茶。

疗效茶方

苦参黄连茶

材料：苦参、黄连、莲子心、甘草各6克，大黄、竹叶、苏叶各3克。
用法：将以上材料置于茶壶中，用沸水冲泡10分钟后，代茶饮用。每日1剂。
功效：清热解毒、健脾化湿、固肾安神，主治心肌炎。

银耳太子滋补茶

材料：银耳20克，太子参25克，冰糖适量。
用法：将银耳与太子参置于茶壶中，沸水冲泡10分钟后，代茶饮用。每日1剂。
功效：滋补气血、增强免疫力，可用于治疗心肌炎。

山楂丹参散结茶

材料：山楂30克，丹参15克。
用法：将以上材料置于茶杯内，沸水冲泡5分钟后，代茶饮用。每日1剂。
功效：活血散结、化瘀通络、止痛，可用于治疗心肌炎、心绞痛、胸闷等症。

疗效茶材

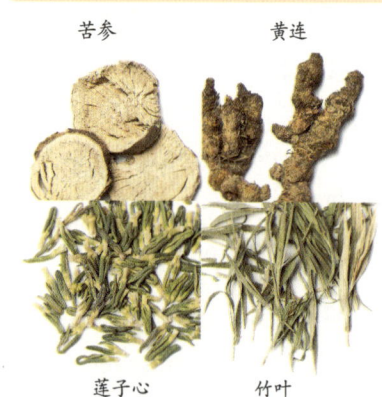

苦参　　黄连　　莲子心　　竹叶

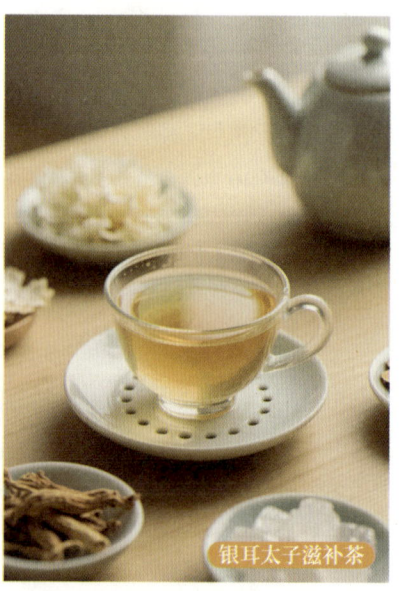

银耳太子滋补茶

服用禁忌

脾胃虚寒者忌服苦参；苦参不可久服，会损肾气。大黄大苦大寒，过服久服易伤脾胃，脾胃虚寒者忌用。

低血压

- 治疗低血压
- 离不开大补元气的人参

低血压是指身体循环动脉压力低于正常值，即血压过低，从而引起头晕、头痛、厌食、疲劳、脸色苍白、消化不良、晕车船等症状，严重时甚至会出现四肢冰冷、直立性眩晕、心悸、呼吸困难、昏厥等。长期如此，会使机体功能全面下降。

症状自诊：经常出现头晕、头痛、食欲不振、疲劳、脸色苍白、晕车船等症状。

易发人群：营养不良、偏食、体质虚弱、缺少运动者。

可用茶方：人参莲子固肾茶、人参黄精壮阳茶、黄芪党参茶。

疗效茶方

人参莲子固肾茶

材料：人参20克，莲子20克，冰糖适量。
用法：将人参与莲子置于保温杯中，用沸水冲泡后，代茶饮用，人参与莲子也可以随汤一起吃掉。每日1剂。
功效：补气固肾、养心安神，主治心气虚弱导致的低血压症。

黄芪党参茶

材料：黄芪50克，党参40克，麦冬30克，五味子20克，柴胡10克。
用法：将以上材料置于茶壶中，用沸水冲泡10分钟后，代茶饮用。每日1剂。
功效：滋阴壮阳、强心固肾，主治气血两亏导致的低血压症。

人参黄精壮阳茶

材料：人参20克，黄精10克，枸杞20克，肉桂10克，甘草10克。
用法：将以上材料置于茶壶中，沸水冲泡10分钟后，代茶饮用。每日1剂。
功效：滋阴壮阳、固肾安心，主治肾阳虚损导致的低血压症。

疗效茶材

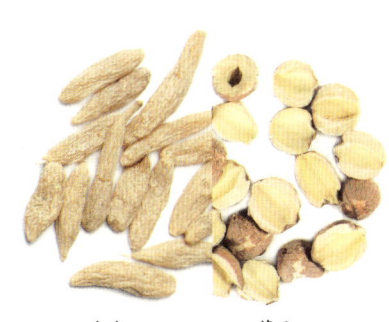

麦冬　　莲子

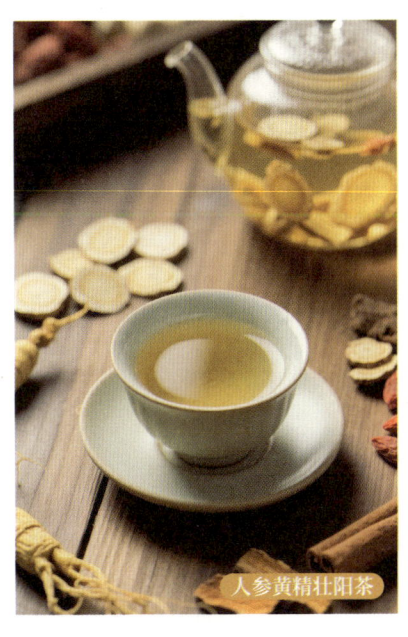

人参黄精壮阳茶

服用禁忌

实证、热证、气旺不虚者忌服人参；人参忌与藜芦、五灵脂、皂荚同服。

肾炎性水肿

- 大腿一压一个坑
- 可以试下萝卜玉米须茶

肾炎性水肿是全身性水肿的一种，是肾小球疾病的常见症状。肾炎性水肿主要见于急性肾小球炎患者，一般是由循环血液中的免疫复合物引起。中医认为水液代谢与肺、脾、肾关系最密切，可通过宣肺、健脾、温肾的方法来治疗水肿。

症状自诊：肾炎性水肿首先发生在眼睑、颜面部、足踝部等组织疏松部位，以晨起最明显，严重时可以涉及下肢及全身。用手指按压局部皮肤会出现凹陷。

易发人群：肾炎患者以及肺、脾、肾功能较弱者。

可用茶方：萝卜玉米须固肾茶、桃花利水茶、白茅根茶。

疗效茶方

萝卜玉米须固肾茶

材料：萝卜500克，鲜玉米须100克，白毛茶15克。
用法：将萝卜与鲜玉米须置于砂锅中，添水煮沸15分钟后，取汤沏茶即可饮用。每日1剂，随时频饮。
功效：宣肺通气、健脾祛湿、温肾固阳。

桃花利水茶

材料：桃花5克，绿茶3克。
用法：将桃花与绿茶置于杯中，沸水冲泡后，代茶饮用。每日2剂。
功效：活血通络、清热解毒、利水消肿，主治肾炎性水肿及慢性肾炎引起的小便不利。

白茅根茶

材料：白茅根30克，绿茶10克。
用法：将鲜白茅根去掉须根，洗净切碎，与绿茶一起置于保温杯中，用沸水冲泡10分钟后，代茶饮用。
功效：清热解毒、凉血止血、利尿退黄。

疗效茶材

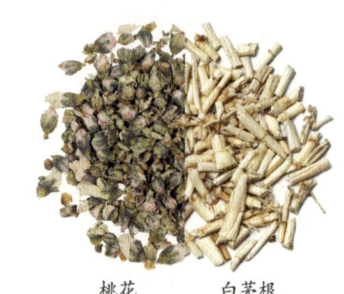

桃花　　白茅根

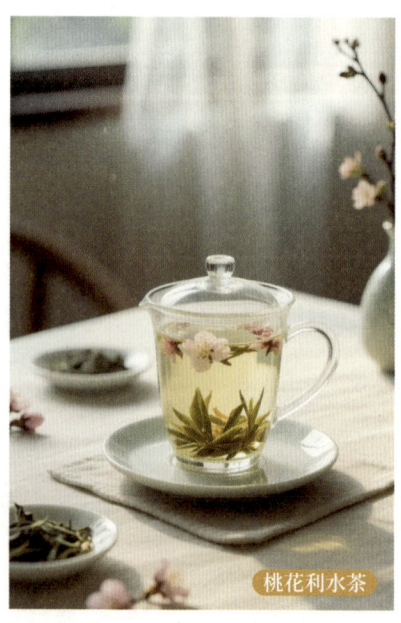

桃花利水茶

服用禁忌

孕妇忌服桃花，脾胃功能弱者慎服。

尿路感染

- 随处可见的车前草
- 就是你尿路的保护神

尿路感染，简称尿感，是指细菌、病毒等侵入尿路黏膜或组织引起的尿路炎症。根据感染的部位，可分为上尿路感染（肾盂肾炎）与下尿路感染（膀胱炎）。

症状自诊：患者会有尿频、尿急、尿痛、腰痛，甚至血尿、低烧、寒战、头痛、恶心、厌食等症状。

易发人群：生育年龄期间的女性、老年人、免疫力低下者。

可用茶方：车前草利尿茶、竹叶除湿茶、海金沙止痛茶。

疗效茶方

车前草利尿茶

材料：车前草20克，绿茶5克。
用法：将车前草与绿茶一起置于杯中，沸水冲泡后，代茶饮用。每日2剂。
功效：清热解毒、止血止泻、利尿除湿、温阳固肾，主治尿路感染、血尿、肾炎、前列腺炎等症。

海金沙止痛茶

材料：海金沙15克，绿茶5克。
用法：将上述材料置于杯中，沸水冲泡后，代茶饮用。每日2剂。
功效：清热解毒、祛湿利尿、通淋止痛，主治尿路感染、小便淋涩不下、便血、尿道涩痛等症。

竹叶除湿茶

材料：竹叶10克，绿茶5克。
用法：将以上材料置于杯中，沸水冲泡后，代茶饮用。每日2剂。
功效：清热解毒、除湿利尿，可用于尿路感染、小便不通等症。

服用禁忌

内伤劳倦、阳气下陷、肾虚精滑、内无湿热者，慎服车前草，可选择其他茶方。

疗效茶材

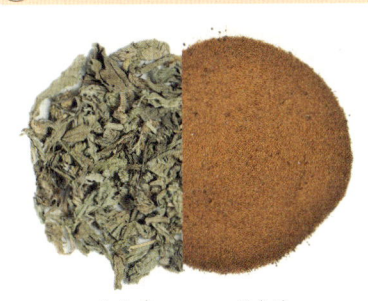

车前草　　海金沙

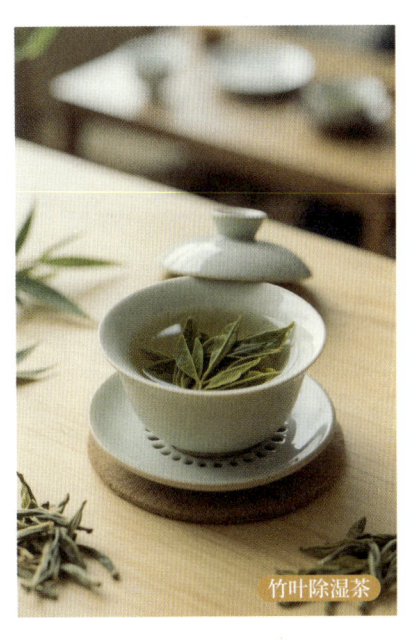

竹叶除湿茶

前列腺炎

- 经常喝绿茶
- 便可远离前列腺炎

前列腺炎包括细菌性前列腺炎与非细菌性前列腺炎两类。细菌性前列腺炎主要是葡萄球菌感染所致，并常伴有反复的尿路感染发作史。非细菌性前列腺炎往往是免疫系统、神经内分泌系统功能下降导致的炎症。

症状自诊： 细菌性前列腺炎会有尿频、尿急、尿痛、排尿困难、尿潴留，以及后尿道、肛门、会阴区坠胀不适等症状，并且持续时间超过3个月；非细菌性前列腺炎，主要表现为骨盆区域疼痛，以及尿急、尿频、尿痛、夜尿增多等症。

易发人群： 50岁以下男性中的尿路感染患者，房事过度、阳虚体质者。

可用茶方： 绿茶、玉米须益肾茶、竹叶山药茶。

疗效茶方

竹叶山药茶

材料： 淡竹叶6克，山药8克，绿茶5克。
用法： 将山药捣碎，然后与淡竹叶、绿茶一起置于茶杯中，沸水冲泡后，代茶饮用。每日1剂。
功效： 清热利湿、健脾固肾、解毒利尿。

绿茶

材料： 绿茶5克。
用法： 绿茶置于杯中，沸水冲泡后，即可饮用。每日2剂。
功效： 清热解毒、消炎杀菌，茶叶中的茶多酚可以有效杀灭病原菌、病毒，因此对治疗细菌性前列腺炎非常有效。

玉米须益肾茶

材料： 玉米须20克。
用法： 将玉米须置于茶杯中，以沸水冲泡后，代茶饮用。每日1剂。
功效： 清热利湿、温阳益肾，主治肾炎、急慢性前列腺炎、尿血等症。

疗效茶材

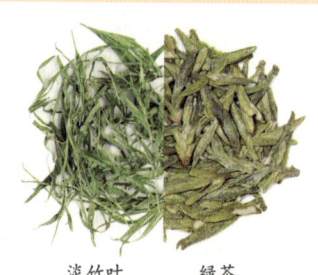

淡竹叶　　绿茶

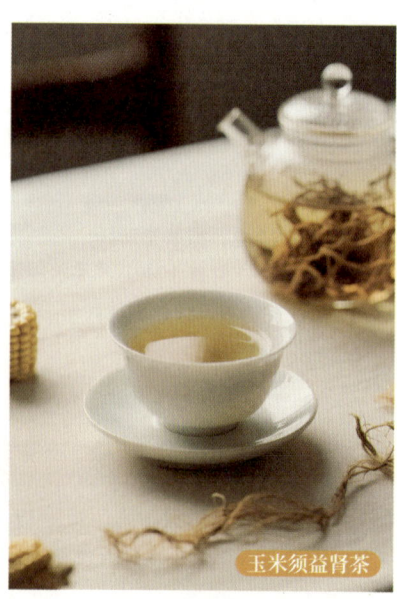

玉米须益肾茶

服用禁忌

前列腺炎患者，平时要忌烟酒与辛辣食物。

肾炎

- 肾炎莫怕
- 请喝白茅金银茶

肾炎是肾脏非化脓性的炎性病变，通俗来讲就是肾脏发炎了。有急性肾炎、慢性肾炎、肾盂肾炎、隐藏性肾炎、过敏性紫癜肾炎、红斑狼疮性肾炎等很多种类。一般我们常说的肾炎，指的是急慢性肾炎，是发生于肾小球的炎性病变。

症状自诊： 发病初期尿量减少；继而有尿血，出现水肿、高血压症状；病情继续加重，会造成肾功能损伤。

易发人群： 青壮年（男性多于女性）；常吃快餐与方便食品的人群。

可用茶方： 白茅金银消炎茶、玉米灯芯利湿茶、茯苓绿茶。

疗效茶方

白茅金银消炎茶

材料： 鲜白茅根60克，金银花15克，绿茶5克。
用法： 将以上材料置于保温杯中，用沸水冲泡10分钟后，代茶饮用。每日1剂。
功效： 清热利湿、消炎止痛、通经活络、利尿解毒，主治急性肾炎与尿路感染。

玉米灯芯利湿茶

材料： 玉米须60克，灯芯草30克，绿茶5克。
用法： 将以上材料置于杯中，用沸水冲泡10分钟后，代茶饮用。每日2剂。
功效： 清热利湿、消炎利尿，主治急慢性肾炎、尿路感染、血尿等症。

茯苓绿茶

材料： 茯苓10克，绿茶5克，蜂蜜适量。
用法： 将茯苓捣碎，与绿茶一起置于杯中，沸水冲泡后，调入适量蜂蜜，代茶饮用。每日2剂。
功效： 清热利湿、健脾益肾，主治肾炎尿血等症。

服用禁忌

阴虚而无湿热、虚寒滑精、气虚下陷者慎服茯苓。

疗效茶材

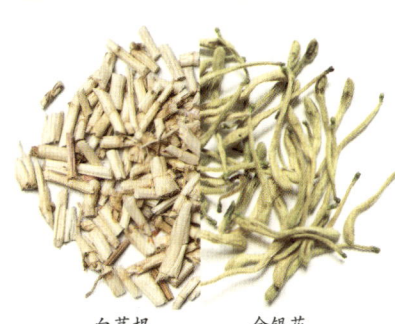

白茅根　　金银花

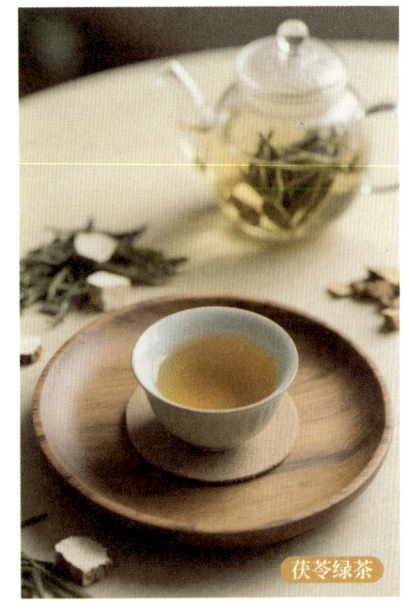

茯苓绿茶

糖尿病

- 南瓜绿豆玉米须
- 都能改善糖尿病

糖尿病是由遗传因素、免疫功能紊乱、微生物及毒素感染、精神抑郁等多种因素导致的肾部病变。其发病实质是诸多发病诱因导致胰岛功能下降，从而引发糖、蛋白质、脂肪、水与电解质等一系列代谢紊乱的综合征。

症状自诊：典型糖尿病的特点是三多一少：多尿、多饮、多食，体重减少。临床上以高血糖为主要特点。

易发人群：有遗传病史者、免疫力低下者、常食高热量食物且运动量过少者、长期精神抑郁者。

可用茶方：黄精玉米须降糖茶、二瓜利尿茶、番茄红枣降脂茶、鸭梨萝卜绿豆茶、南瓜消炎茶、葛根知母茶、乌梅枸杞茶、薏米茶。

疗效茶方

黄精玉米须降糖茶

材料：黄精10克，鲜玉米须50克，绿茶3克。

用法：将以上材料置于保温杯中，沸水冲泡后，代茶饮用。每日1剂。

功效：补气益血、降糖降脂、利尿排毒，改善糖尿病、肾炎、水肿、尿血等症。

二瓜利尿茶

材料：西瓜皮、冬瓜皮各30克，天花粉10克，绿茶5克。

用法：将西瓜皮与冬瓜皮洗净，切成细丝，然后与天花粉、绿茶一起置于保温杯中，沸水冲泡后，代茶饮用。每日1剂。

功效：补脾健胃、降糖降脂、利尿排毒、消肿消炎，改善糖尿病症状。

葛根知母茶

材料：葛根、知母各15克，天花粉、麦冬各10克，五味子5克，绿茶适量。

用法：将以上材料研为粗末，置于保温杯中，沸水冲泡后，代茶饮用。每日2剂。

功效：清热解毒、降糖止渴，改善糖尿病症状。

疗效茶材

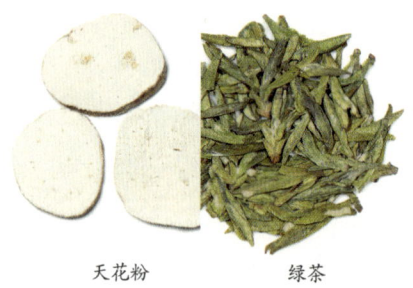

天花粉　　　绿茶

葛根

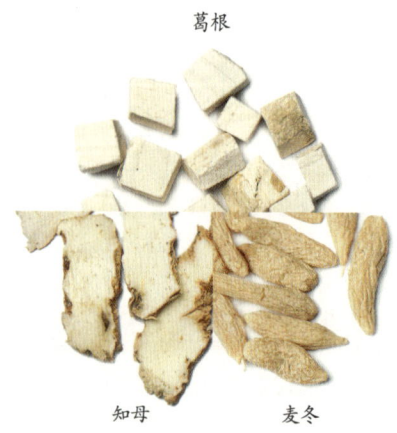

知母　　　麦冬

番茄大枣降脂茶

材料：番茄 1 个，大枣 10 枚，西瓜皮、冬瓜皮各 30 克，茶叶 5 克。
用法：将番茄、大枣、西瓜皮、冬瓜皮置于砂锅中，添水煮沸 10 分钟后，取此沸水冲泡茶叶即可饮用。
功效：补脾健胃、降糖降脂、利尿排毒，主治糖尿病。

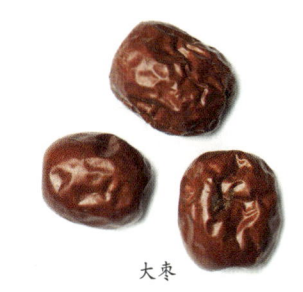

大枣

鸭梨萝卜绿豆茶

材料：鸭梨 1 个，白萝卜 200 克，绿豆 100 克，茶叶 5 克。
用法：将鸭梨、萝卜洗净切片，与绿豆一同置于砂锅中，添水煮沸 10 分钟后，取沸水冲泡茶叶饮用。每日 1 剂。
功效：利尿排毒、清热消炎、润肺降糖，可用于糖尿病的辅助治疗。

乌梅枸杞茶

材料：乌梅 15 克，枸杞 10 克，天花粉 10 克，西瓜皮 50 克，绿茶 5 克。
用法：将西瓜皮洗净切丝，与其他材料一起置于保温杯中，用沸水冲泡 10 分钟后，代茶饮用。每日 2 剂。
功效：清热解毒、降脂降糖、消肿消炎、利尿健脾，主治糖尿病。

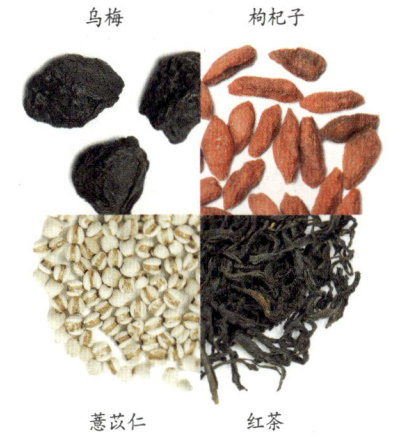

乌梅　枸杞子
薏苡仁　红茶

薏米茶

材料：薏苡仁 50 克，红茶 5 克。
用法：将薏米洗净后置于砂锅内，添水煮沸 15 分钟后，取汁冲泡红茶，代茶频饮。每日 2 剂。1 个月为一个疗程。
功效：降脂降糖、消炎止痛，主治糖尿病。

南瓜消炎茶

材料：南瓜 100 克，茶叶 5 克。
用法：将南瓜洗净切片，与茶叶一起置于茶杯中，沸水冲泡后，代茶饮用。每日 2 剂。
功效：补脾健胃、消炎止痛、清热解毒、降糖止渴，主治糖尿病。

> **⚠ 服用禁忌**
>
> 脾胃虚寒者、痰湿气滞者忌服黄精玉米须茶。胃热盛者、气滞中满者，慎食南瓜。

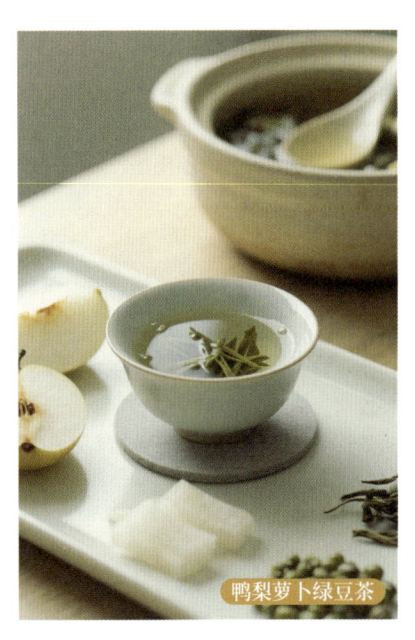

鸭梨萝卜绿豆茶

高脂血症

- 血脂增高
- 要喝首乌山楂普洱茶

高脂血症,也称为高脂蛋白血症,是一种脂肪代谢异常导致血脂增高的疾病。高血脂症的主要危害是导致动脉粥样硬化,进而阻碍血液流通。研究资料表明,高血脂症是脑中风、冠心病、心肌梗死、心脏猝死的主要危险因素之一。

症状自诊: 体重超重、肥胖,并伴有头晕、神疲力乏、失眠健忘、肢体麻木、胸闷、心悸等症。

易发人群: 有家族遗传病史者、中老年人、肥胖症患者、远离负氧离子的人群。

可用茶方: 首乌山楂普洱茶、普洱枸杞降脂茶、荷叶利尿茶、荷叶山楂散瘀茶、香蕉通便茶、苦丁玉米须茶、桑寄首乌黄精茶、决明普洱茶。

疗效茶方

首乌山楂普洱茶

材料: 制何首乌、山楂、葡萄叶、普洱茶各8克。
用法: 将以上材料置于茶壶中,用沸水冲泡10分钟后,代茶饮用。每日2剂。
功效: 清热解毒、开胃健脾、消食降脂、利尿排毒,主治高脂血症。

普洱枸杞降脂茶

材料: 枸杞50克,普洱茶10克。
用法: 将以上材料置于茶壶中,沸水冲泡10分钟后,代茶饮用。每日1剂。
功效: 活血益肝、降脂降糖、降压明目、瘦身减肥,主治高脂血症。

荷叶利尿茶

材料: 荷叶半张,绿茶6克。
用法: 将荷叶与茶叶一起置于茶壶中,沸水冲泡后,代茶饮用。每日2剂。
功效: 清热解毒、利尿祛湿、降脂降糖,主治高脂血症、冠心病等症。

疗效茶材

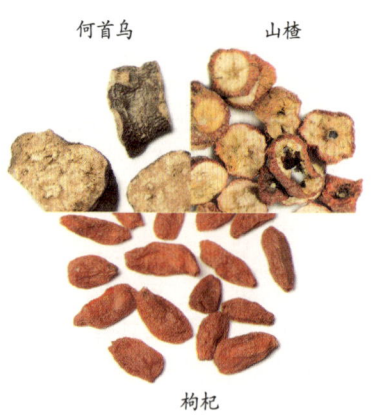

何首乌　山楂

枸杞

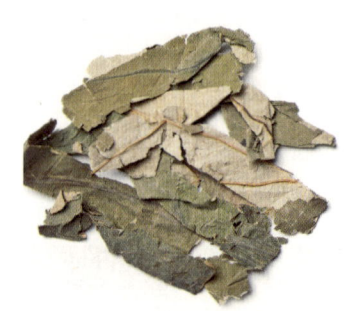

荷叶

香蕉通便茶

材料：香蕉干20克、绿茶5克。
用法：将以上材料置于杯中，用沸水冲泡后，代茶饮用。每日2剂。
功效：润肺通便、降压降脂、利尿排毒，主治高血压、高血脂、便秘、肥胖等症。

苦丁玉米须茶

材料：干玉米须8克，苦丁茶3克。
用法：将以上材料置于杯中，沸水冲泡后，代茶饮用。每日2剂。
功效：清热解毒、降脂降糖，主治高脂血症、肥胖症、肾炎等。

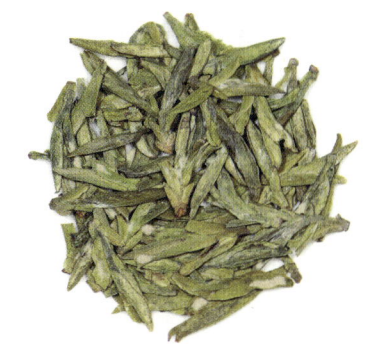

绿茶

决明普洱茶

材料：决明子15克，山楂10克，荷叶半张，花椒6粒，普洱茶10克。
用法：将以上材料置于茶壶中，沸水冲泡10分钟后，代茶饮用。每日1剂。
功效：清热祛湿、利尿排毒、降脂降糖，主治高血压、高脂血症等。

桑寄首乌黄精茶

材料：桑寄生、制何首乌、黄精各10克，铁观音5克。
用法：将以上材料置于保温杯中，沸水冲泡10分钟后，代茶饮用。每日2剂。
功效：补肾壮阳、消食开胃、提高代谢能力，主治高血压、高血脂、肾炎等症。

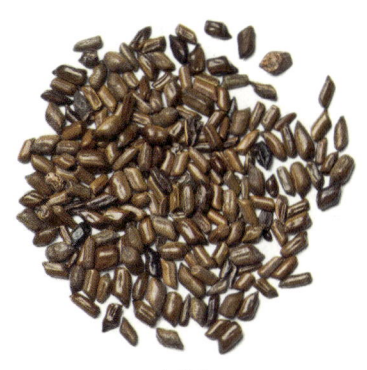

决明子

荷叶山楂散瘀茶

材料：荷叶半张，焦山楂10克。
用法：将以上材料置于茶壶中，用沸水冲泡后，代茶饮用。每日1剂。
功效：开胃消食、散瘀止痛、降脂降糖，主治高脂血症。

❗ 服用禁忌

脾胃虚寒者慎服苦丁茶。孕妇、脾胃虚寒、气血不足者忌服决明子。

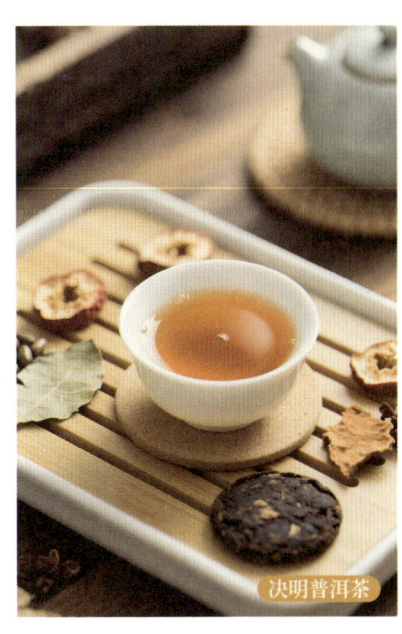

决明普洱茶

肥胖症

- 减肥又抗衰
- 只需常饮木耳芝麻茶

肥胖症是指体内脂肪积聚过多而导致体重严重超过正常值的一种病。通常是由于食物摄入过多或机体代谢能力差而导致身体过于肥胖。肥胖可引起高血压、糖尿病、冠心病、高血脂症、抑郁症、肿瘤、不育症、结石等多种疾病。

症状自诊：体重过重、活动不便、气喘吁吁、关节疼痛、水肿，严重者会出现头晕目眩、心慌气短、疲倦乏力、注意力不集中等症。

易发人群：暴饮暴食、身体代谢功能差、缺乏运动的人。

可用茶方：木耳芝麻减肥茶、首乌丹参泽泻茶、茵陈减肥茶、山楂决明子茶、枸杞降脂茶、车前子荷叶茶、大黄利湿茶、山药决明子茶。

疗效茶方

木耳芝麻减肥茶

材料：黑木耳 20 克，芝麻 15 克。

用法：将黑木耳用温水泡软，去蒂洗净切碎；芝麻炒熟捣烂。将黑木耳与芝麻置于杯中，沸水冲泡后，代茶饮用。每日 1 剂。

功效：补肾健脑、凉血止血、降脂降压、延年益寿，主治肥胖症、高血压、高血脂等症。

首乌丹参泽泻茶

材料：制何首乌、丹参、泽泻、绿茶各 5 克。

用法：将以上材料置于保温杯中，沸水冲泡后，代茶饮用。每日 2 剂。

功效：活血通络、利湿排毒、降脂降压、补肾健脾，主治肥胖症、高血脂、高血压等。

茵陈减肥茶

材料：茵陈、金樱子、决明子、山楂、荷叶各适量。

用法：将以上材料置于茶壶中，以沸水冲泡 10 分钟后，代茶饮用。每日 2 剂。

功效：疏肝理气、清热解毒、健脾利湿、降脂降压，主治肥胖症、高血压、高血脂等症。

疗效茶材

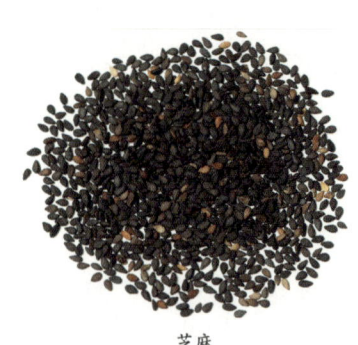

芝麻

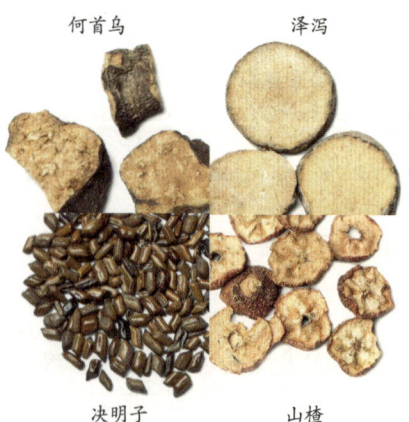

何首乌　泽泻

决明子　山楂

山楂决明子茶

材料： 山楂、决明子各 15 克，菊花 5 克。
用法： 将以上材料置于杯中，沸水冲泡后，代茶饮用。每日 1 剂。
功效： 平肝消热、通络化瘀、消食降脂，主治肥胖症。

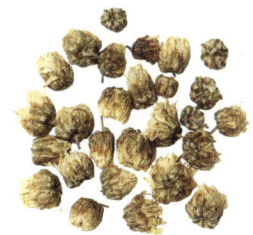

菊花

枸杞降脂茶

材料： 枸杞子 50 克。
用法： 将枸杞子置于茶壶中，以沸水冲泡后，代茶饮用。每日 1 剂。
功效： 补肝健脾、滋补气血、化瘀降脂，主治肥胖症、气血不足等症。

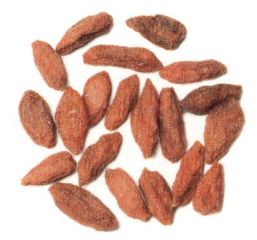

枸杞

车前子荷叶茶

材料： 车前子 15 克，荷叶半张。
用法： 将以上材料置于茶壶中，以沸水冲泡后，代茶饮用。每日 2 剂。
功效： 补肾壮阳、消炎利水、降脂降压，主治肥胖症、高脂血症等症。

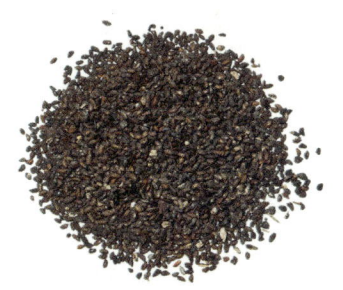

车前子

大黄利湿茶

材料： 大黄 3 克，绿茶 5 克。
用法： 将以上材料置于茶杯中，沸水冲泡后，代茶饮用。每日 1 剂。
功效： 清热解毒、利湿健脾、强心活血、降脂减肥，主治肥胖症、高脂血症等症。

山药决明子茶

材料： 淮山药 60 克，决明子 60 克。
用法： 将以上材料炒熟后，共研细末，装瓶备用。每次取用 6 克，沸水冲泡后，代茶饮用。每日 3 剂。
功效： 健脾平肝、滋补气血、利湿消脂，主治肥胖症。

> **⚠ 服用禁忌**
>
> 　　内伤劳倦、阳气下陷、肾虚精滑、内无湿热者，慎服车前子。大黄大苦大寒，过服久服易伤脾胃，脾胃虚寒者忌用；苦燥伤津，阴虚津伤者慎用。

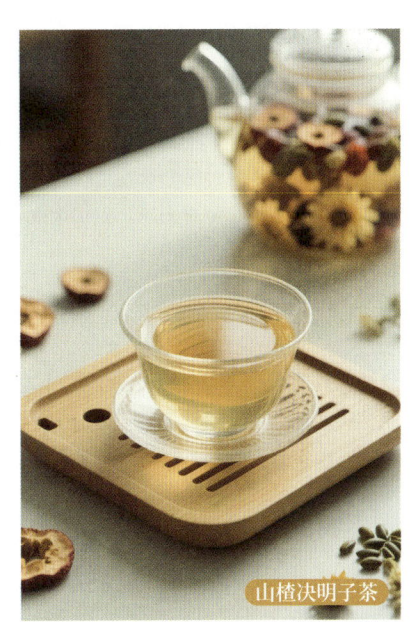

山楂决明子茶

早泄

- 巧喝花草茶防早泄
- 让你重拾自信心

早泄是男性最常见的性功能障碍之一。早泄是一种以性交之始即排精，甚至性交前即泄精，不能进行正常性生活为主要表现的疾病。其主要是由心理和生理两大因素引起的。患有早泄后要及时治疗，以免发展为永久性早泄。

症状自诊： 性交过程中过早排精、性交前即泄精、脾肾虚弱、腰腿酸痛、失眠多梦、盗汗梦遗、头晕乏力。

易发人群： 工作压力大、精神紧张、房事频繁、手淫过度、前列腺炎、包皮过长、肾虚肾弱者。

可用茶方： 石斛麦冬止遗茶、苏叶合欢防泄茶、菊花枸杞茶、山萸玫瑰止遗茶、四味消烦茶、泽泻莲须固肾茶、双麦敛汗茶、山萸生地止遗茶、枸杞茯苓补肾茶。

疗效茶方

石斛麦冬止遗茶

材料： 石斛、冬麦各18克，合欢花5克，绿茶2克。

用法： 将上述材料放入茶杯中，用沸水冲泡，加盖闷5分钟即可。可代茶饮。

功效： 适用于早泄，常伴有烦躁、失眠、舌红、梦遗者。

菊花枸杞茶

材料： 白菊花、枸杞子各15克，合欢花5克。

用法： 将白菊花、枸杞子、合欢花洗净放入茶杯中，用沸水冲泡，闷5分钟后即可饮用。可代茶饮

功效： 补肾益精、健脾利尿，主治早泄，伴有腰腿酸软、头晕眼花等症。

苏叶合欢防泄茶

材料： 苏叶10克，黄连、合欢花各4克。

用法： 将苏叶、黄连、合欢花洗净放入茶杯中，用沸水冲泡，闷5分钟后即可饮用。可代茶饮。

功效： 主治早泄、肾功能低弱。

疗效茶材

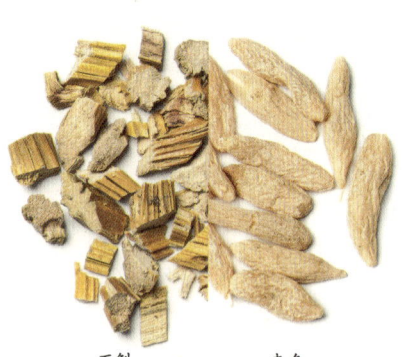

石斛　　　麦冬

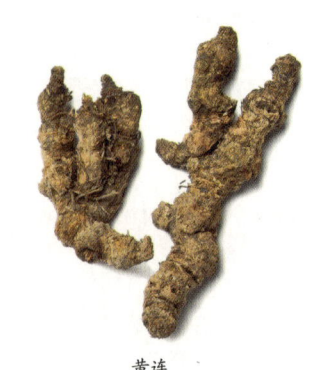

黄连

山萸玫瑰止遗茶

材料：山萸肉、玫瑰花、月季花各10克，绿茶适量。
用法：将上述材料混合后，放入茶杯中，用沸水冲泡，加盖闷数分钟即可。频代茶饮。
功效：补肾益精，主治早泄、盗汗、失眠、多梦等症。

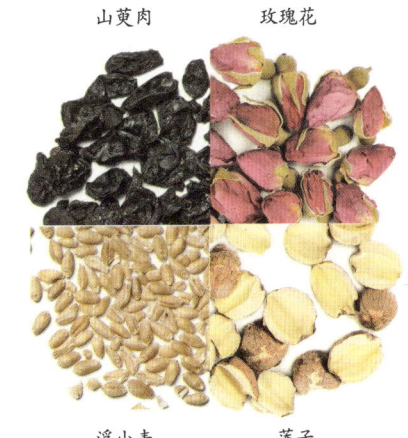

山萸肉　玫瑰花
浮小麦　莲子

四味消烦茶

材料：牡蛎、大枣各20克，浮小麦、莲子各30克。
用法：先将牡蛎放入锅中，用清水煎煮。约半小时后加入其他材料，一同煎煮至汤浓即可。取汁代茶饮。
功效：益气补肾，主治早泄、心神烦热、口干、尿黄尿少等症。

山萸生地止遗茶

材料：山萸肉、生地各5克。
用法：将上述材料放入茶杯中，沸水冲泡，加盖闷10分钟后即可。
功效：滋阴泻火、固摄止遗。

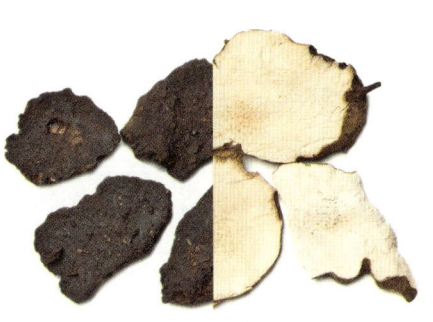

生地　茯苓

枸杞茯苓补肾茶

材料：枸杞、茯苓各5克。
用法：将枸杞、茯苓一起研成粉末，开水冲泡10分钟即可饮用。
功效：补肾益精、健脾利尿。

泽泻莲须固肾茶

材料：泽泻、牡丹皮、莲须各5克。
用法：将上述材料放入茶杯中，沸水冲泡，5分钟后即成。
功效：清热泻火、补肾止遗。

双麦敛汗茶

材料：麦冬、太子参各5克，浮小麦10克。
用法：将上述材料混合放入茶杯中，沸水冲泡，稍后即可饮用。
功效：益气补肾、养阴敛汗。

❗服用禁忌

腹泻者用枸杞容易加重病情，因此患有腹泻的早泄患者不可服用枸杞子，可选用其他茶方。

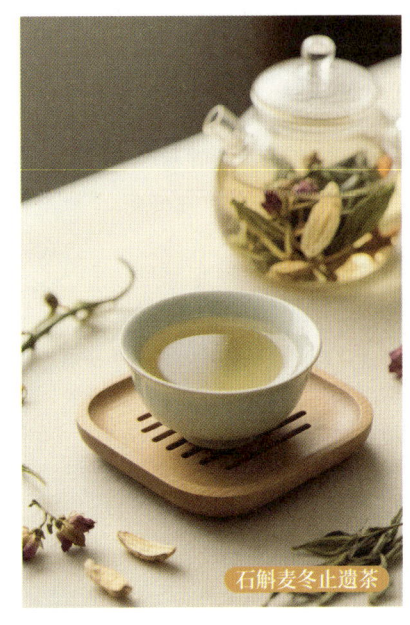

石斛麦冬止遗茶

阳痿

- 难以启齿的男人病
- 喝对花草茶轻松把病治

阳痿是男性阴茎在勃起时的一种功能性障碍疾症。一般男性阴茎功能正常者，在性交时，阴茎勃起的时间和硬度都能令女性满意，而阳痿患者在性交时，会出现阴茎疲软和勃起时间短暂的情况，使夫妻性生活不和谐。

症状自诊：脾肾虚弱、腰腿酸痛、失眠多梦、盗汗梦遗、头晕乏力、性交时阴茎硬度不够或持续时间过短、阴茎疼痛有灼热感。

易发人群：工作压力大、精神紧张、房事频繁、手淫过度、前列腺炎、包皮过长、肾虚肾弱、夫妻感情不和者。

可用茶方：甜菊香附止痿茶、红白暖胃茶、百合白芍止遗茶、车前草生地茶、龙胆草白芍起痿茶、黄柏生地茶、山萸桑寄生滋肾茶、二子知母茶、雪莲花茶。

疗效茶方

甜菊香附止痿茶

材料：甜菊 15 克，香附 10 克，合欢花 5 克。

用法：将上述材料洗净放入茶杯中，用沸水冲泡，加盖闷 5 分钟即可。可代茶饮。

功效：适用于阳痿伴有胸闷气喘、精神抑郁、烦躁失眠者。

红白暖胃茶

材料：红茶 30 克，白矾 1 块（约指甲盖大小）。

用法：将上述材料混合放入茶杯中，用沸水冲泡，闷 20 分钟后即可饮用。每晚 1 剂。

功效：祛风除劳、健身暖胃，适用于阳痿伴有精神不振、四肢乏力者。

百合白芍止遗茶

材料：百合、白芍各 10 克。

用法：将上述材料放入茶杯中，沸水冲泡，5 分钟后即可饮用。

功效：清心降火、涩精止遗，适用于阳痿伴有心烦气躁、四肢乏力者。

疗效茶材

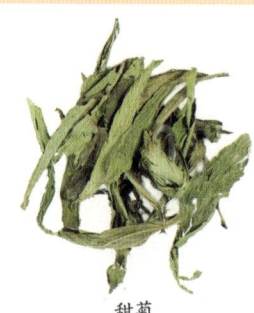

甜菊

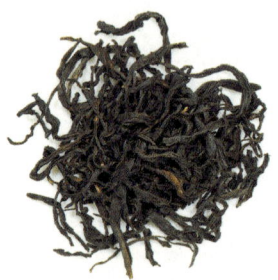

红茶

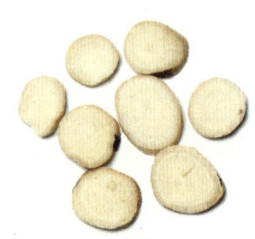

白芍

车前草生地茶

材料：车前草、生地、土茯苓各 5 克。
用法：将上述材料放入保温杯中，沸水冲泡，加盖闷 10 分钟后即可饮用。
功效：清肝利胆、固肾止遗。

龙胆草白芍起痿茶

材料：龙胆草、白芍各 5 克。
用法：将二者放入茶杯中，沸水冲泡，静置 3 分钟后即可饮用。
功效：疏肝利胆、固肾起痿。

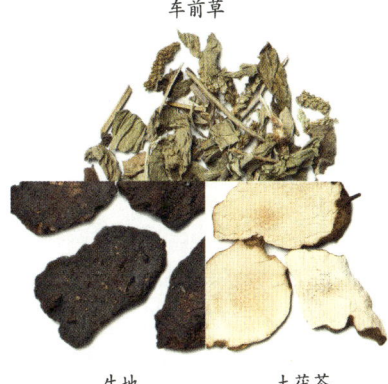

车前草

生地　　土茯苓

黄柏生地茶

材料：黄柏 5 克，生地 8 克。
用法：将上述材料放入茶杯中，沸水冲泡，静置 5 分钟后即可饮用。
功效：壮阳起痿，适用于阳痿伴之腰腿酸软、心烦气躁。

山萸桑寄生滋肾茶

材料：山萸肉 5 克，桑寄生 10 克。
用法：山萸肉、桑寄生放入茶杯中，沸水冲泡，10 分钟后即可饮用。
功效：滋肾壮阳、护肝安神，适用于肾虚肝旺者。

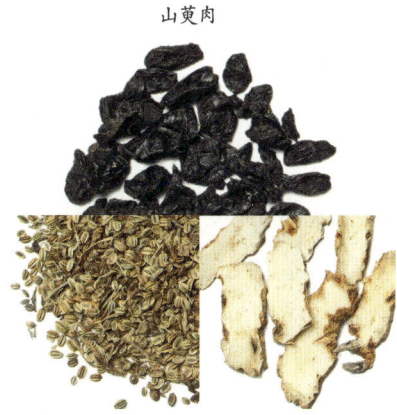

山萸肉

蛇床子　　知母

二子知母茶

材料：蛇床子、地肤子各 5 克，知母 3 克。
用法：将三者混合，放入茶杯中沸水冲泡，稍后即可饮用。
功效：滋阴降火、养肾补血。

雪莲花茶

材料：雪莲花 10 克。
用法：将雪莲花放入茶杯中，沸水冲泡，5 分钟后即可饮用。
功效：除寒壮阳，主治男子阳痿、腰膝酸软。

❗ 服用禁忌

车前草性寒，脾胃虚弱、内伤疲劳的阳痿患者不宜饮用，可选择其他茶方。

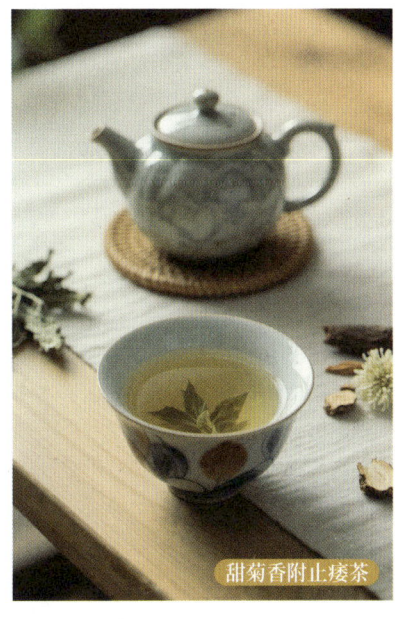

甜菊香附止痿茶

阴道炎

- 女性阴道常发炎
- 经常喝杯消炎排湿花草茶

阴道炎是常见的妇科疾病之一，即女性阴道黏膜及黏膜下的结缔组织有炎症。不洁性生活、不注意个人卫生、频繁用清洗液冲洗阴道等都是诱发阴道炎的原因。正常健康的妇女对阴道炎有一定的抵抗能力，但绝经后的妇女阴道抵抗力低下，容易受到感染。

症状自诊：外阴瘙痒灼痛、性交时有疼痛感、尿频、尿急、尿痛、阴道有下坠感、全身乏力，阴道分泌物增多，呈脓性、浆液性，有臭味，严重者有血性白带、血尿等症状。

易发人群：大量使用抗生素，糖尿病、抵抗力低下、不注意个人卫生者，妊娠期女性。

可用茶方：苦参明矾洁阴方、萝卜醋消炎方、桔梗茯苓排湿茶、金银花茯苓茶、大枣黄芪抗菌茶、薏苡红豆祛湿茶、垂盆草茶、生地清阴茶、藿香佩兰除湿茶。

疗效茶方

苦参明矾洁阴方

材料：苦参150克，明矾50克，绿茶30克。
用法：将上述材料加水煎煮，煮沸10分钟后，用温水清洗患处。
功效：消炎杀菌、祛湿排毒、清热降火、止痒止痛，适用于阴道炎。

萝卜醋消炎方

材料：萝卜汁、食醋各6毫升。
用法：将萝卜汁与食醋拌匀，每晚睡前涂于阴道内，连用一周。
功效：消炎杀菌，适用于阴道炎。

桔梗茯苓排湿茶

材料：茯苓10克，桔梗6克，甘草3克，淡竹叶5克。
用法：将上述材料放入茶壶中，沸水冲泡，闷半小时后即可饮用。
功效：疏风清热、祛毒排湿、消炎抑菌、清热止痒，适用于阴道炎。

疗效茶材

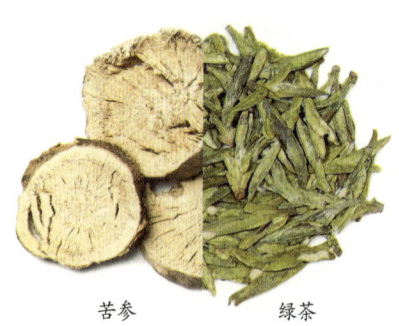

苦参　　　绿茶

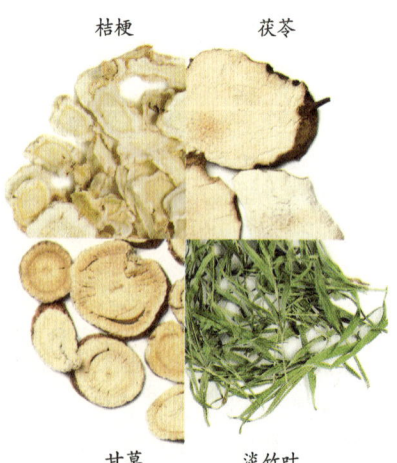

桔梗　　　茯苓

甘草　　　淡竹叶

大枣黄芪抗菌茶

材料：大枣 3 枚，甘草 5 克，黄芪 10 克。
用法：将上述材料用沸水冲泡，10 分钟后即可饮用。
功效：抗菌消炎、增强免疫力。

薏苡红豆祛湿茶

材料：薏苡仁 50 克，红豆 50 克。
用法：将上述材料混合用温水浸泡 3 小时，捞出后清水煎煮，煮开后小火煎煮 30 分钟即可。
功效：祛湿排毒。

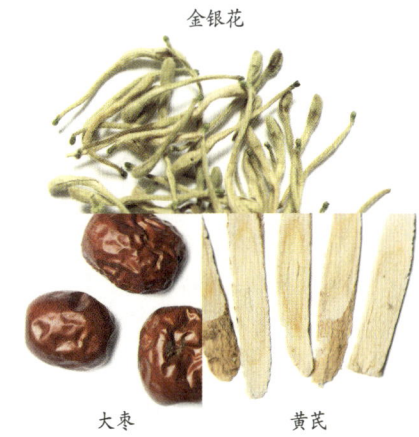

金银花

大枣　　黄芪

垂盆草茶

材料：垂盆草鲜品 30 克。
用法：将垂盆草用清水煎煮。每日 1 剂。
功效：解毒、利湿、清热。

生地清阴茶

材料：生地 5 克，土茯苓 3 克。
用法：将上述材料用沸水冲泡，5 分钟后即可。
功效：清热排毒、利湿止痒。

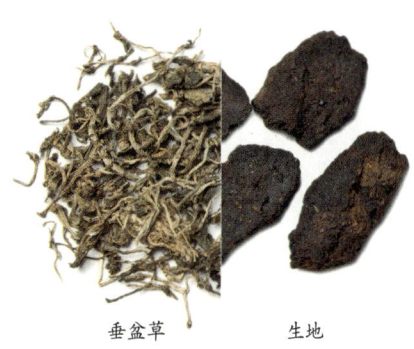

垂盆草　　生地

藿香佩兰除湿茶

材料：藿香、佩兰各 30 克。
用法：将上述材料切碎，清水煎煮，煮开后即可取汁代茶饮。
功效：清热祛湿、和胃解表。

金银花茯苓茶

材料：金银花、茯苓、甘草各 10 克。
用法：将上述材料用清水煎煮。每日早晚服用。
功效：清热排毒、消肿止痛。

⚠ 服用禁忌

桔梗性温，阴虚久咳、气逆及咳血的阴道炎患者禁服。金银花性寒，因此脾胃虚寒者和孕妇应酌情饮用，气虚、疮疡、脓清者忌服。

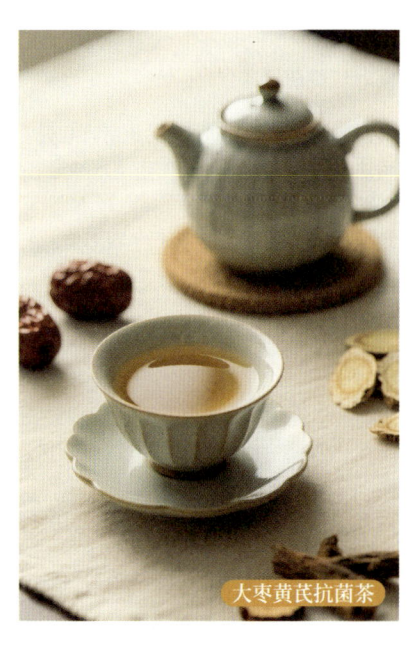

大枣黄芪抗菌茶

第 3 章　各种汉方保健茶，调理身体气色佳

痛经

- 经期疼痛很难受
- 花草茶帮你祛寒活血减疼痛

痛经是常见的妇科病症之一，又被称为经期疼痛。值得一提的是，大部分妇女在经期都会有轻微的不适，但这不是痛经。经期的疼痛影响了正常的生活才称之为痛经。严重痛经者经常会腹部绞痛，并伴有腰酸腿痛、浑身酸软、恶心、呕吐、腹泻等症状。

症状自诊：妇女经期腹部胀痛、冷痛、灼痛、刺痛、隐痛、坠痛、绞痛，疼痛蔓延至骶腰背部，同时伴有腰酸腿痛、浑身酸软、恶心、呕吐、腹泻等症。

易发人群：虚寒体质、贫血、月经量过多、压力过大、饮食不规律、吸烟喝酒、月经初来者。

可用茶方：橘叶红糖疏通茶、益母草调经茶、泽兰止痛茶、姜枣茶、当归茶、月季花调经茶、芝麻盐养气茶、玫瑰花解郁茶、香附延胡索温经茶。

疗效茶方

益母草调经茶

材料：益母草 20 克，绿茶 3 克。
用法：将益母草与绿茶一起用沸水冲泡，加盖闷 4～5 分钟即可饮用。可连续冲泡，直至味淡。
功效：活血化瘀，主治原发性高血压妇女痛经。

橘叶红糖疏通茶

材料：鲜橘叶 15 克，苏梗 8 克，红糖 10 克。
用法：将上述材料混合，用沸水冲泡，加盖闷 20 分钟后即可饮用。可代茶饮。
功效：养血活血，适用于经期不定、行经不畅、经期乳房及小腹胀痛、精神烦闷等症。

姜枣茶

材料：生姜 2 片，大枣 5 枚。
用法：大枣研碎，与生姜片一起用沸水冲泡，3 分钟后即可饮用。常代茶饮。
功效：祛寒活血、暖胃止痛，适用于经期小腹疼痛等患者。

疗效茶材

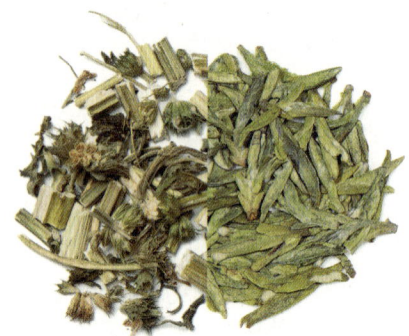

益母草　　绿茶

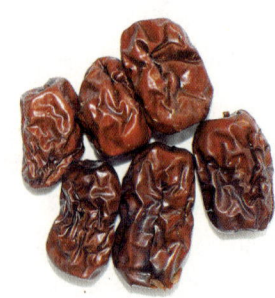

大枣

当归茶

材料：当归 5 克，川芎 2 克。
用法：将上述材料放入茶杯中，沸水冲泡 3 分钟后即可饮用。
功效：活血补血，适用于体质虚弱、经期腹痛者。

泽兰止痛茶

材料：泽兰 10 克，红茶 5 克。
用法：将上述材料用沸水冲泡，闷 5 分钟后，即可服用。可反复冲泡，直至味淡。
功效：温经散寒、活血化瘀，适用于虚寒体质引起的痛经、腹痛。

玫瑰花解郁茶

材料：玫瑰花 5 朵，蜂蜜 25 克。
用法：将上述材料放入茶杯中，沸水冲泡，5 分钟后即可饮用。
功效：理气、解郁、和血、散瘀，适用于月经不调。

芝麻盐养气茶

材料：芝麻 3 克，精盐 12 克，茶叶 4 克。
用法：将上述材料混合后，清水煎煮，沸腾 5 分钟后即可饮用。每日 1 剂，分数次饮用。经期前 3 天开始饮用最佳。
功效：养脾胃、通血气、健肠胃，缓解经期腹痛、腰痛。

月季花调经茶

材料：月季花 5 克，红糖 30 克。
用法：将上述材料混合后，用水煎煮，煎沸 5 分钟后即可。每日 1 剂，分 3 次饭后服用。月经来潮前五天至月经盛期服用效果最佳。
功效：消肿、活血、调经，适用于血瘀不畅、月经不调等症。

香附延胡索温经茶

材料：香附、延胡索各 10 克。
用法：将上述材料研成细末，用沸水冲泡，代茶饮用。
功效：温经、理气、止痛。

❗ 服用禁忌

益母草性凉，因此虚寒体质、气血虚弱的痛经女士不宜服用，可选用其他茶方。

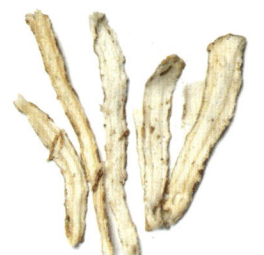
当归

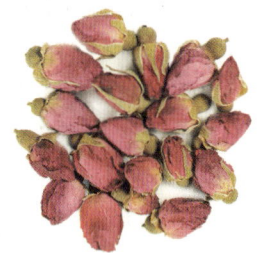
玫瑰花

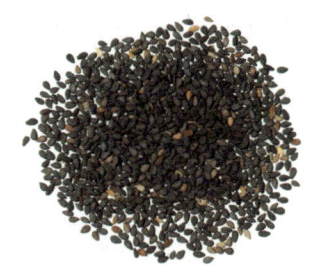
芝麻

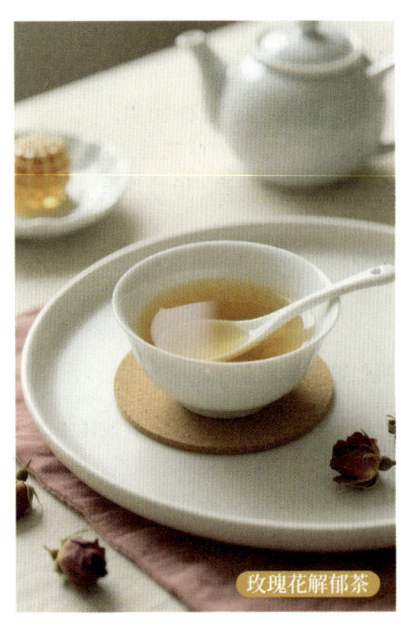
玫瑰花解郁茶

闭经

- 血气不通停经早
- 益母草红花补血又活血

闭经是一种常见的妇科疾病，引起闭经的原因有很多种。闭经一般分为原发性和继发性两种。凡年满18岁但没有初次来月经者称为原发性闭经；在第一次来月经以后，正常绝经年龄以前闭经超过6个月者称为继发性闭经（妊娠或哺乳期除外）。

症状自诊：烦躁不安、精神紧张、经血阻滞、浑身无力、头痛畏寒，年满18周岁却没有初次月经来潮；月经初潮后，绝经期前连续六个月闭经。

易发人群：虚寒体质、贫血、压力过大、饮食不规律、吸烟喝酒、流产不净者。

可用茶方：川芎通经茶、红花理气茶、当归益母化瘀茶、金花糖调经茶、大黄山楂茶、清风茯苓活血茶、丹参鹿衔草茶、桃仁败酱活血茶、月季花调经茶。

疗效茶方

川芎通经茶

材料：川芎3克，绿茶5克。
用法：将上述材料放入茶壶中，加水煎沸5分钟后即可饮用。每日1～2次，饭前热服。
功效：行气活血、补血止痛，适用于痛经、闭经、月经不调。

红花理气茶

材料：红花1克，红糖20克。
用法：用食醋浸润红花后，用小火将红花烘干，迅速同红糖用沸水冲泡，10分钟后即可饮用。每日1剂，分3～4次服用。
功效：行气活血、理气调经、疏通血脉，适用于闭经、月经不调。

桃仁败酱活血茶

材料：桃仁10克，蒲公英、败酱各20克。
用法：将上述材料用清水煎煮。每日1剂，每日2次。
功效：行气活血、清热解毒。

疗效茶材

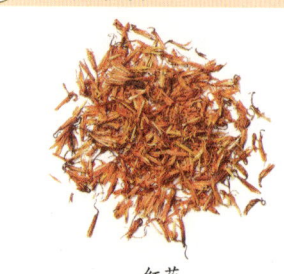

红花

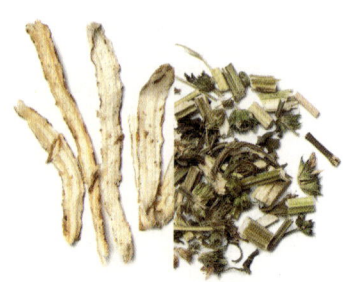

当归　　益母草

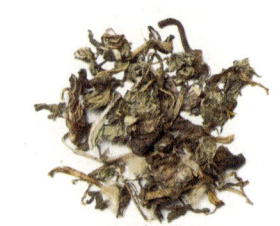

蒲公英

大黄山楂茶

材料：大黄 10 克，山楂 15 克。
用法：将上述材料用清水煎服，代茶饮用。
功效：疏通血气、化解瘀血。

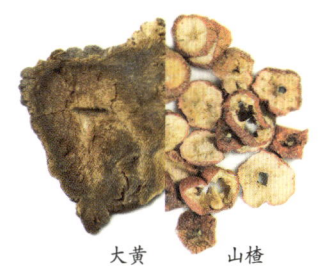
大黄　　山楂

金花糖调经茶

材料：金花茶 25 克，白砂糖 100 克。
用法：将上述材料用 900 毫升沸水冲泡，搁置 1 夜。次日 1 次服完。
功效：理气调经，适用于月经期间伴有腰痛腹胀者。

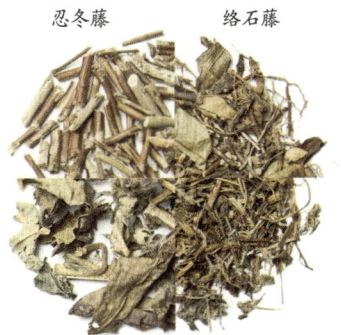
忍冬藤　　络石藤

清风茯苓活血茶

材料：清风藤、土茯苓、忍冬藤各 30 克，败酱草 29 克，老鹳草 32 克，络石藤 20 克。
用法：第一次煎煮，将上述材料放入药壶中，加清水 4 碗，煎至 1 碗；第二次用 2 碗清水煎至半碗。每日 1 剂，每日 2 次。
功效：清热解毒、疏风除湿、活血通络。

败酱草　　老鹳草

丹参鹿衔草茶

材料：丹参、鹿衔草各 15 克。
用法：将上述材料用清水煎煮。每日 1 剂，每日 2 次。
功效：活血通经、通络止痛。

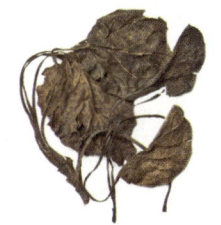
鹿衔草

当归益母化瘀茶

材料：当归 5 克，益母草 8 克。
用法：将上述材料用沸水冲泡。代茶饮用。
功效：通经化瘀、补血止痛。

月季花调经茶

材料：月季花 10 克。
用法：将月季花放入茶杯中，沸水冲泡，3 分钟后即可饮用。
功效：活血、化瘀、止痛。

❗ 服用禁忌

肠胃功能弱者食用山楂容易引起胃酸过多，胃反酸水，因此肠胃功能弱的闭经女士不可食用山楂，可选择其他茶方。

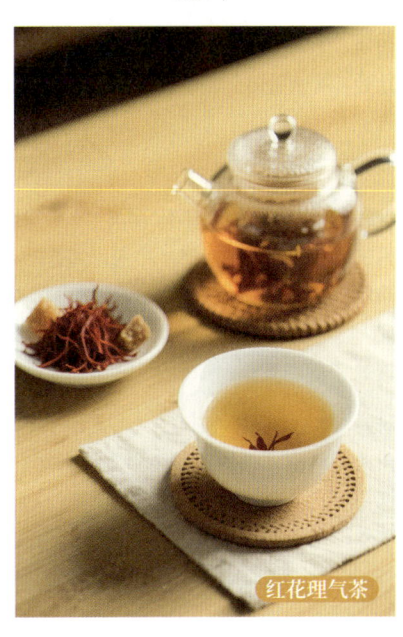
红花理气茶

不育

- 巧喝花草茶治不育
- 孕育出渴望已久的爱情结晶

不育一般是指男性不育，即女方经检查生育功能正常，男女同居2年以上，未采取任何避孕措施而女方未怀孕称为不育症。不育有先天、后天之分。先天不育症较难治疗，后天不育经治疗后，大多会有明显的效果。

症状自诊：男性化不足、乳房增生、睾丸萎缩、睾丸发育不全、阳痿、早泄、阴囊坠胀疼痛、生殖管道感染等症。

易发人群：内裤过紧、长途骑车、久坐办公室、嗜烟酗酒、房事不节、脾肾虚弱、精神压力过大、饮食缺锌少硒者。

可用茶方：菟丝子益精茶、桑葚韭菜子壮阳茶、枸杞车前子茶、熟地何首乌茶、黑豆益肾茶、五味子固精茶、山药枸杞茶、当归生姜益肾茶。

疗效茶方

菟丝子益精茶

材料：菟丝子10克，红糖适量。
用法：菟丝子洗净捣碎，与红糖一起沸水冲泡，代茶频饮。
功效：养肾固精、养肝明目，适用于肾虚型不育。

桑葚韭菜子壮阳茶

材料：桑葚子、韭菜子各10克。
用法：将上述材料一起用沸水冲泡，频代茶饮。
功效：补肾益精、滋阴补阳、壮阳早泄、固精止遗。

枸杞车前子茶

材料：枸杞子、车前子各10克。
用法：将上述材料用沸水冲泡，加盖闷10分钟后即可。
功效：养肝益肾、利尿。

五味子固精茶

材料：五味子5克。
用法：将五味子放入茶杯中，沸水冲泡，5分钟后即可饮用。
功效：收敛固涩、益气生津、补肾宁心。

疗效茶材

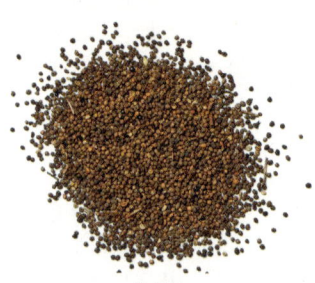

菟丝子

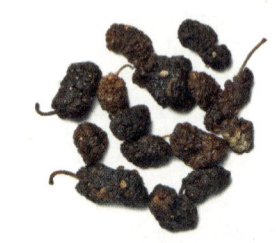

桑葚

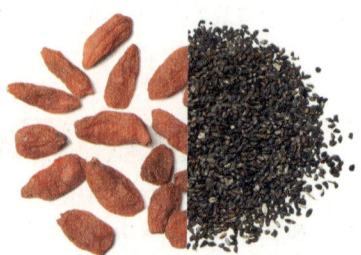

枸杞子　　车前子

熟地何首乌茶

材料：熟地、何首乌各 10 克。
用法：将上述材料用沸水冲泡，加盖闷 10 分钟后即可。代茶频饮。
功效：补益肝肾、养阴益精，适用于肾阴亏虚不育症。

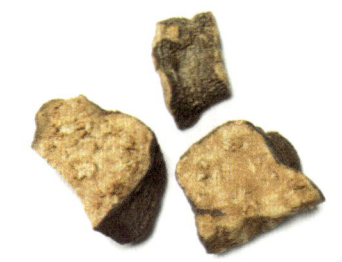

何首乌

黑豆益肾茶

材料：黑豆、天花粉各 50 克。
用法：将黑豆炒干后研成细末，与天花粉混合，每次取 10 克，用沸水冲泡即可。
功效：补肾消渴、滋阴补阳。

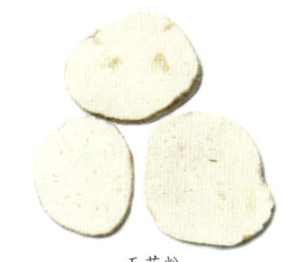

天花粉

山药枸杞茶

材料：山药 10 克，枸杞子 3 克。
用法：将上述材料放入茶杯中，沸水冲泡，加盖闷 10 分钟后即可。
功效：补脾养胃、生津益肺、补肾涩精。

当归生姜益肾茶

材料：当归 10 克，生姜 5 克。
用法：将上述材料放入茶杯中，沸水冲泡，加盖闷 10 分钟即可饮用。
功效：温阳补血、益肾调经。

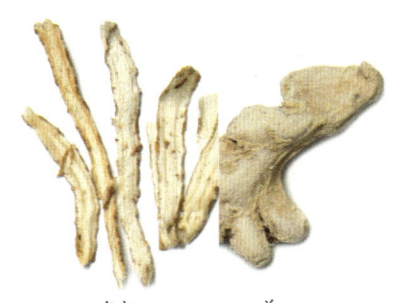

当归　　姜

黄芪杜仲固精茶

材料：黄芪、杜仲、芡实各 1 克，红枣 3 颗。
用法：将上述材料放入茶杯中，沸水冲泡 5 分钟即可饮用。频代茶饮。
功效：补肾固精、补血生津、补气安神，适用于乏力、遗精、早泄等症。

> **❗ 服用禁忌**
>
> 菟丝子性温，容易上火，阴虚火旺、阳强不痿及大便燥结的不育患者禁服。桑葚中含有较多的鞣酸，会影响人体对钙、铁、锌的吸收，因此脾虚腹泻的闭经患者不宜多吃，可选择其他茶方。

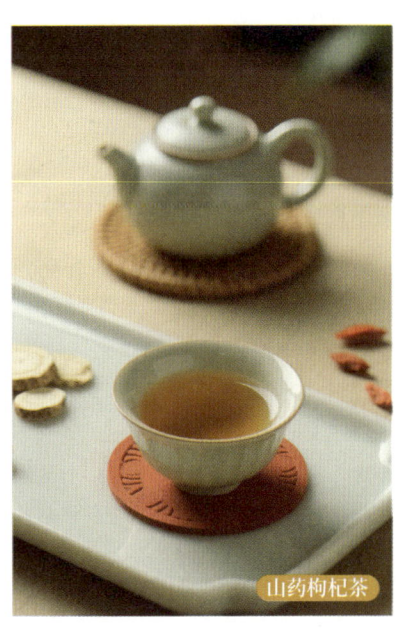

山药枸杞茶

崩 漏

- 血崩血漏危害大
- 身边常伴清凉止血花草茶

崩漏是指妇女非周期性的子宫出血。其中发病突然，出血量大的称为"崩"；病势和缓，出血量少，但连绵不绝的称为"漏"。崩与漏在发病过程中常互相转化，崩血量逐渐减少，可能转化为漏，血漏也可能突然加大了出血量，转化为崩。

症状自诊：妇女非周期性子宫出血，且淋漓不断，血色鲜红、质稠，伴有头晕耳鸣、腰酸膝软、手足心热、颧赤唇红、畏寒、面色晦暗等症。

易发人群：精神抑郁、操劳过度、气血过旺、饮食不规律、流产后保养不当、房事频繁者。

可用茶方：卷柏止崩茶、莲花甘草凉血茶、萝卜藕莲清热茶、莲花茶、青蒿丹皮去烦茶、黑木耳大枣茶、三七荠菜茶、鸡冠花止血茶、仙鹤草收敛茶。

疗效茶方

莲花甘草凉血茶

材料：莲花花蕾20克，甘草5克，绿茶2克。
用法：莲花、甘草放入茶壶中煮沸，加入绿茶，文火稍煮即可。每日1剂，分3次服用。
功效：凉血排毒，适用于月经过多、崩漏者。

卷柏止崩茶

材料：卷柏15克。
用法：将卷柏研磨成粗末，微炒，沸水冲泡，代茶饮用。
功效：止血，适用于崩漏者。

萝卜藕莲清热茶

材料：鲜萝卜、鲜藕、鲜旱莲草各500克，冰糖适量。
用法：以上材料洗净，榨汁，放入适量冰糖调味。代茶饮用。
功效：清热、降火、排毒，适用于血热型崩漏。

莲花茶

材料：干莲花7克，绿茶4克。
用法：将上述材料放入茶杯中，沸水冲泡5分钟后即可饮用。
功效：凉血、活血祛瘀、止血、清心。

疗效茶材

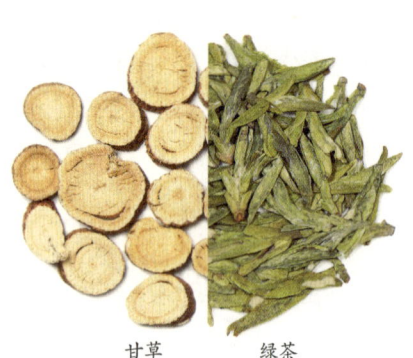

甘草　　　绿茶

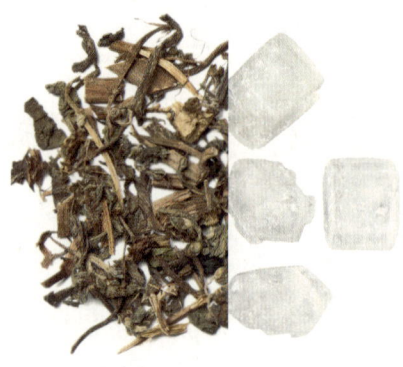

旱莲草　　　冰糖

青蒿丹皮去烦茶

材料：青蒿、牡丹皮各 5 克，冰糖 8 克，绿茶 3 克。
用法：将上述材料放入茶杯中，沸水冲泡 20 分钟，加入冰糖溶化后即可饮用。
功效：清热、止血，适用于月经量多、心烦胸闷、小便赤黄者。

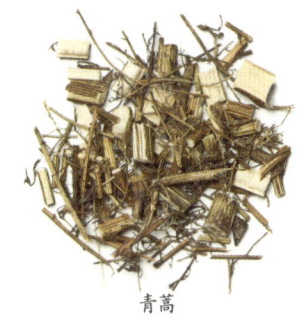
青蒿

黑木耳大枣茶

材料：黑木耳 30 克，大枣 20 枚，茶叶 10 克。
用法：将黑木耳用温水泡发，与其他材料一起用清水煎服。每日 1 次，7 日一疗程。
功能：补中益气、养血调经。

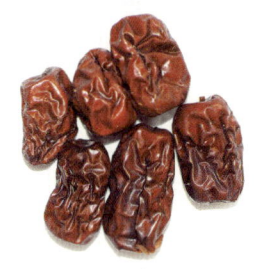
大枣

三七荠菜茶

材料：三七 20 克，荠菜 30 克。
用法：将上述材料用清水煎煮。每日 1 剂。
功效：凉血、止血，适用于崩漏、月经过多、小便赤黄、心烦上火者。

仙鹤草收敛茶

材料：仙鹤草 10 克。
用法：将仙鹤草放入茶杯中，沸水冲泡，加盖闷 10 分钟即可。
功效：收敛止血，广泛用于各种出血之症。

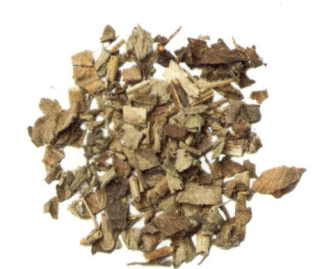
仙鹤草

鸡冠花止血茶

材料：干鸡冠花 10 克，白糖 20 克，绿茶 2 克。
用法：鸡冠花加水煮沸 5 分钟后，立即加入绿茶、白糖调匀即可。每日 1 剂，分 3 次服用。
功效：凉血、止血，适用于月经过多，尿血、吐血等各种出血之症。

❗ 服用禁忌

甘草味甘甜，能加重身体湿气，因此湿热体质的患者不宜服用。莲花性凉，体质虚弱、体寒、容易发冷的人不宜食用，可以选用其他茶方。

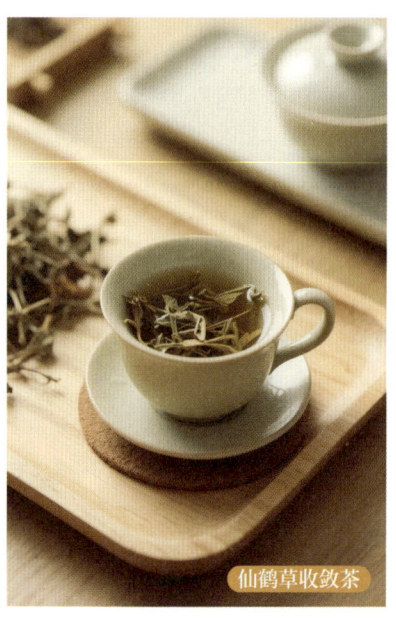
仙鹤草收敛茶

带下

- 白带增多精神差
- 花草茶为你杀菌消炎祛湿气

带下病是指女性白带量明显增多，同时白带颜色、质地、气味都发生异常，同时伴有身体疲劳、疼痛等症状，是多发的一种妇科疾病。带下病主要是由阴部或子宫发炎引起的，严重时会使人腰膝酸软、精神疲惫，甚至诱发癌变。

症状自诊：白带增多，呈乳白色或黄色，呈泡沫状，阴道分泌物增多，呈脓性、浆液性，有臭味，严重者有血性白带、血尿、精神疲惫、腰膝酸软等症状。

易发人群：饮食不规律、操劳过度、精神抑郁、脾肾虚弱、房事不节、湿热体质者。

可用茶方：鸡冠花止带茶、金樱子牡蛎茶、石榴皮固涩茶、扁豆山药化湿茶、金银花荷叶泻热茶、参须茶、泽泻荷叶降浊茶、蒲公英双参茶、贯仲消炎茶。

疗效茶方

鸡冠花止带茶

材料：干鸡冠花30克，绿茶5克。
用法：鸡冠花加水煮沸5分钟后，立即加入绿茶调匀即可。代茶饮用。
功效：杀菌、收涩止带，适用于白带过多。

石榴皮固涩茶

材料：石榴皮16克，臭椿皮10克，红茶5克。
用法：将上述材料用沸水冲泡，闷20分钟后即可饮用。
功效：涩肠、杀菌、驱虫，适用于白带过多、小腹疼痛。

金樱子牡蛎茶

材料：金樱子10克，煅牡蛎10克。
用法：将上述材料一起用清水煎煮。代茶常饮。
功效：解毒消肿、利尿止带。

蒲公英双参茶

材料：蒲公英10克，苦参、丹参各5克。
用法：将三者混合放入茶杯中，沸水冲泡，5分钟后即可饮用。
功效：清热解毒、行气化瘀。

疗效茶材

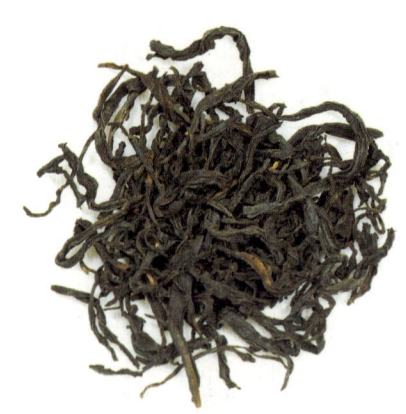

红茶

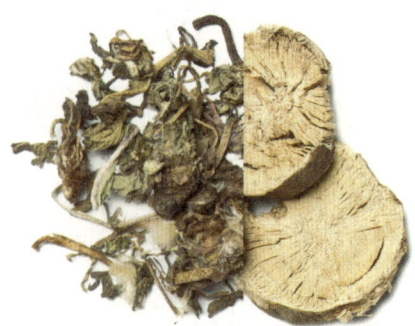

蒲公英　　苦参

扁豆山药化湿茶

材料：白扁豆、山药各 20 克。
用法：白扁豆炒香捣碎，山药切片，将二者一起用清水煎煮，代茶饮用。
功效：健脾化湿、涩肠杀菌，适用于女子带下白带过多、小腹疼痛等症。

金银花荷叶泻热茶

材料：金银花 15 克，荷叶 10 克，青蒿 10 克。
用法：将上述材料用清水煎煮，沸腾后煎煮 10 分钟即可。每日 1 剂，温服。
功效：清暑泻热、解表化湿。

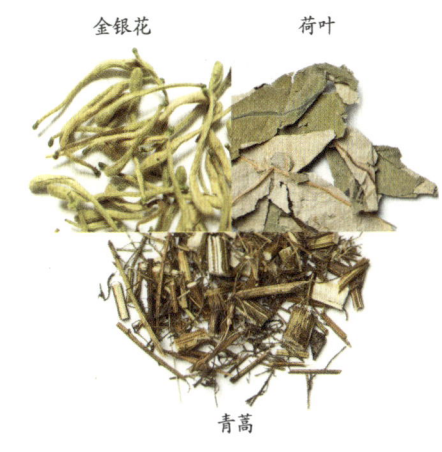

金银花　荷叶

青蒿

参须茶

材料：太子参 45 克、玉米须 50 克。
用法：将上述材料清水煎煮，每日 1 剂，代茶饮用。
功效：养阴清热、利湿祛邪。

泽泻荷叶降浊茶

材料：草决明、泽泻各 20 克，荷叶 16 克。
用法：将上述材料放入茶壶中，沸水冲泡，加盖闷 30 分钟后即可饮用。
功效：清热排湿、降浊轻身。

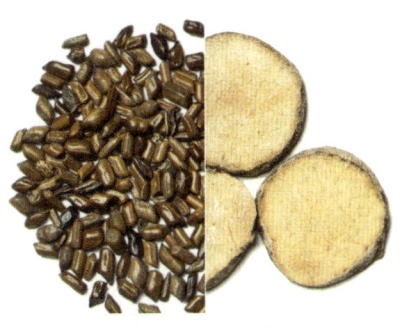

决明子　泽泻

贯仲消炎茶

材料：贯仲 10 克。
用法：将贯仲放入茶杯中，沸水冲泡，5 分钟后即可饮用。每日 1 剂，早晚分服。
功效：清热解毒、消炎化瘀。

❗ 服用禁忌

金银花性寒，故脾胃虚寒的人服用会加重病情，不宜服用。喝蒲公英茶会降低血压，所以不适合低血压患者。蒲公英性寒，因此阳虚外寒、脾胃虚弱者忌用。

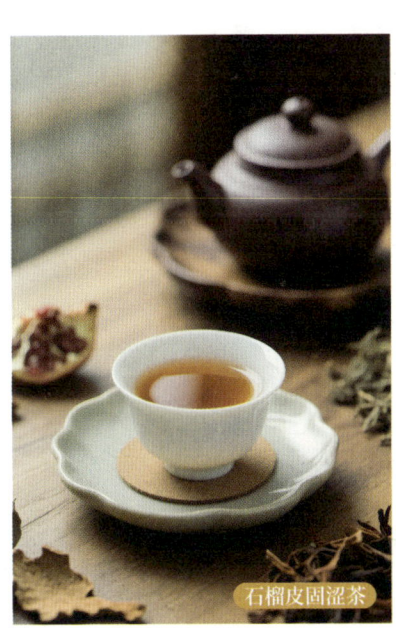

石榴皮固涩茶

产后腹痛

- 产后腹痛身体弱
- 花草茶助你养阴活血强身体

产后腹痛,是因为妇女下腹部盆腔内的器官较多,由于妇女生产时对其造成了伤害或生产后保养不当引起异常,从而引起产后腹痛,包括腹痛和小腹痛,以小腹部疼痛最常见。一般经产妇没有初产妇恢复能力强,更容易引发产后腹痛。

症状自诊:产后小腹阵发性疼痛且连绵不绝、腹部冷寒喜暖、恶露量少、胸胁胀痛、面色青白、头目眩晕、心悸失眠、大便燥结、四肢冰凉等症。

易发人群:多次生产的经产妇、情绪不佳、缺少运动、身体虚弱、血气不畅、产后受凉者。

可用茶方:益母草蜂蜜止痛茶、美人蕉茶、豆根玄参止痛茶、麦冬养阴茶、生姜红糖暖胃茶、桂皮红糖祛寒茶、赤豆南瓜补血茶、当归桃仁活血茶、鸡冠花茶。

疗效茶方

益母草蜂蜜止痛茶

材料:益母草 5 克,蜂蜜 30 克。
用法:将上述材料一起用清水煎煮,煮沸 5 分钟后即可。每日 1 剂,一日 3 次,饭后温服。
功效:活血化瘀、调经止痛,适用于月经不调、产后腹痛。

美人蕉茶

材料:美人蕉 20 克,蜂蜜 20 克。
用法:美人蕉用清水煎煮,沸腾 5 分钟后,加入蜂蜜调匀即可。
功效:凉血止血,适用于子宫功能性出血、大便下血、尿血等症。

豆根玄参止痛茶

材料:山豆根 5 克,玄参 10 克。
用法:将二者放入茶杯中,沸水冲泡,加盖闷 10 分钟后即可饮用。
功效:滋阴降火、消肿止痛。

疗效茶材

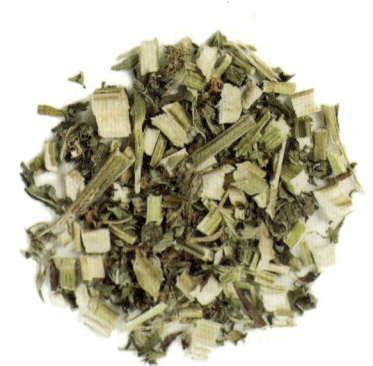

益母草

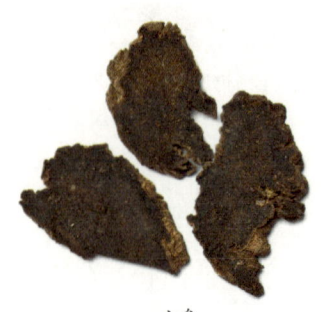

玄参

麦冬养阴茶

材料：麦冬、生地黄各 5 克。
用法：将上述材料放入茶杯中，沸水冲泡，5 分钟后即可饮用。
功效：暖胃健脾、祛寒活血。

桂皮红糖祛寒茶

材料：桂皮 6 克，红糖 12 克。
用法：将上述材料清水煎煮。每日服用 3 次，连服 5 日。
功效：温中健脾、活血化瘀。

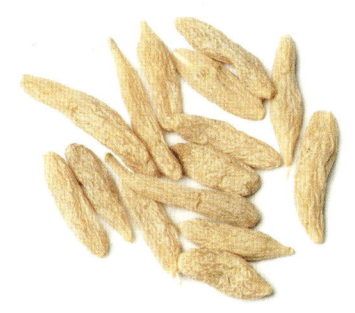

麦冬

当归桃仁活血茶

材料：当归 12 克，桃仁 12 克，川芎 15 克，香附 12 克。
用法：将上述材料用清水煎煮。每日 1 剂，每日 2 次。
功效：化瘀活血、祛寒止痛。

赤豆南瓜补血茶

材料：赤小豆 100 克，生姜 30 克，南瓜 200 克。
用法：将上述材料研成细末，混合。每次用开水冲泡 30 克饮用。
功效：补血止痛，主治产后小腹冷痛、面色苍白、头晕耳鸣。

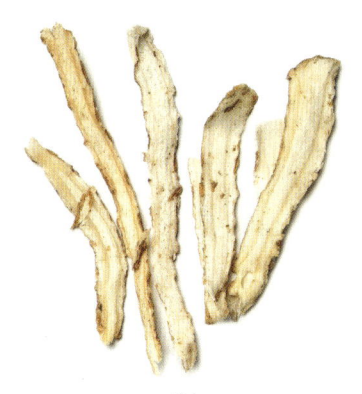

当归

鸡冠花茶

材料：鸡冠花 15 克，白酒适量。
用法：将鸡冠花与白酒用清水煎煮，沸腾后即可。每日 1 剂，早晚分服。
功效：清热止血，适用于功能性子宫出血。

生姜红糖暖胃茶

材料：生姜 3 片，红糖适量。
用法：将生姜切成碎末，与红糖一起煎煮，水沸后 5 分钟即可饮用。
功效：祛寒暖胃、化瘀活血。

> **❗ 服用禁忌**
>
> 桂皮是温热性药物，如有口渴、咽干舌燥、咽喉肿痛、鼻子出血等热性症状的患者不宜服用，可选用其他茶方。

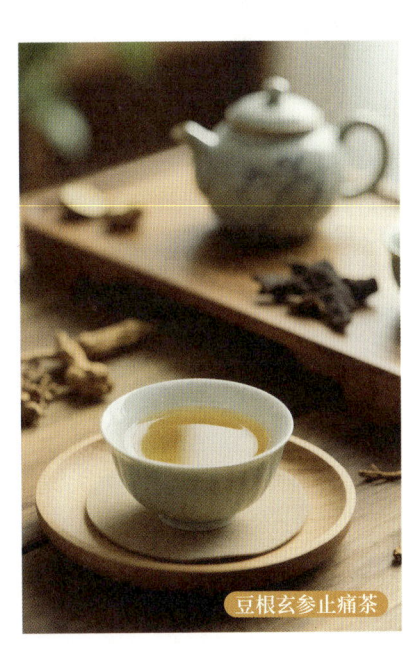

豆根玄参止痛茶

妊娠呕吐

- 恶心、呕吐，还厌食
- 健脾暖胃是关键

妊娠呕吐即女性在怀孕早期经常出现的恶心、呕吐、头晕、厌食等症状。少数孕妇会出现频繁而剧烈的恶心呕吐现象，这常常影响到孕妇正常的工作和生活，严重者还会危及孕妇的生命。妊娠呕吐由生理、心理等多方面原因引起，需要多方面配合治疗。

症状自诊：恶心呕吐、头晕耳鸣、四肢倦怠、厌食、口中淡而无味、食入即吐、恶闻油腥、烦躁易怒。

易发人群：内分泌失调、精神紧张、心理惧怕、情绪不稳、身体虚弱、缺乏维生素、偏食厌食者。

可用茶方：芝麻红糖通乳茶、紫苏生姜暖胃茶、灶心土茶、建兰叶茶、山楂麦芽导滞茶、麦芽红糖暖胃茶、竹茹茯苓止呕茶、麦冬山楂和胃茶、黄芩苏梗止呕茶。

疗效茶方

芝麻红糖止呕茶

材料：芝麻5克，红糖20克。
用法：将芝麻炒熟、研成细末，与红糖一起用沸水冲泡，代茶饮用。
功效：活血通络、祛风润肠、生津通乳，适用于妊娠期呕吐、催奶。

灶心土茶

材料：灶心土30克。
用法：将灶心土放入茶壶中，清水煎煮，取澄清汁液代茶饮用。
功效：健脾和胃、温中止呕，主治中焦虚寒呕吐、妊娠呕吐。

紫苏生姜暖胃茶

材料：紫苏叶5克，生姜2克。
用法：将紫苏叶与生姜片一起煎煮，代茶常饮。
功效：暖胃健脾、解毒安胎，适用于妊娠期呕吐、恶心呕吐等症。

疗效茶材

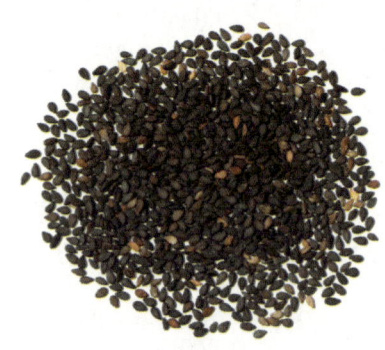

芝麻

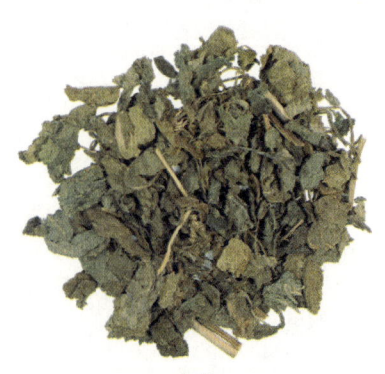

紫苏

山楂麦芽导滞茶

材料：麦芽 30 克，山楂 15 克。
用法：将上述材料放入茶壶中，沸水冲泡，加盖闷 30 分钟即可。
功效：开胃消食、清热导滞。

建兰叶茶

材料：建兰叶 5 片。
用法：将建兰叶切碎，沸水冲泡，5 分钟后即可饮用。
功效：清热利湿，适用于妊娠呕吐。

竹茹茯苓止呕茶

材料：竹茹、茯苓各 6 克。
用法：将上述材料放入茶杯中，沸水冲泡，闷 10 分钟后即可饮用。
功效：健脾开胃、止呕。

麦芽红糖暖胃茶

材料：麦芽、红糖各 5 克。
用法：将上述材料放入茶杯中，沸水冲泡，静置 3 分钟后即可饮用。
功效：健脾暖胃、理气宽中，适用于妊娠呕吐。

麦冬山楂和胃茶

材料：麦冬 5 克，谷芽 5 克，山楂 5 克。
用法：将上述材料放入茶杯中，沸水冲泡，3 分钟后即可饮用。
功效：生津和胃、消食导滞。

黄芩苏梗止呕茶

材料：黄芩 10 克，苏梗 5 克。
用法：将上述材料用清水煎煮，沸腾后小火煎煮 30 分钟即可。
功效：理气宽中、止痛、舒缓呕吐。

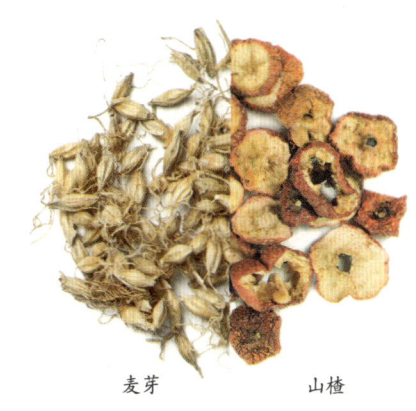

麦芽　　山楂

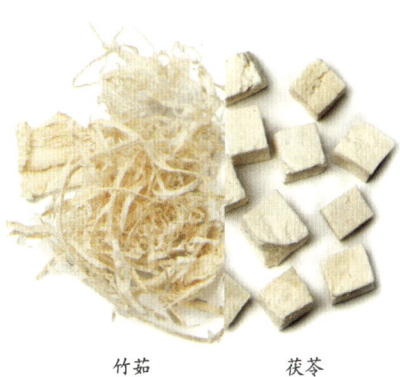

竹茹　　茯苓

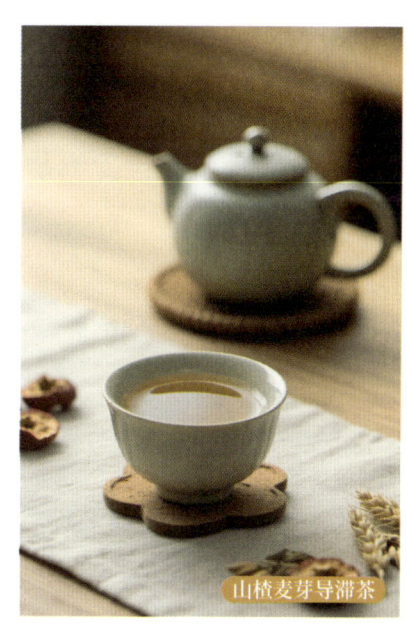

山楂麦芽导滞茶

⚠ 服用禁忌

紫苏里含有大量草酸，所以不宜长期过多饮用，容易上火又气虚体弱者也不宜饮用。

胎动不安

- 孕期胎动腰腹痛
- 一杯安胎茶让准妈妈更安心

胎动不安是指孕妇在妊娠期出现腰酸腹痛、胎动下坠，或阴道少量出血的现象，又称"胎气不安"。其与西医学中的先兆流产、先兆早产相似，是常见的妊娠病之一。胎动不安经过安胎治疗，多能快速治愈，继续妊娠。

症状自诊：妊娠期腰酸腹痛、胎动下坠、阴道少量流血、血色暗淡、头晕耳鸣、两膝酸软、小便频繁、神情倦怠、面色枯黄、气虚无力、心悸失眠等症。

易发人群：肾气不足、孕后房事不节、身体虚弱、脾虚气弱、气血不足、运动不当者。

可用茶方：糯米黄芪安胎茶、葡萄蜜枣补气茶、西洋参大枣益气茶、党参黄芪茶、莲子桂圆健脑茶、百合麦冬宁心茶、芪枣补茶、二参安神茶、紫苏安胎茶。

疗效茶方

糯米黄芪安胎茶

材料：糯米 50 克，黄芪 15 克，川芎 5 克。
用法：将上述材料一起用 1500 毫升清水煎煮，煎至 800 毫升，去渣取汁。每日两次，温服。
功效：调气血、安胎。

葡萄蜜枣补气茶

材料：葡萄干 20 克，蜜枣 15 克。
用法：将上述材料用 500 毫升清水煎煮，煎煮 3 分钟即可。
功效：补气补血，适用于气血不足引起的胎动不安。

西洋参大枣益气茶

材料：西洋参 20 克，大枣 8 克。
做法：将上述材料放入茶杯中，用沸水冲泡，加盖闷 30 分钟后即可饮用。
功效：滋阴补虚、益气安神。

党参黄芪茶

材料：党参、黄芪各 20 克，枸杞子 10 克。
用法：将上述材料用清水煎煮，煮沸后 20 分钟即可。
功效：润肺养肾、增补元气、强身健体。

疗效茶材

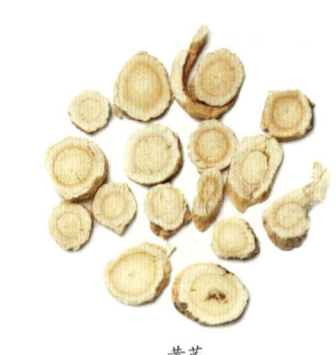

黄芪

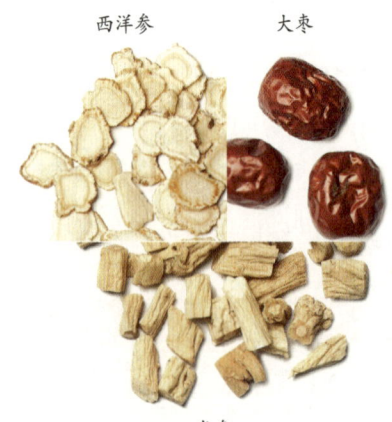

西洋参　大枣

党参

莲子桂圆健脑茶

材料：莲子 100 克，桂圆肉、雪耳各 10 克，冰糖适量。
用法：莲子、雪耳洗净，冷水浸泡 3 小时后，捞出沥干，与桂圆一起放入锅中，加入 7 碗清水，大火煮沸，改小火煎煮 45 分钟，加入冰糖溶化即可。
功效：稳定心神、补血健脑。

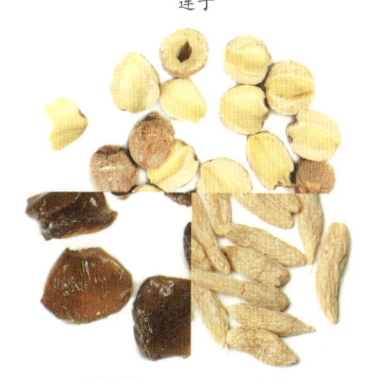

芪枣补茶

材料：北芪、党参各 9 克，大枣 5 克。
用法：将上述材料加入 500 毫升清水煎煮，煮沸后小火煎煮 20 分钟即可。
功效：补血益气、强身健脑。

百合麦冬宁心茶

材料：百合 18 克，麦冬 20 克，柏子仁 15 克，蜜枣 2 颗。
用法：将上述材料一起用清水煎煮，每日 1 剂，早晚分服。
功效：清心祛燥、益气守神、增强记忆力、行气宽中、强身健体。

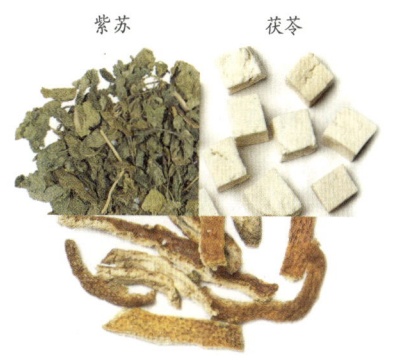

二参安神茶

材料：玄参、太子参各 5 克。
用法：将玄参与太子参放入茶杯中，沸水冲泡，5 分钟后即可饮用。
功效：清心泻火、益气安神。

紫苏安胎茶

材料：紫苏叶 10 克，茯苓、陈皮各 6 克。
用法：将上述材料捣碎放入茶杯中，沸水冲泡，加盖闷 10 分钟即可。
功效：行气宽中、止呕安胎。

> **❗ 服用禁忌**
>
> 黄芪是补益药茶，因此阳气过旺，容易上火的妊娠妇女不宜服用。紫苏茶里含有大量草酸，所以紫苏茶不宜长期饮用，容易上火又气虚体弱者也不宜饮用，可选用其他茶方。

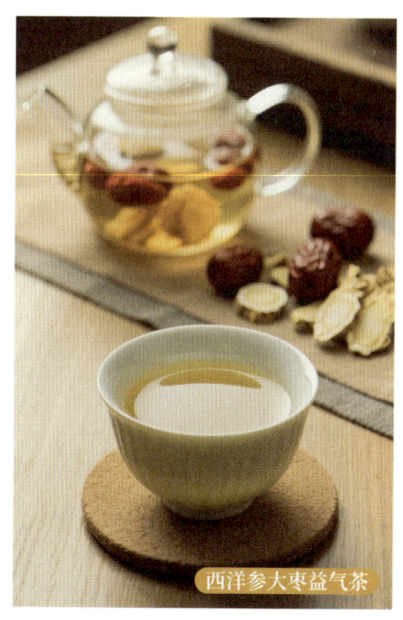

西洋参大枣益气茶

催乳

- 产后无乳真急人
- 喝对花草茶烦恼消

妇女产下婴儿后,常常会出现乳房硬结、疼痛,疼痛感甚至延至腋窝部的副乳腺,没有奶水或奶水量少等情况。这对产妇和婴儿的身体都有伤害,因此人们常通过中药、按摩、喝催乳汤等方法来达到催乳的效果。

症状自诊: 乳房肿痛、乳房有硬块、奶水不出、乳汁量少、乳汁不畅、产妇怕冷发热、头痛体困、恶心不喜食等症。

易发人群: 气血不通、乳房有肿块、患有乳腺炎、身体虚弱、体弱多病者。

可用茶方: 通草催乳茶、小麦益气茶、漏芦散结茶、桑寄生丝瓜茶、玉米须利水茶、丝瓜仁催乳茶、木瓜花生大枣饮、茴香枳壳理气茶。

疗效茶方

通草催乳茶

材料: 通草 30 克,绿茶 5 克。
用法: 将通草用 300 毫升清水煮沸 15 分钟后加入绿茶。每日 1 剂,每日 3 次。
功效: 健胃、通乳,适用于产后缺乳。

小麦益气茶

材料: 小麦 30 克,绿茶 5 克。
用法: 将小麦用 300 毫升清水煮沸 15 分钟后加入绿茶。每日 1 剂,每日 3 次。
功效: 和中益气、健脾通乳,适用于产后缺乳。

木瓜花生大枣饮

材料: 木瓜 1 个,花生 100 克,大枣 5 颗。
用法: 将木瓜去皮、去核、切块,与花生、大枣一起放入砂锅中煎煮,煮开后改用文火煲 2 小时即可饮用。
功效: 健脾和胃、利肾去水、理气通乳。

漏芦散结茶

材料: 漏芦 20 克,王不留行 5 克。
用法: 将上述材料一起用 200 毫升清水煎煮,煮开后小火煎煮 15 分钟即可。每日 1 剂,一日 2 次。
功效: 清热解毒、消痛散结、通经下乳。

疗效茶材

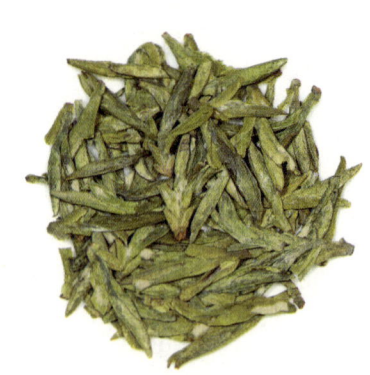

绿茶

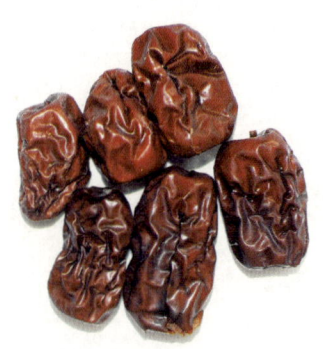

大枣

茴香枳壳理气茶

材料：小茴香 30 克，枳壳 15 克。
用法：将上述材料微炒，研成细末，每次取出 6 克，用开水冲泡后即可饮用。
功效：理气行滞、疏通气血。

桑寄生丝瓜茶

材料：桑寄生、丝瓜络各 10 克，玫瑰花 3～5 克。
用法：将上述材料一起用 200 毫升清水煎煮，煮开后小火煎煮 15 分钟即可。每日 1 剂，一日 2 次。
功效：祛风湿、益肝肾、活血化瘀、通经下乳。

丝瓜仁催乳茶

材料：丝瓜仁 30 克。
用法：将丝瓜仁用清水煎煮，沸腾后即可，代茶饮用。
功效：理气补虚、散结通乳。

> **❗ 服用禁忌**
>
> 舌质偏红、阴虚火旺的产妇不宜食用茴香，可以选用其他茶方。

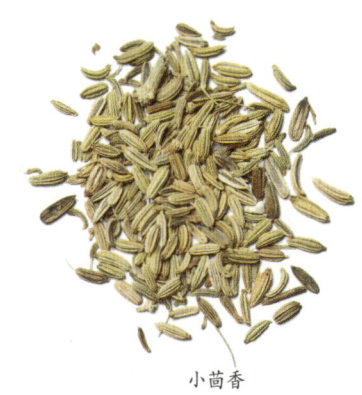

小茴香

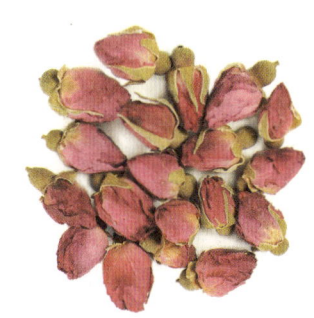

玫瑰花

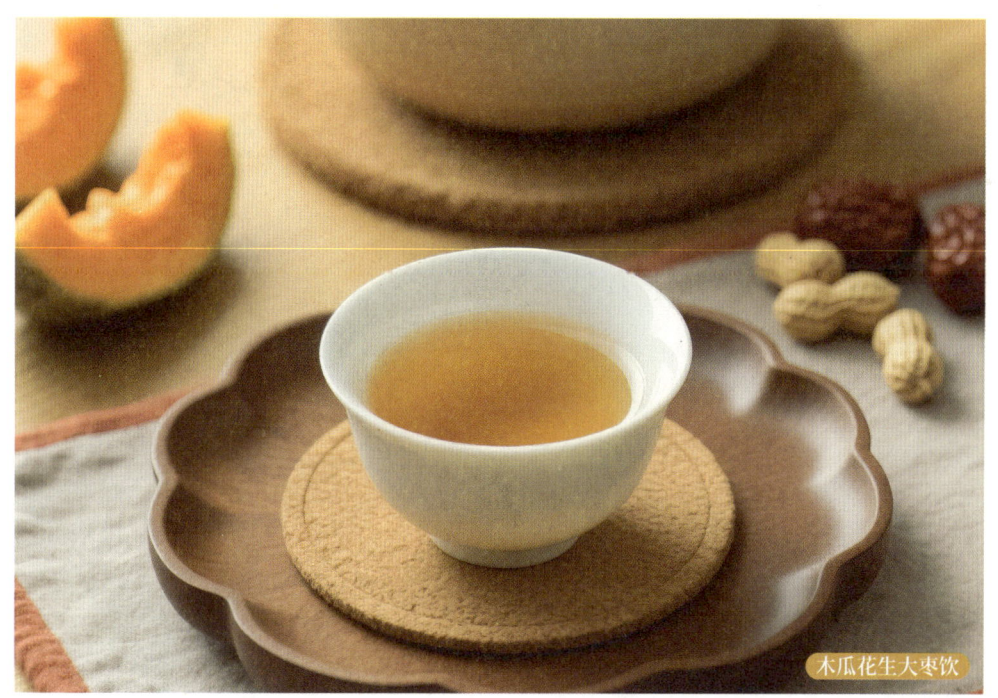

木瓜花生大枣饮

乳房肿块

- 乳房肿块危害大
- 通络散瘀花草茶来消肿

乳房肿块是最常见的一种乳房疾病，很多妇女乳房中都长有或大或小的肿块。乳房肿块分为良性肿瘤和恶性肿瘤两种。良性肿瘤不会扩散，对身体没有太大的危害；恶性肿瘤即癌症，会不断扩散，对人体危害极大。

症状自诊：乳房中有块状物，轻按会有肿痛现象，有的肿块会滑动，甚至有红肿灼热的疼痛感。月经前期乳房胀痛，摸之肿块或柔软或韧实；月经过后疼痛减轻，肿块缩小。

易发人群：内分泌失调、精神紧张、睡眠不足、高龄不育、性生活失调、流产、不哺乳、饮食不合理者。

可用茶方：芙蓉叶散瘀茶、橘核通络茶、海带沙参散结茶、毛冬青山楂茶、白芍生地黄茶、蒲公英连翘疏通茶、土茯苓散瘀茶、枯草银花茶。

疗效茶方

海带沙参散结茶

材料：海带 16 克，沙参 20 克，海藻 10 克。
用法：将上述材料放入药壶中煎煮，第一次煎煮，3 碗水煎至 1 碗，第二次，2 碗水煎至半碗，将两次所得的汤水混合，分 2 次服用。
功效：养阴清火、化瘀散结。

芙蓉叶散瘀茶

材料：芙蓉叶 200 克，蜂蜜适量。
用法：芙蓉叶研成粗末，每次取 5 克，放入茶杯中，温开水冲服，加入适量蜂蜜调味即可饮用。
功效：清热解毒、消肿排脓、祛瘀。

白芍生地黄茶

材料：白芍、生地黄各 10 克，夏枯草、牡丹皮各 5 克。
用法：将上述材料放入茶壶中，沸水冲泡，加盖闷 30 分钟后即可饮用。
功效：清肝泻火、清血散瘀。

蒲公英连翘疏通茶

材料：蒲公英、连翘各 5 克。
用法：将上述材料放入茶杯中，沸水冲泡，5 分钟后即可饮用。
功效：疏通血脉、活血化瘀、清热解毒。

疗效茶材

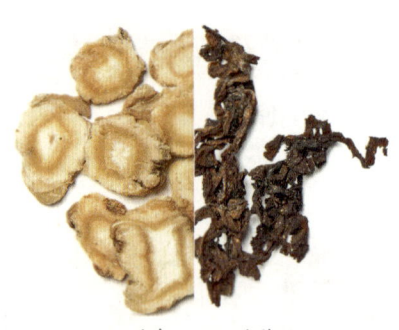

沙参　　海藻

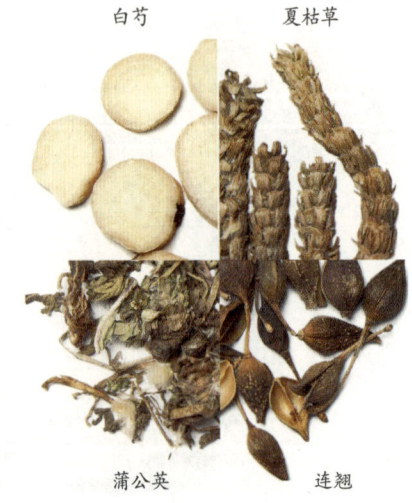

白芍　　夏枯草

蒲公英　　连翘

毛冬青山楂茶

材料：毛冬青 30 克，山楂 29 克。
用法：将上述材料用清水煎煮，每日 1 剂量，温服。
功效：清热去脂、活血散瘀、疏通脉络。

土茯苓散瘀茶

材料：土茯苓 10 克，板蓝根 5 克。
用法：将上述材料放入茶壶中，沸水冲泡，闷 10 分钟后即可饮用。
功效：清热排毒、软化血管、疏通散结。

枯草银花茶

材料：夏枯草、金银花各 5 克，蝉蜕 3 克。
用法：将三者混合，沸水冲泡，3 分钟后即可饮用。
功效：解毒散瘀、疏风清热。

> **! 服用禁忌**
>
> 蒲公英茶会降低血压，因此低血压的乳房肿块患者不宜服用，可选择其他茶方。

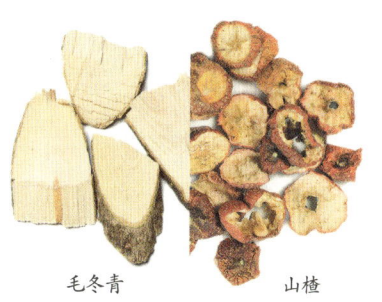

毛冬青　　山楂

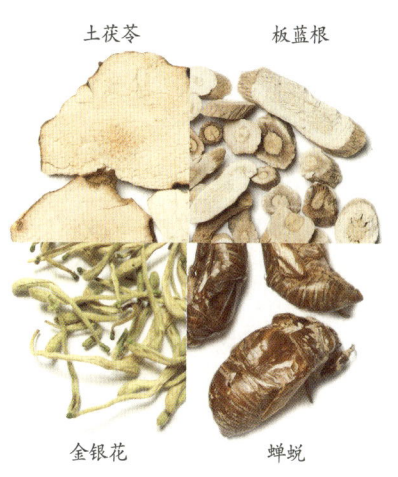

土茯苓　　板蓝根

金银花　　蝉蜕

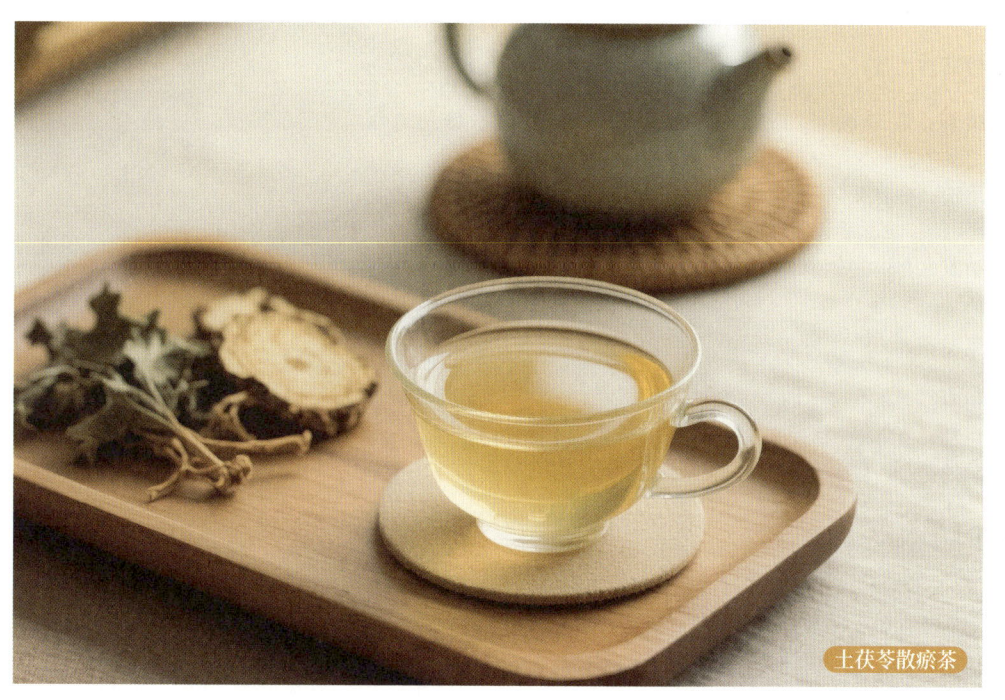

土茯苓散瘀茶

痤疮

- 上班压力大
- 痤疮反复喝点退火茶

痤疮,俗称"青春痘",也叫"面包""粉刺""酒刺""暗疮"等,是最常见的一种皮肤病。一般在青春发育期,几乎每个人脸上都会出现或多或少的青春痘,25岁以后则自然趋向痊愈。压力过大、内分泌失调、肝火过旺等,是其发病诱因。

症状自诊:粉刺初发时,有白头粉刺与黑头粉刺两种。白头粉刺为皮色丘疹,开口不明显,不易挤出里面的刺状物;黑头粉刺也称开放性粉刺,位于毛囊口的顶端,可以挤出里面的刺状物。

易发人群:青春发育期的男女生、脑力工作繁重的白领阶层,以及其他工作压力较大者。

可用茶方:荷叶绿豆茶、银耳杏仁茶、菊花茶。

疗效茶方

荷叶绿豆茶

材料:荷叶1张,绿豆90克,西洋参9克,陈皮3克。
用法:将绿豆、西洋参、陈皮置入砂锅中,加1200毫升清水,熬煮1小时后,加入荷叶,继续熬煮20分钟即可。
功效:理气祛湿、清热解毒,可防治痤疮、痱子、皮肤瘙痒红肿等。

银耳杏仁茶

材料:银耳60克,甜杏仁30克,白果15枚,冰糖适量。
用法:将以上材料置入砂锅中,加水漫过药材,熬煮1小时后,加适量冰糖即可食用。每日1剂。
功效:清肺润燥、生津化痰、消除痤疮、去斑美白。

菊花茶

材料:菊花10克,绿茶5克。
用法:将菊花与绿茶置入茶杯中,以沸水冲泡后饮用。
功效:清热解毒、明目清肝,对痤疮有较好的疗效。

服用禁忌

荷叶性凉,身体瘦弱、气血虚弱者需酌情饮用,脾胃虚寒及有胃痛症状者不宜服用,孕妇及经期妇女不宜饮用。

疗效茶材

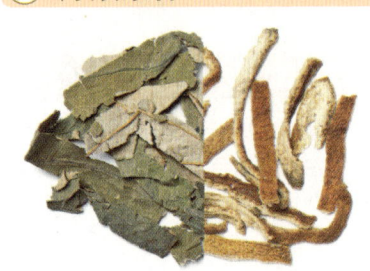

荷叶　　陈皮

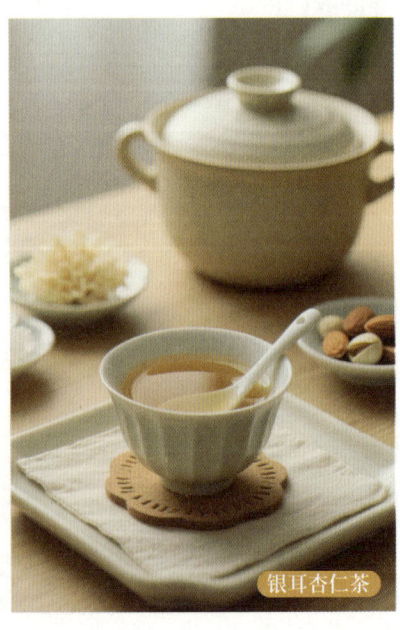

银耳杏仁茶

色斑

- 色斑很难看
- 桃花茶就能代替粉底液！

中医认为："有斑必有瘀，治瘀不离血。"意思是说，人面部的各种色斑，都是体内存在气滞血瘀造成的，而要想治疗气滞血瘀的毛病，离不开通经活血这个方法。自然，饮用通经活血的花草茶，就成为治疗各种色斑的一种有效方法了。

症状自诊：女子面部的斑有多种，其中黄褐斑常见于额、颊、鼻等处，呈现不规则的斑片，但对称分布；黑斑多集中于两颊，雀斑通常分布在日光容易照射到的区域。

易发人群：妊娠之后的女性、长时间在电脑前工作的白领，以及长期心情不畅、气滞血瘀体质者。

可用茶方：桃花祛斑茶、桃花净白茶、芍药祛斑茶。

疗效茶方

桃花祛斑茶

材料：干桃花4克，冬瓜仁5克，白杨柳皮3克。
用法：将上述材料放到茶杯中，用沸水冲泡10分钟后即可饮用。
功效：美白养颜，可祛除黑斑、雀斑、妊娠色素斑等。

芍药祛斑茶

材料：白芍5克，白芷5克，牛奶100毫升。
用法：将白芍和白芷用清水洗净后磨成粉末，然后放入牛奶中搅拌均匀即可饮用。
功效：防治雀斑和粉刺，润滑肌肤。

桃花净白茶

材料：桃花4克，冬瓜仁5克，橘皮5克，蜂蜜适量。
用法：将以上材料放入茶壶中，然后倒入500毫升的沸水。浸泡约10分钟后，加入蜂蜜即可饮用。
功效：淡化色斑、改善肌肤、美白肌肤。

疗效茶材

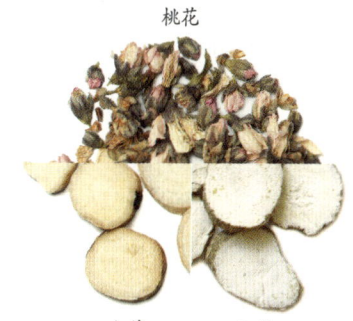

桃花

白芍　白芷

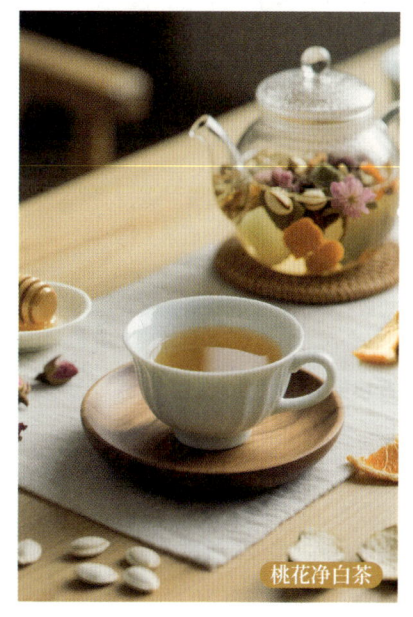

桃花净白茶

服用禁忌

孕妇及月经量过多者不宜饮用桃花茶，并且桃花茶不适宜长期大量饮用。虚寒证病人要慎用芍药茶。

湿疹

- 皮肤瘙痒还难看
- 疗效茶方去烦忧

湿疹是一种常见的由多种内外因素引起的表皮及真皮浅层出现炎症的皮肤病，通俗地讲就是皮肤发炎了。湿疹发作时，常伴有剧烈的皮肤瘙痒症状，治疗不当，容易引起反复发作，瘙痒、疼痛难忍，甚至留下难看的疤痕。

症状自诊：皮肤瘙痒破损，有的会起满水疱，严重者皮肤会糜烂皲裂、皮肤红肿瘙痒、有脓液渗出，或出现红斑、丘疹、水疱等症状。

易发人群：过敏体质、内分泌失调、血液循环不好、精神紧张、过度劳累、家族有皮肤病史者。

可用茶方：苦参明矾抗菌茶、绿茶水、甘草茶叶方、黄柏苦参茶、茯苓薏苡仁解毒茶、苦参蛇床子清热方、黄连黄芩去火方、马鞭草消炎方、马齿苋方。

疗效茶方

苦参明矾抗菌茶

材料：苦参 150 克，明矾 50 克。
用法：将上述材料清水煎煮，每日清洗患处。
功效：清热祛湿、杀虫消炎，适用于湿疹。

绿茶水

材料：绿茶 20 克。
用法：将绿茶用清水煎煮成浓汁，用棉球反复涂抹于患处。早晚各 1 次。
功效：清热消炎、杀菌镇定，适用于阴囊湿疹。

甘草茶叶方

材料：甘草、茶叶适量。
用法：将甘草用清水煎沸 15 分钟，取汁清洗患处，茶叶研成细末敷于患处。
功效：清热收敛、消毒祛湿。

黄柏苦参茶

材料：黄柏 10 克，苦参 15 克。
用法：将上述材料放入茶杯中，开水冲泡，10 分钟后即可饮用。
功效：清热燥湿、泻火解毒，适用于湿疹瘙痒。

疗效茶材

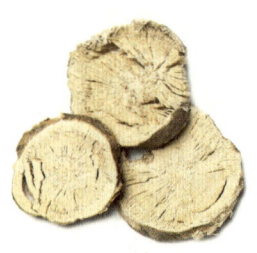

苦参

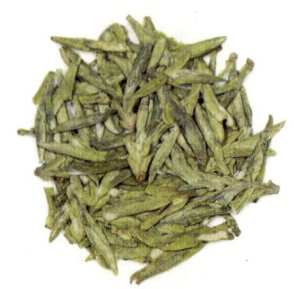

绿茶

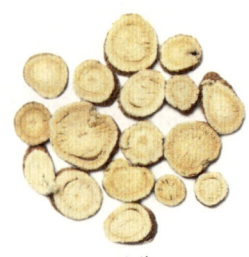

甘草

茯苓薏苡仁解毒茶

材料：土茯苓 20 克，薏苡仁 30 克。
用法：先将薏米用温水泡 2 小时，然后与土茯苓一起用清水煎煮，沸水煎煮 30 分钟即可饮用。
功效：清热消炎、除湿解毒、镇静止痒，适用于湿疹、身体湿气重等症。

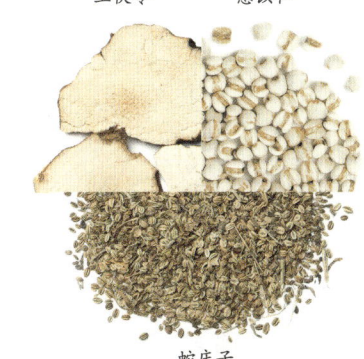

土茯苓　　薏苡仁

苦参蛇床子清热方

材料：苦参 50 克，蛇床子 30 克。
用法：将上述材料用清水煎煮，煮沸 5 分钟后取出汤汁清洗患处。
功效：清热燥湿、杀虫消炎、镇静止痒，适用于湿疹、皮肤瘙痒等症。

蛇床子

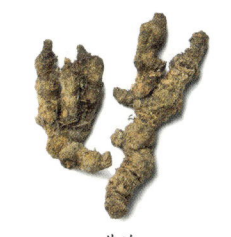

黄连

黄连黄芩去火方

材料：黄连、黄芩各 20 克，冰片适量。
用法：将上述材料磨成细末，混合备用。每次取适量药末外敷于患处。
功效：清热燥湿、泻火解毒。

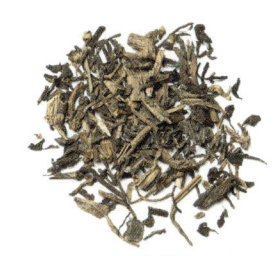

马齿苋

马齿苋方

材料：马齿苋 200 克。
用法：将马齿苋用清水煎煮，煮沸 3 分钟后关火，待汤汁冷却后敷于患处。
功效：清热解毒、止血通淋。

马鞭草消炎方

材料：马鞭草 100 克。
用法：将马鞭草用清水煎煮，待汤汁冷却后清洗患处。
功效：清热解毒、活血通经、利水消肿、消炎止痛，适用于皮肤发炎等症。

> **❗ 服用禁忌**
>
> 薏苡性寒，常饮薏苡茶会使身体冷虚，所以手脚冰冷、脸色苍白的虚寒体质患者不宜饮用，可选用其他疗方。

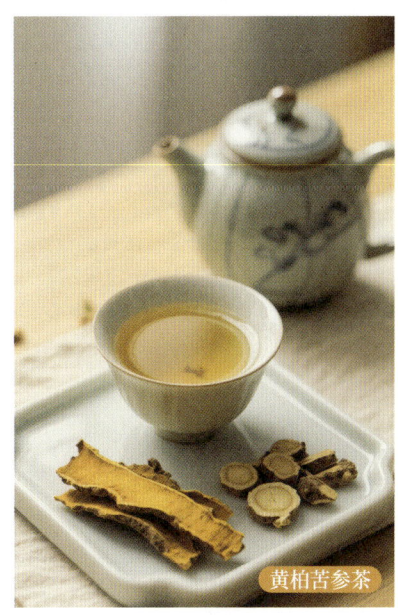

黄柏苦参茶

Chapter 3 各种汉方保健茶，调理身体气色佳

疮痈

- 皮肤生疮羞见人
- 赶紧冲杯清火花草茶

疮痈即痈疽恶疮，是溃疡的一种，外痈化脓溃破后长时间不能痊愈就会转化为疮痈。疮痈通常是由于细菌感染而形成的。头颈后面及背部是受到感染，形成疮痈的多发区。另外，糖尿病患者是疮痈的易发人群。

症状自诊：畏寒、身体发热、白细胞增多，疮痈表面中央有多个脓栓，破溃后呈蜂窝状，有脓血分泌物排出，疮痈及其周围瘙痒、疼痛。

易发人群：体内湿毒重、感冒发烧、身上有创伤易发炎、抵抗力弱、糖尿病患者。

可用茶方：蛇舌草解毒茶、绿茶抗炎方、荷叶散瘀方、桑叶茶汁收敛方、金银花茶、乌梅消疖方、益母草散瘀方、凤尾草消疮方、胡麻化脓方。

疗效茶方

蛇舌草解毒茶

材料：白花蛇舌草 200 克，甘草 10 克，绿茶 5 克。
用法：将白花蛇舌草与甘草一起用清水煎煮，沸腾后去渣取汁，加入绿茶即可饮用。每日 1 剂，每日 4 次。
功效：清热解毒、消痈散结，适用于治疗疖肿、虫蛇咬伤。

绿茶抗炎方

材料：绿茶适量。
用法：将绿茶嚼烂，敷于患处。
功效：清热解毒、消炎杀菌。

荷叶散瘀方

材料：干荷叶 10 克，茶叶适量。
用法：将荷叶焙干研成细末，将茶叶冲泡为浓茶汁，用浓茶汁将荷叶末调成糊状，敷于患处。
功效：散瘀止血、镇静消炎。

凤尾草消疮方

材料：凤尾草 40 克。
用法：将凤尾草用清水煎煮，煮沸后取汁涂抹患处。
功效：解热、通淋、消痈疮、解硫黄中毒。

疗效茶材

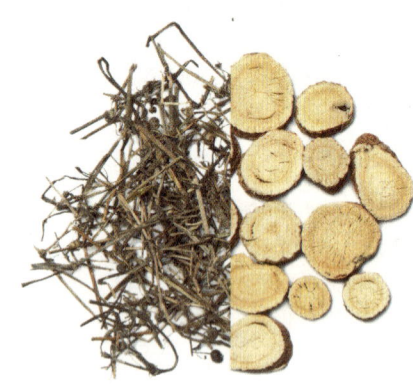

白花蛇舌草　　甘草

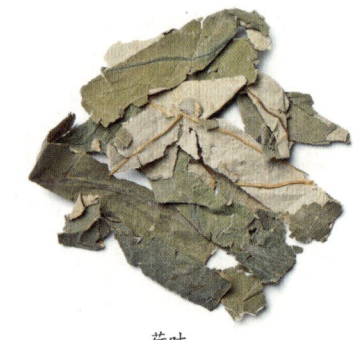

荷叶

桑叶茶汁收敛方

材料：桑叶20克，茶叶10克。
用法：将上述材料用清水煎煮成浓汁，每日涂抹于患处2次。
功效：杀菌止痒、消炎收敛。

胡麻化脓方

材料：胡麻适量。
用法：将胡麻炒黑捣烂，敷于患处。
功效：祛风解毒、止血化脓、消痛散结、镇静消炎、止痛收敛。

金银花茶

材料：干金银花1克，茶叶2克。
用法：将上述材料放入茶杯中，沸水冲泡5分钟后即可。代茶频饮。
功效：清热解毒、消炎排脓、抑菌。

益母草散瘀方

材料：益母草50克。
用法：将益母草用清水煎煮，煮沸后取汁清洗患处。每日2～3次。
功效：祛瘀生新、活血调经。

乌梅消疖方

材料：泡过的茶叶15克，乌梅5克。
用法：将泡过的茶叶焙干，乌梅煅灰，将二者研成粉末调匀，敷于患处。
功效：消炎清血、杀菌排毒。

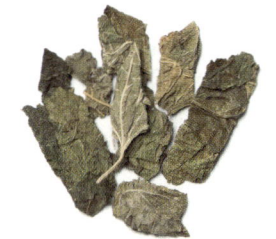
桑叶

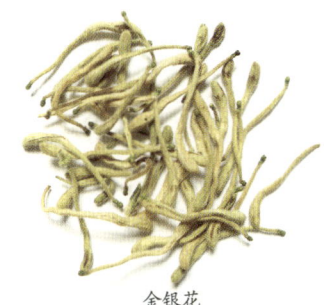
金银花

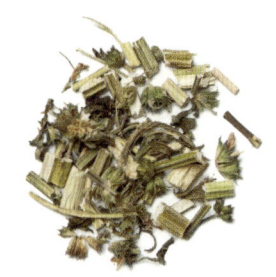
益母草

> **！服用禁忌**
>
> 荷叶性凉，身体瘦弱、气血虚弱、脾胃虚寒及有胃痛症状的疮痈患者不宜服用。益母草性凉，寒性体质、气血虚弱者禁服；胃下垂、子宫下垂、慢性泄泻等病人禁服；孕妇禁用。

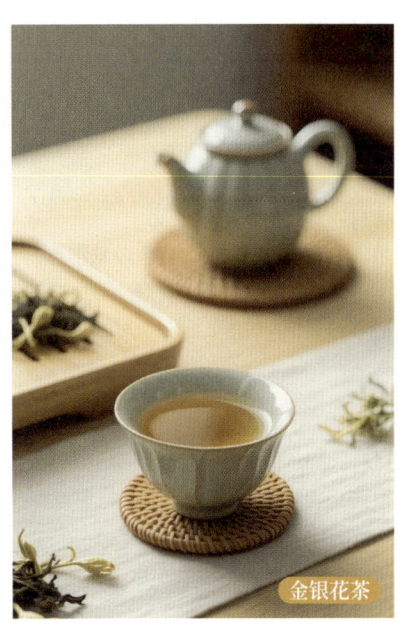
金银花茶

过敏

- 皮肤过敏，脸上又红又肿
- 小小茶方帮你解决肌肤问题

过敏即由于人体接触某些物质（如细菌、花粉、食物或药物）、面对某些境遇（如精神、情绪激动或曝晒阳光）或物理状况（如受冷）时产生的超常的或病理的反应。皮肤过敏时，人体肌肤通常会出现红肿、瘙痒等症状。

症状自诊： 皮肤红肿疼痛、瘙痒难耐，皮肤长有红斑、水疱，身体发热、头痛眼晕等症。

易发人群： 易过敏体质、皮肤娇嫩、饮食不卫生、衣服潮湿发霉、身体虚弱者，多为妇女和儿童。

可用茶方： 茅根生地防敏茶、淘米盐水方、绿豆甘草清凉茶、薏米赤豆汤、芦根鱼腥草排脓茶、三皮防敏茶、橄榄油洁面水、桑叶蝉蜕茶。

疗效茶方

茅根生地防敏茶

材料： 生茅根 50 克，生地 20 克，茶叶 3 克。
用法： 将上述材料放入茶杯中，沸水冲泡，代茶饮。
功效： 清热解毒、凉血止血、消炎祛瘀。

淘米盐水方

材料： 淘米水 500 毫升，盐 1 大勺。
用法： 将淘米水与盐搅拌均匀，煮沸冷却后即可用来清洗患处。
功效： 温和清洁、消炎杀菌。

薏苡赤豆汤

材料： 薏苡仁、赤豆各 30 克。
用法： 先将薏苡仁与赤豆用温水浸泡 2 小时，然后捞出沥干，放入锅中用清水煎煮，煮开后小火煎煮 30 分钟即可饮用。
功效： 清热、利水、除湿，用于湿疹、皮肤过敏性瘙痒。

芦根鱼腥草排脓茶

材料： 鲜芦根 100 克，鱼腥草 15 克。
用法： 将鲜芦根洗净切段，与鱼腥草一起用清水煎煮，煮开后即可饮用。
功效： 清热解毒、抗菌排脓。

疗效茶材

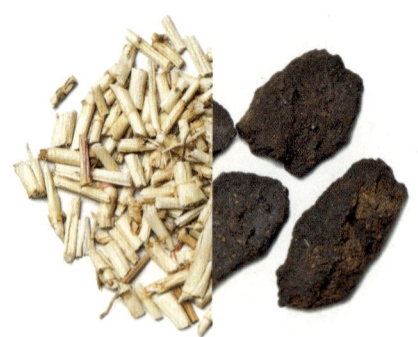

白茅根　　　生地

薏苡仁

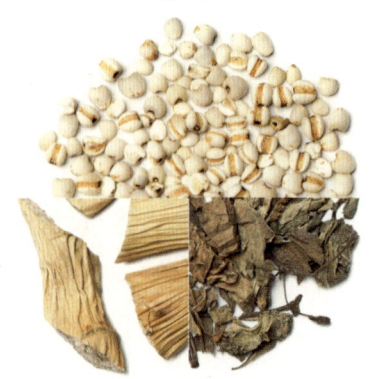

芦根　　　鱼腥草

绿豆甘草清凉茶

材料：绿豆 500 克，甘草 10 克。
用法：先将绿豆用温水浸泡 2 小时，然后与甘草一起用清水煎煮，煮开后小火煎煮 30 分钟即可饮用。
功效：清凉止血、排毒化瘀。

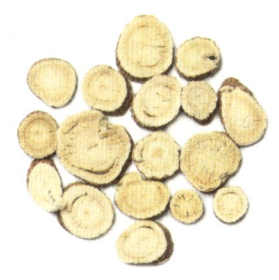

甘草

三皮防敏茶

材料：茯苓皮、桑白皮、陈皮各 10 克。
用法：将上述材料用清水煎煮，煮开后即可饮用。
功效：滋润脾肺、调理气息、预防过敏。

桑叶蝉蜕茶

材料：桑叶、蝉蜕各 8 克。
用法：将上述材料研成粉末，开水冲服。
功效：疏风散热、清肺润燥、脱敏止痒。

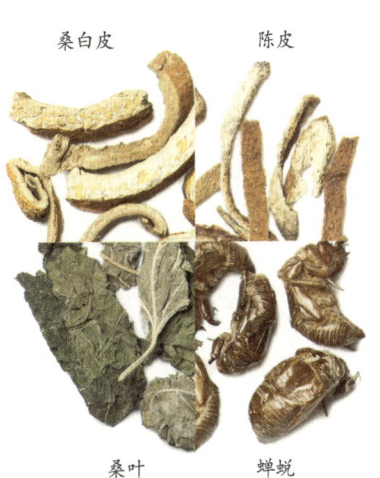

桑白皮　陈皮

桑叶　蝉蜕

❗ 服用禁忌

鱼腥草性寒，饮用过多会耗损阳气、引发气喘，体质虚寒及孕妇等过敏患者不宜饮用，可选择其他疗方。

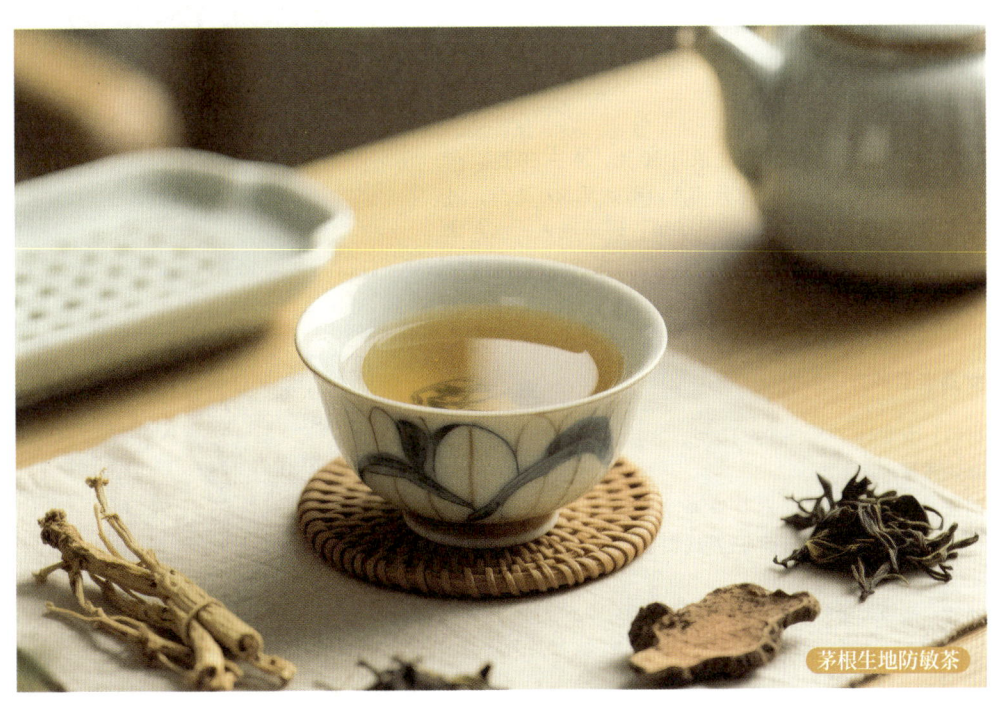

茅根生地防敏茶

烧伤

- 不慎烧伤疼痛难忍
- 虎杖根消炎止痛效果好

皮肤由于接触火焰、高温固体和强辐射热而引起的损伤称为烧伤。烧伤的程度因外物温度的高低、外物作用于皮肤时间的长短而有所不同。烧伤面积达到全身表面积的 1/3 以上时就可能发生生命危险，需紧急送入医院治疗。

症状自诊：轻度烧伤者，烧伤部位一般会发红或者带有清水疱，伴有疼痛感；次重度烧伤者，烧伤部位又红又白，并且带有出血的水疱，同时伴有较强烈的疼痛；重度烧伤者烧伤部位发硬，呈棕色或黑色，烧伤部位无疼痛感，但周围皮肤会感到剧烈疼痛。

易发人群：经常接触明火明电者、电焊工、厨师等。

可用茶方：虎杖根消炎方、大黄黄连烧伤方、女真老君茶方、侧柏凤尾凉血方、石灰茶涂液、艾叶止痛方、皂刺排脓方、浓茶消炎方、虎杖粉散瘀方。

疗效茶方

虎杖根消炎方

材料：虎杖根 100 克，茶叶 30 克，冰片 10 克。

用法：将茶叶加入 1000 毫升清水，煎煮至 500 毫升，过滤备用。将虎杖根洗净、焙黄，研成细末，加入冰片，用茶汁调匀，涂于烧伤部位。每日多次。

功效：消炎止痛、收敛生肌，适用于小面积烧伤。

大黄黄连烧伤方

材料：大黄、黄连各 50 克，茶叶 30 克，冰片 10 克。

用法：将茶叶加入 1000 毫升清水，煎煮至 500 毫升，过滤备用。将大黄、黄连洗净、焙黄，研成细末，加入冰片，用茶汁调匀，涂于烧伤部位。每日多次。

功效：消炎止痛、凉血祛瘀。

女真老君茶方

材料：女贞叶、老君茶各 10 克，冰片、麝香各 2 克，芝麻油适量。

用法：将女贞叶与老君茶洗净、炒炭后研成细末，加入冰片、麝香，用芝麻油调成糊状，敷于患处。每日 3～4 次。

功效：清凉收敛、消炎镇定，适用于轻度烧伤。

疗效茶材

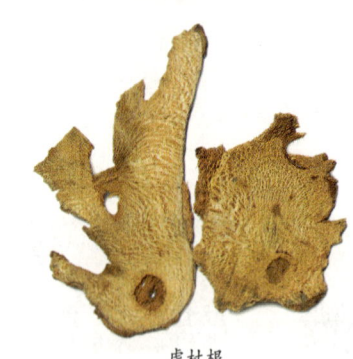

虎杖根

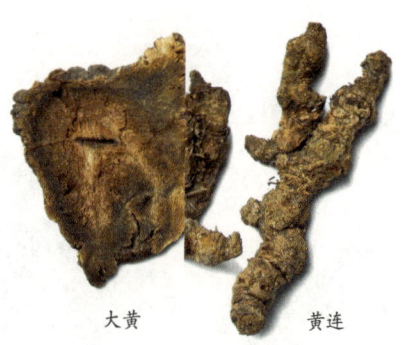

大黄　　黄连

侧柏凤尾凉血方

材料：侧柏、凤尾草各10克，冰片、麝香各2克，芝麻油适量。
用法：将侧柏与凤尾草洗净、炒炭后研成细末，加入冰片、麝香，用芝麻油调成糊状，敷于患处。每日3~4次。
功效：清热除湿、凉血止血，适用于轻度烧伤。

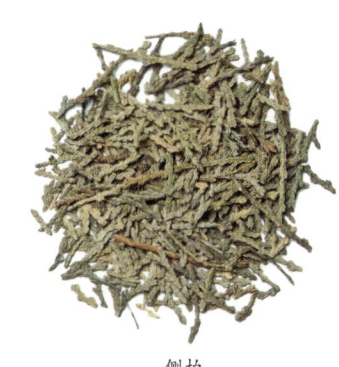

侧柏

石灰茶涂液

材料：陈茶叶100克，石灰150克，白砂糖200克，桐油适量。
用法：将茶叶用清水煎煮，取汁1000毫升，加入石灰搅拌均匀，沉淀后过滤，加入白砂糖及桐油，搅拌均匀即可涂于烧伤处。每日4~5次。
功效：消炎止痛，适用于轻度烧伤。

浓茶消炎方

材料：绿茶10克。
用法：将茶叶用清水煎煮，取汁，待汁凉后涂于患处。
功效：清热消炎、止痛收敛。

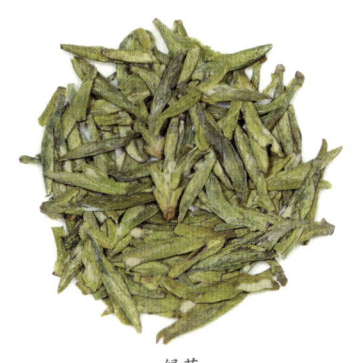

绿茶

艾叶止痛方

材料：艾叶50克，茶叶30克。
用法：将上述材料用清水煎煮，取汁清洗或湿敷患处。
功效：止血止痛、预防感染、促进皮肤新生。

皂刺排脓方

材料：皂刺50克，茶叶40克。
用法：将上述材料用清水煎煮，取汁清洗或湿敷患处。
功效：排毒拔脓、活血消肿、收敛创面。

虎杖粉散瘀方

材料：虎杖粉90克，茶叶10克。
用法：将茶叶用沸水冲泡，过滤出茶汁，调入虎杖粉，清洗患处后涂于患处。每日3次。
功效：清热解毒、祛风利湿、散瘀定痛。

❗ 服用禁忌

艾叶性温，阴虚火旺、血燥生热及宿有失血病的烧伤患者禁用，可选用其他疗方。

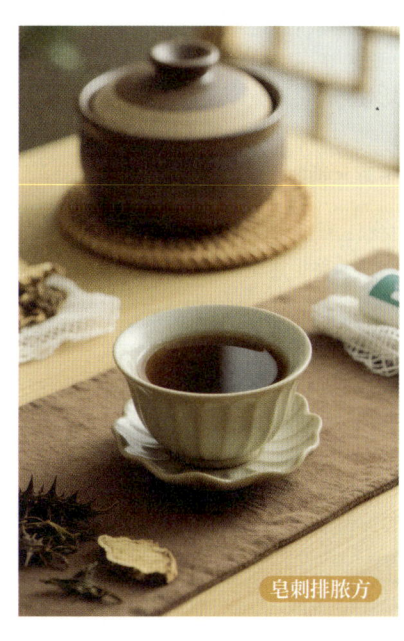

皂刺排脓方

脚气

- 治好脚气
- 脚下才能更硬气！

脚气是足癣的俗名，也称"香港脚"。脚气是一种极常见的真菌感染性皮肤病，脚气患者多表现为脚底或脚趾缝溃烂、发痒等症状。其实大部分人都患有脚气，只是轻重程度不同而已。另外，脚气多发生在潮湿闷热的夏季，冬季相对较少。

症状自诊：糜烂型脚气开始时趾间发潮，脚趾皮肤潮湿发白，到后来脚趾奇痒，容易引发感染；水疱型脚气多发于足底部，起初为小水疱，随后有的会融合成疱液透明的大水疱，同时脚底发臭、发痒。

易发人群：脚部爱出汗且不经常洗脚，鞋袜不透气，与他人共用拖鞋、浴巾，不注意个人卫生者。

可用茶方：茶渣洗脚方、茶叶敷脚方、干姜木香茶。

疗效茶方

茶渣洗脚方

材料：茶叶渣适量。
用法：每天用废茶叶渣煎汤，睡前泡脚。
功效：杀菌除臭。

茶叶敷脚方

材料：绿茶适量。
用法：将茶叶冲泡后，待茶叶舒展后捞出捣烂，敷于患处。
功效：杀菌消炎、止痒除臭。

干姜木香茶

材料：干姜、木香、陈酒各4克。
用法：将上述材料用400毫升清水煎煮，煎煮至200毫升即可。每日1剂，分3次服用。
功效：燥湿消炎、行气止痛、调中导滞。

疗效茶材

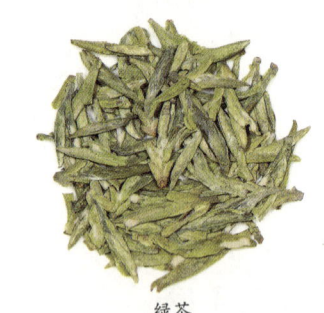

绿茶

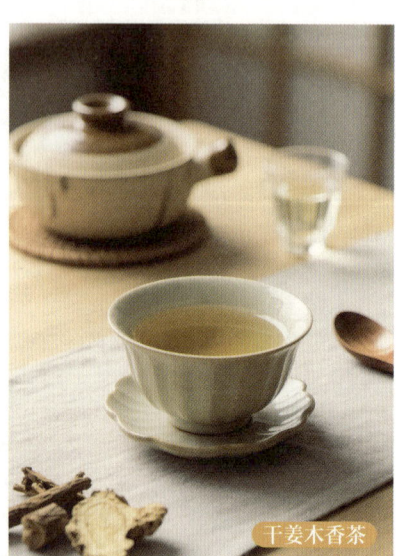

干姜木香茶

服用禁忌

干姜性热，因此阴虚内热、血热妄行的患者不宜服用，可选择其他疗法。

烫伤

- 不小心烫伤了
- 在家涂些花草茶水就能治

因身体接触高温物体而引起皮肤组织的损伤称为烫伤。烫伤后应迅速离开热源,以免继续造成伤害,同时迅速对伤口进行冷处理。处理后,如果烫伤情况比较严重,应及时就医。烫伤应谨慎治疗,否则容易留下疤痕。

症状自诊:烫伤根据程度不同,可分为三个级别。一度烫伤,烫伤部位有轻度红肿、无水泡、疼痛明显;二度烫伤,烫伤部位红肿疼痛,并会出现大小不等的水疱;三度烫伤,烫伤部位呈现灰色或红褐色,烫伤部位及周围疼痛感强烈。

易发人群:经常接触高温物体的人群、厨师、电工、老人、小孩等。

可用茶方:茶叶茶油方、大黄绿茶散瘀方、儿茶清热方。

疗效茶方

茶叶茶油方

材料:茶叶10克,茶油适量。
用法:将茶叶烤至微焦,研成细末,与茶油调成糊状,涂于患处。
功效:消炎抑菌、镇静止痛。

大黄绿茶散瘀方

材料:生大黄100克,蒲公英50克,绿茶50克,冰片10克。
用法:绿茶加水煎煮取汁后,加入生大黄煮成糊状,凉温后加入冰片,搅拌均匀,涂抹于患处。
功效:凉血散瘀、消炎止痛。

儿茶清热方

材料:儿茶100克,绿茶50克,冰片10克。
用法:绿茶加水煎煮取汁后,加入儿茶煮成糊状,凉温后加入冰片,搅拌均匀,涂抹于患处。
功效:清热凉血、消炎抑菌、散瘀止痛。

❗服用禁忌

蒲公英性寒,阳虚外寒、脾胃虚弱的患者忌用,可选择其他疗方。

疗效茶材

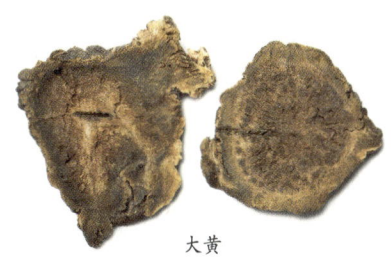

大黄

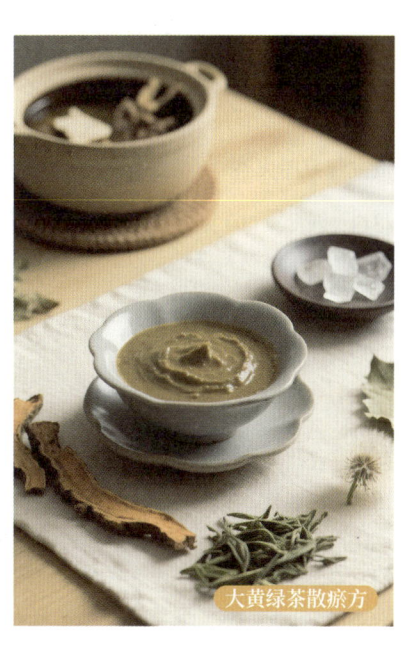

大黄绿茶散瘀方

皮炎

- 皮肤发炎不可小视
- 绿茶消炎杀菌巧应对

皮炎是皮肤科的一种常见疾病，即皮肤由于受到外界刺激而引发炎症，皮肤出现红肿、瘙痒等症状。引起皮肤发炎的原因很多，洗脸水过热、频繁使用。洗面奶洗脸，平时不注意对紫外线的防护等都会引发皮炎。

症状自诊：皮肤呈现红斑、丘疹、水疱、糜烂、鳞屑、苔藓样变等症状，同时伴有皮肤瘙痒、灼痛等症。

易发人群：肠胃功能差、洗脸过频或经常不洗脸、蚊虫叮咬、油脂分泌过剩、过量饮酒、居住环境潮湿者。

可用茶方：竹叶茶油消炎方、瓜皮绿豆泻火茶、明矾消炎方、盐茶水、绿茶五倍子消疮方、芦荟甘草茶、韭菜花椒方、明矾茶水祛湿方、艾叶干姜杀菌方。

疗效茶方

竹叶茶油消炎方

材料：竹叶、茶油适量。
用法：将竹叶烧灰，调入茶油中，敷于患处。
功效：清热消炎、杀菌收敛，适用于带状疱疹。

盐茶水

材料：绿茶20克，精盐适量。
用法：将绿茶加水煮沸5分钟，加入精盐搅匀。每日用来浸泡患处。
功效：消炎收敛、抗菌止痒。

瓜皮绿豆泻火茶

材料：西瓜皮200克，绿豆40克，蝉蜕15克。
用法：将上述材料洗净，放入锅中清水煎煮，煮沸后即可饮用。
功效：清热泻火、祛暑消炎。

明矾消炎方

材料：明矾50克，绿茶、黄柏各30克。
用法：将明矾研成粉末，与绿茶、黄柏一起用1000毫升的清水煎煮，沸腾5分钟后，用来清洗患处。
功效：杀菌消炎、清热排毒、镇静收敛，适用于接触性皮炎。

疗效茶材

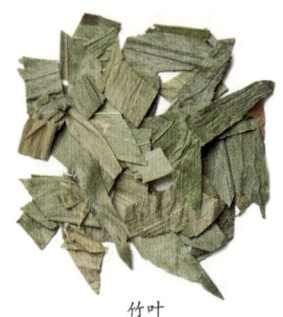
竹叶

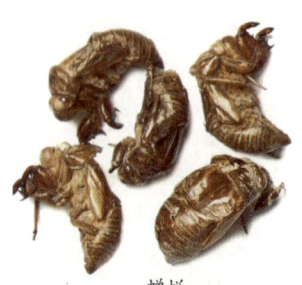
蝉蜕

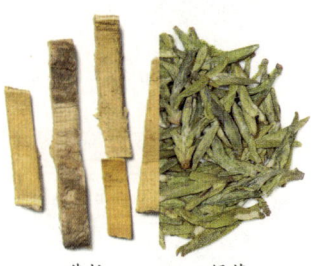
黄柏　　绿茶

绿茶五倍子消疮方

材料：绿茶、五倍子各5克，冰片少许。
用法：将绿茶、五倍子一起研磨成细粉，加入冰片调成糊状，将疮面洗净，涂于患处。每日1次。
功效：解毒止血、镇静消炎、杀菌止痛。

芦荟甘草茶

材料：干芦荟、甘草各5克。
用法：将二者放入沸水中冲泡，5分钟后即可饮用。
功效：清凉去火、消炎排毒、镇静止痒。

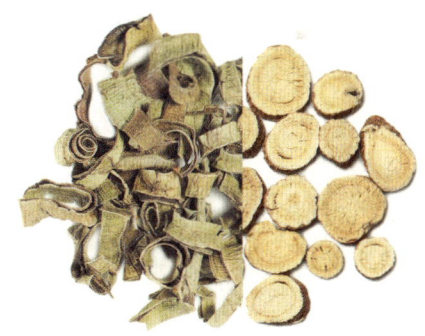

芦荟　　　甘草

艾叶干姜杀菌方

材料：艾叶6克，干姜50克。
用法：将上述材料用清水煎煮，煮沸5分钟后即成。每日用其清洗患处1～2次。
功效：解毒杀菌、除瘀活血。

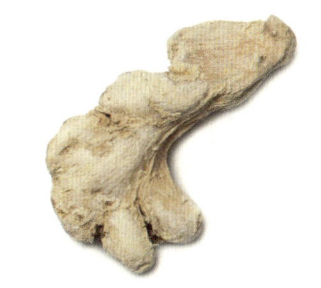

干姜

韭菜花椒方

材料：鲜韭菜50克，花椒粉15克，茶油适量。
用法：将鲜韭菜洗净捣烂，与花椒粉混合，调入茶油，涂抹于患处。每日1次。
功效：消毒杀菌、清凉止痒。

明矾茶水祛湿方

材料：明矾、茶叶各50克。
用法：将明矾、茶叶用温水浸泡30分钟后，再煎煮30分钟，将茶叶捞出。每日用明矾茶水浸泡患处10分钟，令其自然干燥。
功效：清热解毒、排毒祛湿、消炎止痒。

> **❗ 服用禁忌**
>
> 甘草味甘甜，能令湿气加重阻遏气机，因此湿气重而胸腹胀满、呕吐的皮炎患者不可服用，可选用其他疗方。

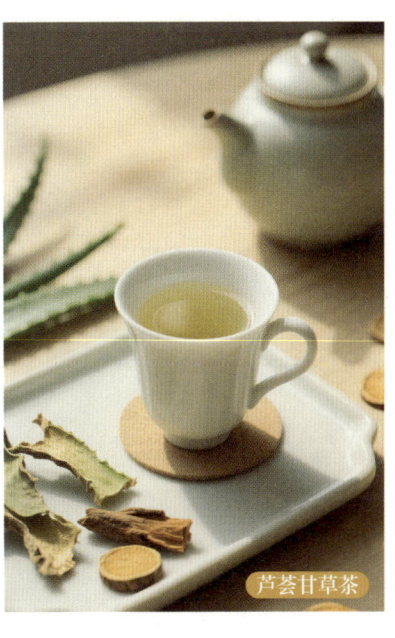

芦荟甘草茶

Chapter 3 各种汉方保健茶，调理身体气色佳

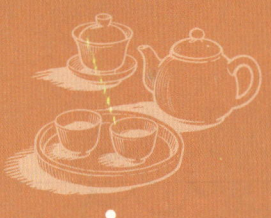

凉茶轻松饮,在家自己做

在电视上轮番上演的各类凉茶广告,让流行于广东一带的凉茶红遍大江南北,随着人们对绿色健康饮品认识的加深,饮用凉茶也成了一种时尚。凉茶,就是将药性寒凉和能消除内热的中草药煎水当作饮料饮用,从而起到消除夏季人体中的暑气和治疗因冬季干燥而引起的咽喉不适的作用。此外,凉茶还有增强人体免疫力、清热解毒、生津去火、散结消肿等作用。正确地制作和饮用凉茶,对保持身体健康大有益处。

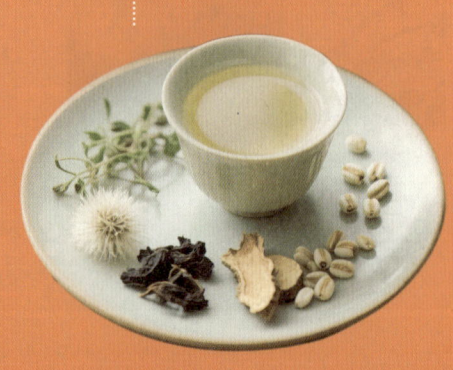

Chapter 4

- 清风藤利湿茶
- 太子参健脾茶
- 黄芩金银花清凉茶
- 大枣黄芪抗菌茶
- 芪枣茶
- 参枣茶
- 参味茶
- 蚕茧祛湿茶
- 车前竹叶茶
- 功劳叶清肺茶
- 西洋参大枣益气茶
- 金银板蓝根茶
- 参芪枸杞茶
- 姜枣茶
- 双百宁心茶
- 枣归补血茶
- 淡竹叶清心茶
- ……

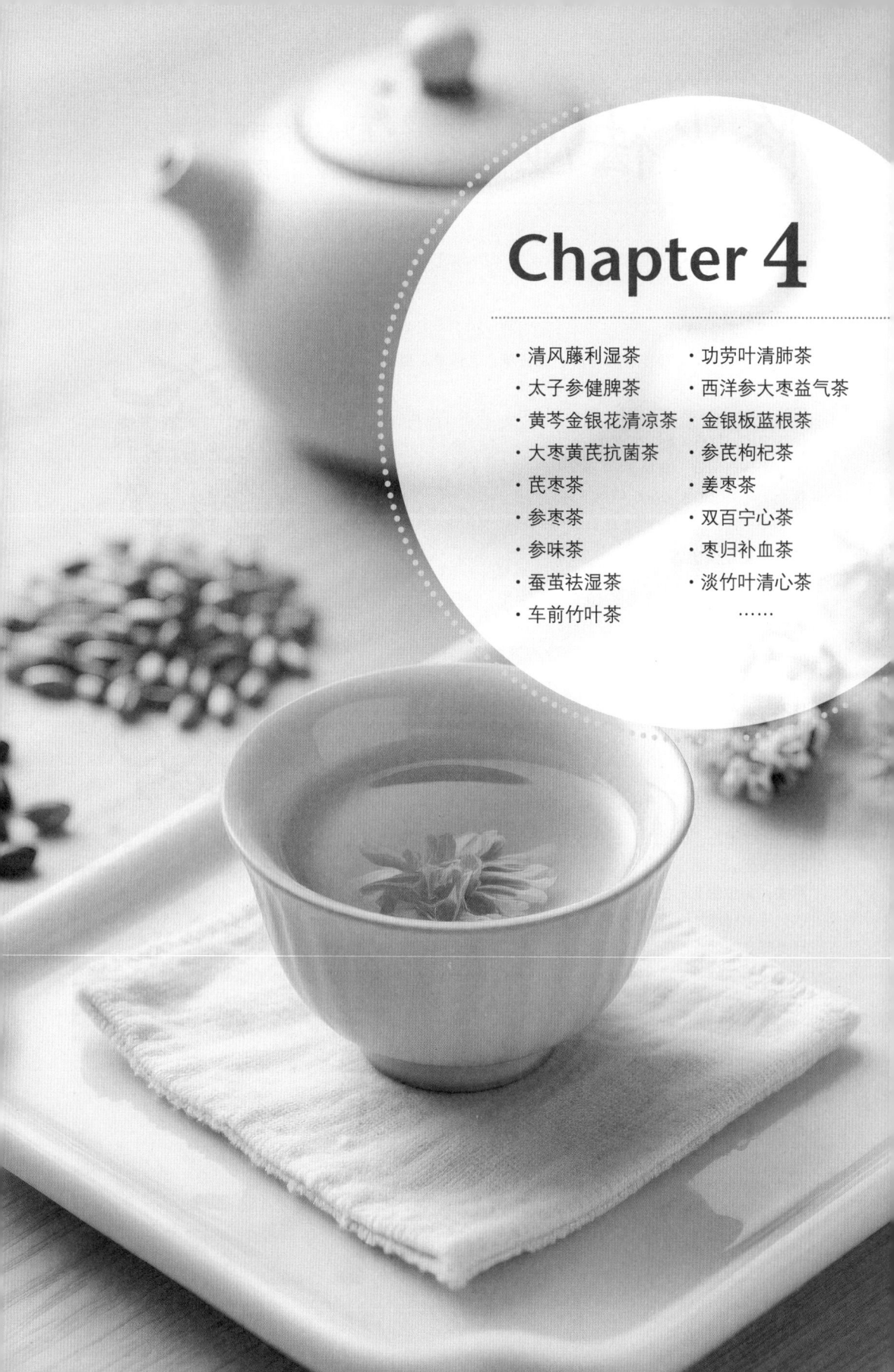

降火祛湿

- 上火反复关节痛
- 利湿凉茶青风藤

疗效茶方

清风藤利湿茶

材料：清风藤、土茯苓、忍冬藤、败酱草、老鹳草、络石藤各5克。

用法：将以上材料捣碎后，置于茶壶中，沸水冲泡后，代茶饮用。每日1剂。

功效：清热利湿、疏风散瘀、通经活血，对于风湿热型痛风及其引起的关节痛、红肿有较好疗效。

黄芩金银花清凉茶

材料：黄芩、连翘、赤芍各10克，金银花、牡丹皮、生地各15克。

用法：将以上材料置于砂锅中，加水煮沸10分钟后，取汁代茶饮用。每日1剂，分2次服用。

功效：清热解毒、凉血止痛、通络散瘀，主治瘀血阻滞导致的酒渣鼻。

金银板蓝感冒茶

材料：金银花、板蓝根、沙参各10克，枸杞、薄荷、菊花各5克。

用法：将金银花、板蓝根、沙参、枸杞置于砂锅中，加水煮沸10分钟后，取汁冲泡薄荷与菊花，代茶饮用。每日1剂。

功效：清热解毒、增强免疫力、防治风热感冒。

蚕茧祛湿茶

材料：蚕茧8个，山药30克，玉米须、知母、薏苡仁、地骨皮各15克。

用法：将以上材料置于砂锅中，加水适量煮沸10分钟后，取汁代茶饮用。每日1剂，分早晚2次服用。

功效：滋阴补虚、祛湿消炎、健脾止渴，改善糖尿病症状。脾肾阳虚者慎服。

疗效茶材

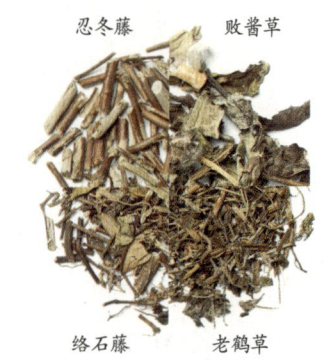

忍冬藤　败酱草
络石藤　老鹳草

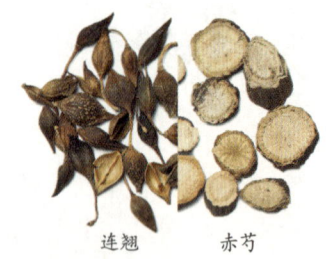

连翘　赤芍

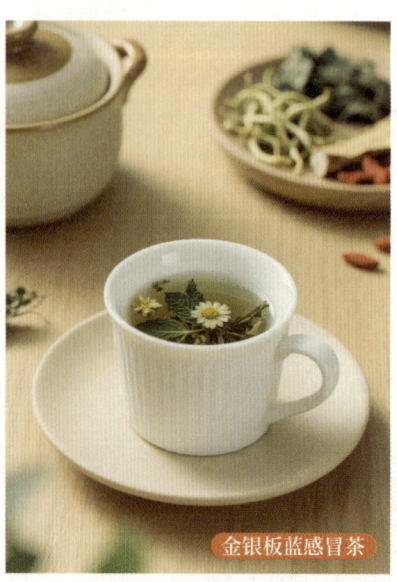

金银板蓝感冒茶

淡竹叶祛痘茶

材料：淡竹叶、柴胡、桔梗各5克，茯苓10克，甘草3克，灯芯花3枝。

用法：将以上材料置于砂锅中，添适量清水煮沸20分钟后，取汁代茶饮用。每日1剂，早晚各服用1次。

功效：清热解毒、疏风祛湿、退烧解燥。

金菊降脂茶

材料：金银花、菊花、山楂各20克。

用法：将以上材料置于杯中，沸水冲泡后，代茶饮用。每日2剂。

功效：清热解毒、开胃消食、降脂减肥。

茯甘金银茶

材料：茯苓、甘草、金银花各10克。

用法：将以上材料置于杯中，沸水冲泡后，代茶饮用。每日2剂。

功效：清热解毒、健脾益肺，适用于皮肤瘙痒患者。

金菊桑荷茶

材料：金银花、菊花各15克，桑叶20克，薄荷、甘草各3克。

用法：将以上材料置于茶壶中，沸水冲泡10分钟后，代茶饮用。

功效：清热解毒、清肝理肺，可用于防治风热感冒，缓解咳嗽、咽喉肿痛、胃胀、头痛等症。

风热感冒茶

材料：桔梗10克，金银花、芦根各20克，连翘15克，甘草5克。

用法：将以上材料置于茶壶中，沸水冲泡后，代茶饮用。每日1剂。

功效：清热解毒、凉血止痛，用于治疗风热感冒引起的咽喉肿痛、咳嗽痰多、发烧等。

清解退热茶

材料：连翘、白茅根、玄参、倒扣草各15克，芦根20克，青天葵10克。

用法：将以上材料用水煎煮之后，取汁代茶饮用。每日1剂，分2次服用。

功效：清解退热、利咽止咳，主治风热感冒。

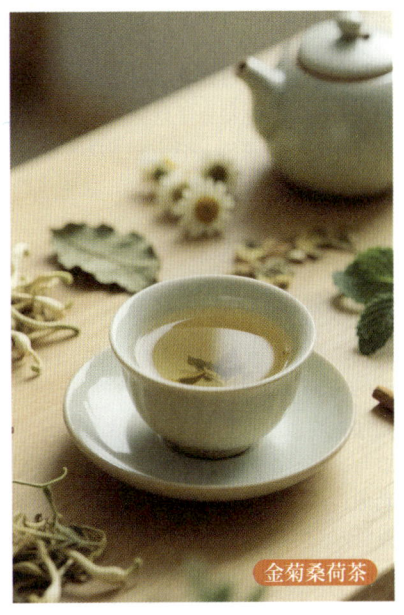

金菊桑荷茶

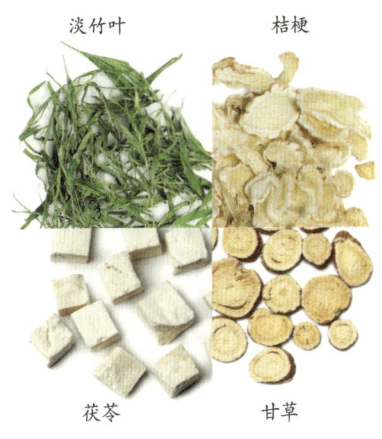

淡竹叶　桔梗　茯苓　甘草

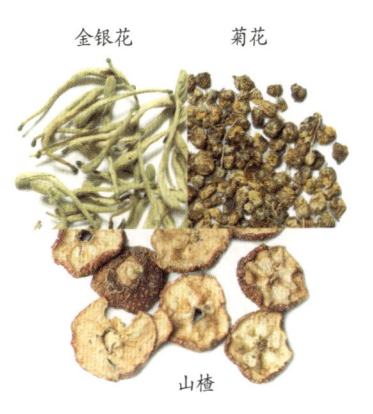

金银花　菊花　山楂

流感解毒茶

材料：板蓝根、贯众各 20 克，鸭跖草 10 克，甘草 5 克。

用法：将以上材料置于砂锅中，加水煮沸 10 分钟后，取汁代茶饮用。每日 1 剂，分 2 次服用。

功效：凉血止痛、清热解毒，主治流感，脾胃虚寒者不可多饮。

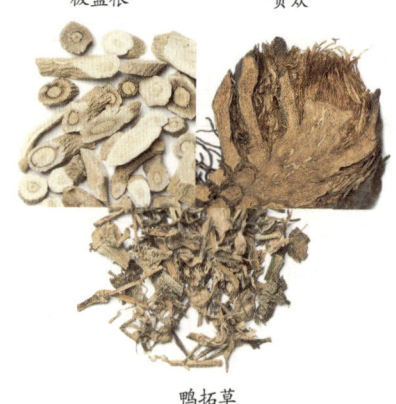

板蓝根　贯众

鸭拓草

祛湿解暑茶

材料：草薢、木棉花、灯芯花各 10 克，扁豆、薏苡仁各 30 克，莲蓬 1 个。

用法：将以上材料置于砂锅中，沸水煎煮后，取汁代茶饮用。每日 1 剂，分 2 次服用。

功效：祛湿壮骨、清热解暑，可用于夏季预防中暑，并且可以治疗轻度中暑。

贯众防治感冒茶

材料：贯众、大青叶各 30 克，板蓝根 35 克。

用法：将以上材料置于砂锅中，加水煮沸 10 分钟后，取汁代茶饮用。每日 1 剂，分 2 次服用。

功效：清热解毒、利咽止咳，可用于防治流行性感冒，缓解咳嗽、头痛等症。

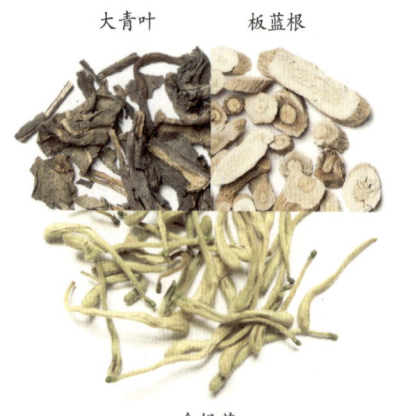

大青叶　板蓝根

金银花

贯众金银流感茶

材料：贯众、板蓝根、岗梅根各 20 克，金银花、大青叶各 15 克。

用法：将以上材料置于砂锅中，加水煮沸 10 分钟后，取汁代茶饮用。每日 1 剂，分 2 次服用。

功效：清热解毒，主治流行性感冒，缓解咳嗽、咽喉肿痛、发烧头痛等症。

白头翁解暑茶

材料：白头翁、火炭母、葛根各 20 克，马齿苋、厚朴各 10 克，薏苡仁 30 克。

用法：将以上材料置于砂锅中，加水煎煮后，取汁代茶饮用。每日 1 剂，分 2 次服用。

功效：清热解暑、健脾利湿、止泻止吐、止渴除烦，可用于治疗暑湿过重导致的肠胃疾病，对胃热、呕吐、心烦口渴、腹痛腹泻、小便黄短等均有一定的疗效。

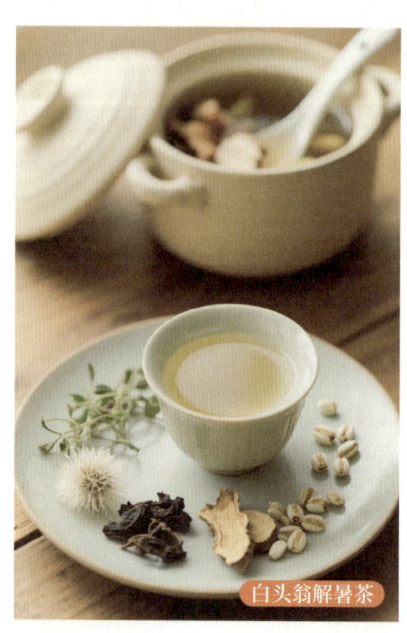

白头翁解暑茶

金银翠衣消暑茶

材料： 金银花15克，西瓜皮20克，荷叶、青蒿、南豆花、淡竹叶各10克。

用法： 将以上材料置于砂锅中，加水煮沸10分钟后，取汁代茶饮用。每日1剂，早晚分服。

功效： 清热解毒、消暑生津、解表化湿，主治暑热郁结、身热汗少、肢体疲乏、口渴心烦、尿黄等症。

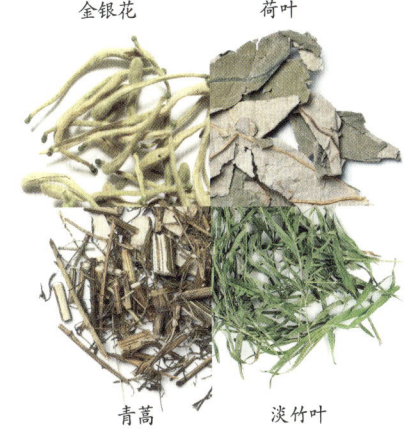

金银冬瓜仁茶

材料： 金银花、冬瓜仁各30克，蜂蜜适量。

用法： 将金银花与冬瓜仁置于保温杯中，沸水冲泡10分钟后，调入适量蜂蜜，代茶饮用。

功效： 清热解毒、润肠通便，主治肠燥便秘、粉刺、痈疮肿毒等症。

金银葛根透疹茶

材料： 金银花、葛根各10克，蝉蜕、紫草各5克，升麻、甘草各3克。

用法： 将以上材料置于砂锅中，加水煮沸30分钟后，取汁代茶饮用。每日1剂，分2次早晚服用。

功效： 疏风透疹、清热解表，主治麻疹出疹不透，症见疹发稀疏、唇红舌红、发热等。

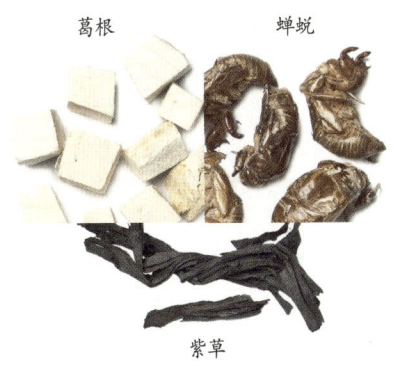

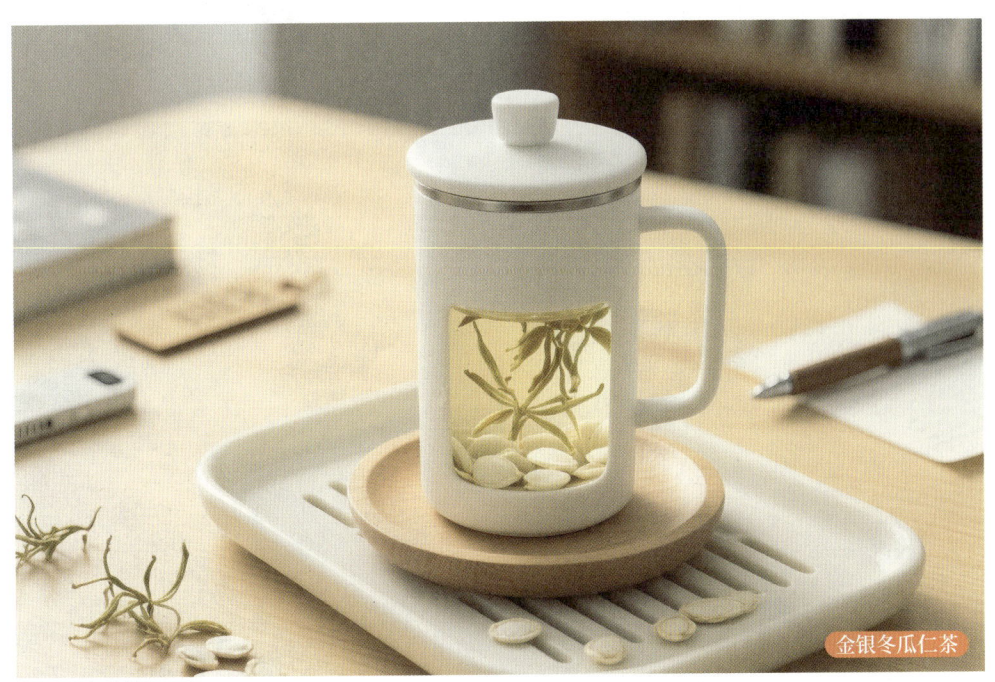

金银冬瓜仁茶

土茯苓祛风茶

材料：土茯苓 30 克，薏苡仁、豨莶草各 20 克。
用法：将以上材料置于砂锅中，加水煮沸 20 分钟后，取汁饮用。每日 1 剂，分 2 次早晚服用。
功效：祛风除湿，主治痛风引起的关节红肿热痛等症。

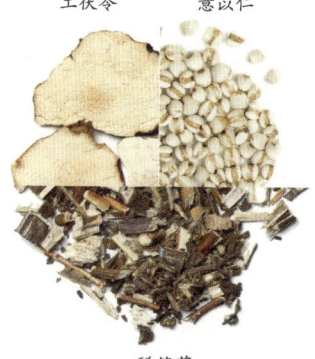

稀莶草

板蓝根散结茶

材料：板蓝根、土茯苓各 15 克，猫爪草、生地、青天葵各 10 克。
用法：将以上材料置于砂锅中，加水煮沸 30 分钟后，取汁代茶饮用。每日 1 剂，分 2 次早晚服用。
功效：清热解毒、软坚散结，主治重症流行性腮腺炎。

连翘解毒茶

材料：连翘、板蓝根、蒲公英、金银花、夏枯草各 10 克。
用法：将以上材料用沸水冲泡 10 分钟，代茶饮用。每日 2 剂。
功效：疏风解郁、清热解毒、消肿止痛，主治湿毒在表型流行性腮腺炎。

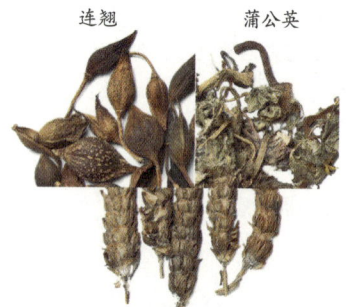

夏枯草

蒲公英双参茶

材料：蒲公英 30 克，苦参、丹参、牡丹皮各 15 克，川楝子、黄柏各 10 克。
用法：将以上材料置于砂锅中，加水煮沸 30 分钟后，取汁代茶饮用。每日 1 剂，分 2 次早晚服用。
功效：清热解毒、通经活络、行气化瘀。

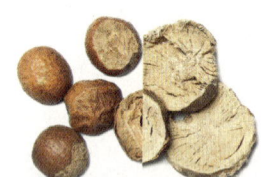

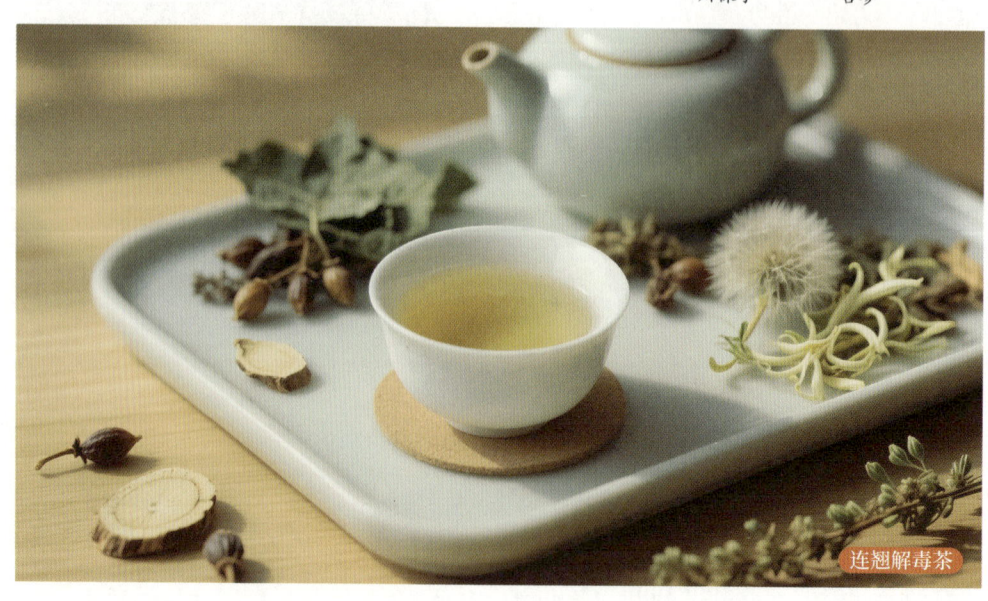

连翘解毒茶

润肺化痰

- 感冒久咳不好受!
- 照方泡茶解烦忧

🍵 疗效茶方

功劳叶清肺茶

材料：地骨皮15克，女贞子10克，十大功劳叶30克，甘草5克。
用法：将以上材料置于砂锅中，清水煮沸10分钟后，取汁代茶饮用。每日1剂，分早晚2次服用（早晨饮用初次煎煮好的药汁，晚上添水再次煮汁服用）。
功效：滋阴润肺、健脾生津、清热解毒，主治肺结核，症见骨蒸潮热、咳嗽不止、口干口渴。

参麦菊枣止咳茶

材料：太子参、麦冬、菊花各15克，大枣3枚，绿茶3克。
用法：将以上材料置于茶壶中，沸水冲泡10分钟后，代茶饮用。每日1剂。
功效：滋阴益肺，主治吸烟过量导致的咳嗽不止。

麦冬百仁润肺茶

材料：麦冬、百合、薏苡仁各20克。
用法：将以上材料置于砂锅中，加水适量，煮沸10分钟后，取汁代茶饮用。每日1剂，分早晚2次服用。
功效：润肺止咳、清热利湿、化痰排脓，主治支气管扩张、咳嗽痰多、口干舌燥等症。

姜枣茶

材料：生姜片50克，大枣10枚，红糖适量。
用法：将生姜切成细丝，大枣剖开去核，然后置于杯中，沸水冲泡后，加入适量红糖，代茶饮用。每日1剂。
功效：散寒暖胃、补血散瘀、化痰止咳，可用于防治风寒感冒。

丹参百部黄芩茶

材料：丹参20克，百部15克，黄芩10克。
用法：将以上材料置于杯中，沸水冲泡后，代茶饮用。
功效：清热解毒、润肺止咳、健脾益胃。

🍃 疗效茶材

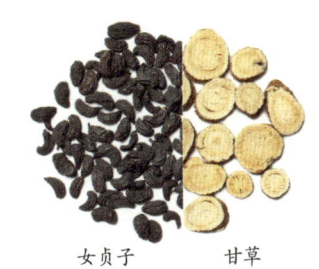

女贞子　　　甘草

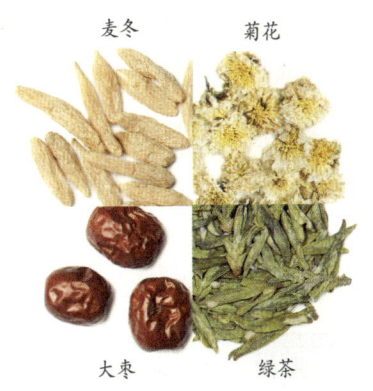

麦冬　　　菊花

大枣　　　绿茶

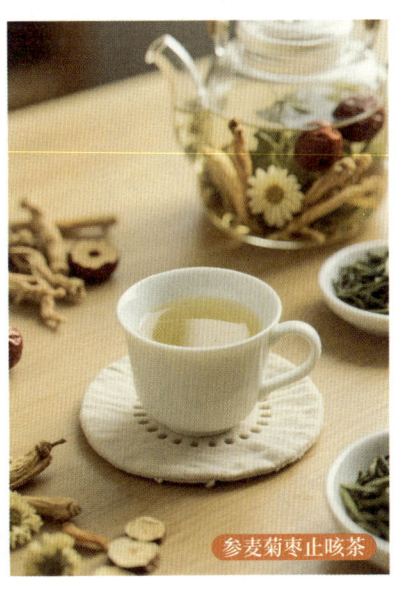

参麦菊枣止咳茶

阴虚感冒茶

材料：桔梗、青蒿、淡豆豉、白薇各 10 克，玉竹 15 克，甘草 5 克。

用法：将以上材料置于砂锅中，添水煎煮后，取汁代茶饮用。每日 1 剂，分 2 次服用。

功效：滋阴解表、消炎解毒，主治阴虚引起的感冒头痛、身热畏寒、头晕目眩、口干咳嗽、痰少等症。

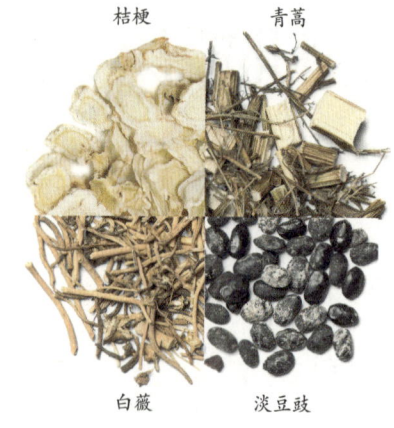

款冬花百合茶

材料：款冬花 15 克，百合 20 克，杏仁、桑白皮各 10 克。

用法：将以上材料置于砂锅中，清水适量煮沸 20 分钟后，取汁代茶饮用。

功效：清热解毒、润肺化痰，主治急性支气管炎、咳嗽、发热、头痛等症。

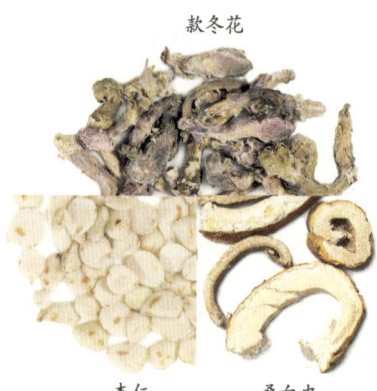

双百双白茶

材料：百合、白茅根各 20 克，百部、白及各 15 克。

用法：将以上材料置于砂锅中，加水煮沸 10 分钟后，取汁代茶饮用。每日 1 剂，分 2 次服用。

功效：清热解毒、滋阴益肺，主治阴伤津枯型肺结核，对虚热、咳嗽、咯血均有较好疗效。

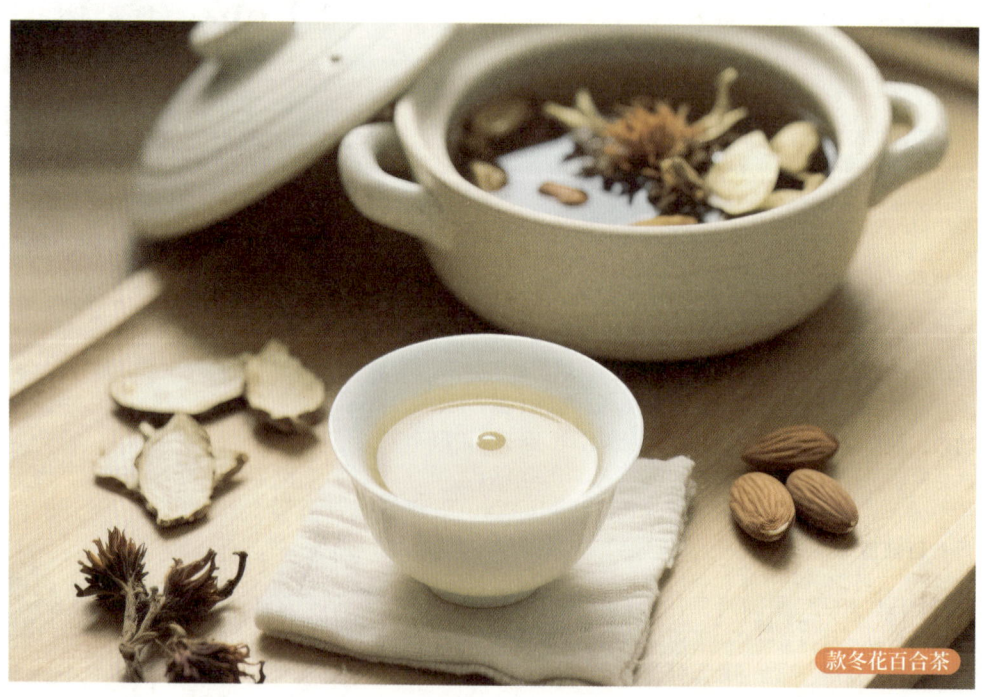

款冬花百合茶

黄精鱼腥草润肺茶

材料：黄精 25 克，鱼腥草 20 克，地骨皮 15 克，川贝母 10 克。

用法：将以上材料置于砂锅中，加水煮沸 10 分钟后，取汁饮用。每日 1 剂，分 2 次服用。

功效：滋阴养肺、抗菌消炎，主治肺结核。

栝蒌贝母清肺茶

材料：栝蒌仁、反蒌皮、桑白皮各 15 克，川贝母 19 克，鱼腥草 30 克。

用法：将以上材料置于砂锅中，加水煮沸 10 分钟后，取汁饮用。每日 1 剂。分 2 次服用。

功效：滋阴润肺、清痰止咳，主治咳嗽痰多、并伴有痰腥、面赤、口干、舌红苔黄等症。

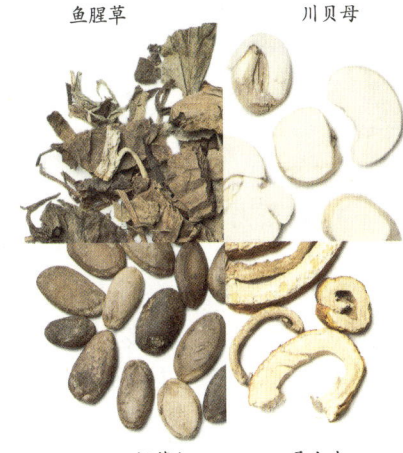

鱼腥草　　川贝母

栝蒌仁　　桑白皮

枇杷冬花止咳茶

材料：枇杷叶 15 克，款冬花 10 克，蜂蜜适量。

用法：将枇杷叶与款冬花置于茶杯中，沸水冲泡后，调入适量蜂蜜，代茶饮用。

功效：清热解毒、润肺止咳，主治痰热阻肺导致的急慢性支气管炎，症见咳嗽痰多或喘促、舌红等。

黄精百合止咳茶

材料：黄精、百合花各 10 克，百部、射干、紫菀各 5 克，甘草 3 克。

用法：将以上材料置于砂锅中，加水煮沸 10 分钟后，取汁代茶饮用。每日 1 剂，分 2 次早晚服用。

功效：润肺清痰、止咳消炎。

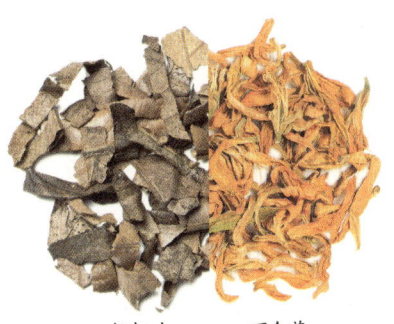

枇杷叶　　百合花

青黄麻杏茶

材料：青天葵、黄芩各 5 克，杏仁 10 克，石膏 20 克，麻黄、甘草各 3 克。

用法：将以上材料置于砂锅中，加水煎煮后，代茶饮用。每日 1 剂，分 2 次服用。

功效：滋阴清肺、止咳化痰、平喘止渴。

二皮二仁消暑茶

材料：西瓜皮、冬瓜皮各 10 克，南杏仁、北杏仁各 5 克，大枣 5 枚。

用法：将以上材料置于砂锅中，加水煮沸 10 分钟后，取汁代茶饮用。每日 1 剂，分 2 次早晚服用。

功效：消暑止渴、清肺止咳，主治持续发热不退，并且咳嗽不止等症。

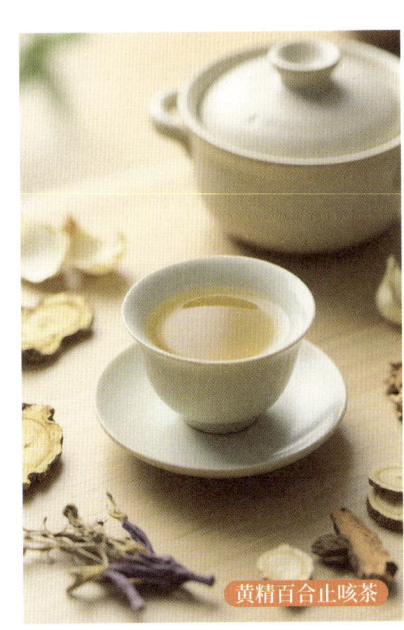

黄精百合止咳茶

护肝健脾

- 吃饭没胃口？
- 快喝开胃茶

🍵 疗效茶方

太子参健脾茶

材料：太子参、孩儿草、麦冬各 10 克，灯芯花 9 个，谷芽 15 克，茯苓、山药各 10 克，大枣 5 枚。

用法：将以上材料置于砂锅中，清水煮沸 10 分钟后，取汁饮用。每日 1 剂，分早晚 2 次服用。

功效：滋阴益气、健脾开胃。

青菊护肝茶

材料：青葙子、菊花、决明子各 10 克。

用法：将以上材料置于杯中，沸水冲泡后，代茶饮用。每日 1 剂，早晚分服。

功效：清肝明目、安神养心、降脂减肥。

虎杖护肝茶

材料：虎杖、土茯苓、鸡骨草、垂盆草各 20 克，平地木、半枝莲各 15 克，赤芍 10 克，甘草 5 克。

用法：将以上材料置于砂锅中，加水煮沸 10 分钟后，取汁代茶饮用。每日 1 剂，分 2 次服用。

功效：清热解毒、平肝利湿、活血散瘀。

茵陈丹参茶

材料：茵陈、丹参各 30 克，田基黄 20 克，红糖适量。

用法：将以上材料置于保温杯中，沸水冲泡 10 分钟后，代茶饮用。

功效：护肝健脾、活血化瘀、祛湿止痛，主治急性黄疸型肝炎。

蛋花茵陈茶

材料：鸡蛋花 10 克，茵陈 20 克。

用法：将以上材料置于砂锅中，加水煮沸 10 分钟后，取汁代茶饮用。每日 1 剂，分 2 次服用。

功效：清热解毒、健脾利湿。

🍵 疗效茶材

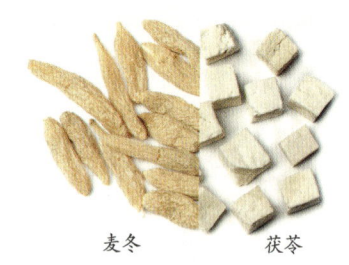

麦冬　　茯苓

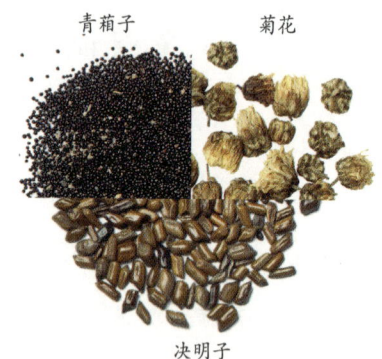

青葙子　　菊花

决明子

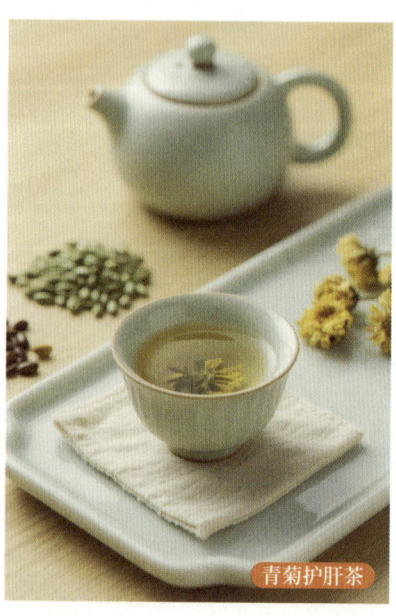

青菊护肝茶

夏枯草菊花茶

材料：夏枯草 30 克，野菊花 15 克，苦丁茶 10 克。

用法：将以上材料置于茶壶中，沸水冲泡 10 分钟后，代茶饮用。每日 1 剂，早晚分服。

功效：清热解毒、平肝潜阳，主治实热内郁型高血压。

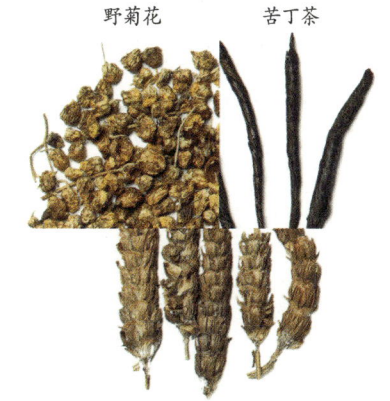

野菊花　苦丁茶

夏枯草

黄芩柴胡养肝茶

材料：黄芩、柴胡、草河车、凤尾草各 10 克，茵陈、土茯苓各 20 克。

用法：将以上材料置于砂锅中，加水煮沸 10 分钟后，取汁代茶饮用。每日 1 剂，分 2 次服用。

功效：疏肝利湿、清热解毒，主治急慢性肝炎。

钩藤降压茶

材料：钩藤 25 克，白芍、菊花、牡丹皮各 15 克。

用法：先将白芍、菊花、牡丹皮置于砂锅，清水煮沸 10 分钟后，加入钩藤，继续煎煮 3 分钟后，取汁服用。每日 1 剂，分 2 次服用。

功效：清肝明目、泻火降压，主治早期高血压。

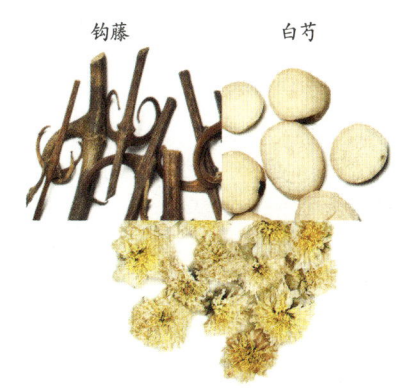

钩藤　白芍

菊花

神曲山楂健胃茶

材料：神曲、山楂各 15 克，麦芽 30 克，连翘、布渣叶、竹茹各 10 克。

用法：将以上材料置于砂锅中，加水煮沸 20 分钟后，取汁代茶饮用。每日 1 剂，分 2 次服用。

功效：清热解毒、健脾消食、开胃导滞，主治急性胃肠炎导致的腹胀、腹痛、腹泻等症。

参须茶

材料：太子参、玉米须各 50 克。

用法：将以上材料置于保温杯中，沸水冲泡 10 分钟后，代茶饮用。每日 1 剂，早晚分服。

功效：平肝利胆、健脾祛湿、清热解毒，主治急性肝炎。

夏枯菊花决明茶

材料：夏枯草、菊花、决明子各 20 克。

用法：将以上材料置于砂锅中，加水煮沸 20 分钟后，取汁饮用。每日 1 剂，分 2 次服用。

功效：清肝明目、降压通便。

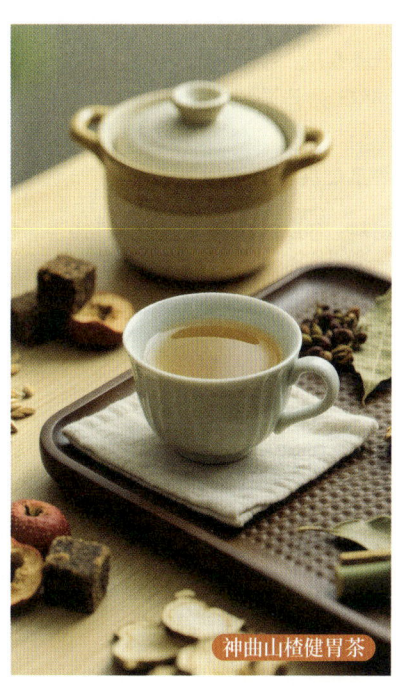

神曲山楂健胃茶

草河车护肝茶

材料： 草河车 30 克，白芍 20 克，青皮 15 克，苏木 5 克。

用法： 将以上材料置于砂锅中，加水煮沸 10 分钟后，取汁饮用。每日 1 剂，分 2 次服用。

功效： 清热解毒、活血止痛、疏肝解郁，主治急慢性肝炎。

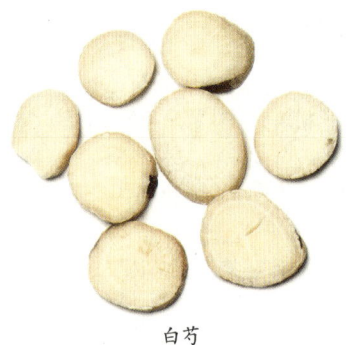

白芍

三草养肝茶

材料： 白花蛇舌草 30 克，金钱草、益母草各 20 克。

用法： 将以上材料置于保温杯中，沸水冲泡 10 分钟后，代茶饮用。

功效： 清热利湿、解毒退黄，主治急性黄疸型肝炎。

百合白芍固精茶

材料： 百合、白芍各 30 克，芡实、茯神各 20 克，麦冬、莲须各 10 克。

用法： 将以上材料置于砂锅中，加水煮沸 20 分钟后，取汁饮用。每日 1 剂，分 2 次早晚服用。

功效： 清心降火、固肾涩精，主治男子梦遗。

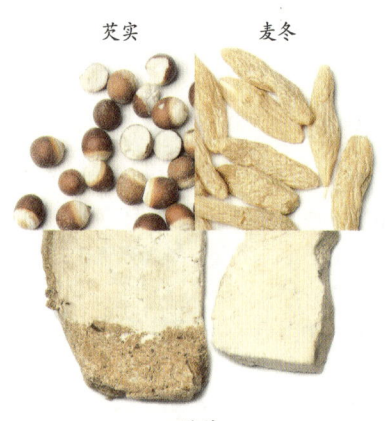

芡实　麦冬

茯神

垂盆草茶

材料： 鲜垂盆草 30 克。

用法： 将上述材料在砂锅中用清水煮沸 5 分钟后，取汁代茶饮用。每日 1 剂，早晚分服。

功效： 清热解毒、平肝利湿，主治急慢性肝炎。

冬瓜仁决明子茶

材料： 冬瓜仁 30 克，炒决明子 20 克，蜂蜜适量。

用法： 将冬瓜仁与决明子捣碎后，置于茶杯中，沸水冲泡后，调入适量蜂蜜，代茶饮用。

功效： 清肝明目、润肠通便，主治便秘并伴有身热口干、尿黄、脉滑数症状者。

麦参大枣茶

材料： 麦芽 20 克，太子参、孩儿草各 10 克，独脚金 5 克，灯芯花 8 枚，大枣 5 枚。

用法： 将以上材料置于砂锅中，加水煮沸 20 分钟后，取汁饮用。每日 1 剂，分 2 次早晚服用。

功效： 开胃消食、护肝健脾。

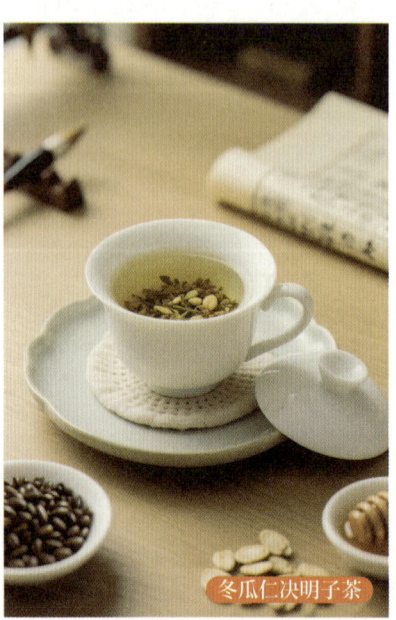

冬瓜仁决明子茶

参麦清心泻火茶

材料：太子参、玄参、麦冬各15克，生地、茯神各20克，灯芯花8枚。

用法：将以上材料置于砂锅，添水煎煮至只剩1/3的药汁，即可取汁代茶饮用。每日1剂，分2次服用。第二次煎药加水适量，煮至剩1/4药汁，取汁服用。

功效：清心宁神、健脾益胃、清热泻火，主治女性阴虚火旺、心情烦躁、心神不宁等症。

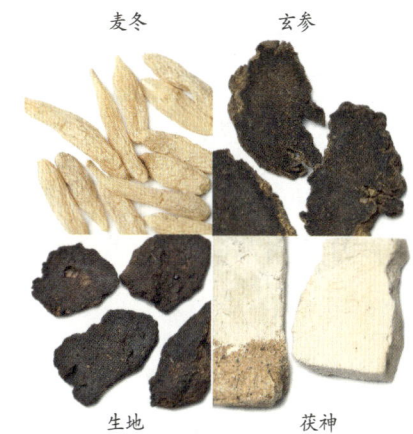

麦冬　玄参　生地　茯神

倒阳泻湿茶

材料：土茯苓50克，茵陈30克，丹参20克，泽泻、黄柏、龙胆草、川楝子各10克。

用法：将以上材料置于砂锅，添水煎煮至只剩1/3的药汁，即可取汁代茶饮用。每日1剂，分2次服用。第二次煎药加水适量，煮至剩1/4药汁，取汁服用。

功效：清热解毒、健脾利湿、通络倒阳，主治湿热下注导致的男子阳强不痿、阴茎痉挛等症。

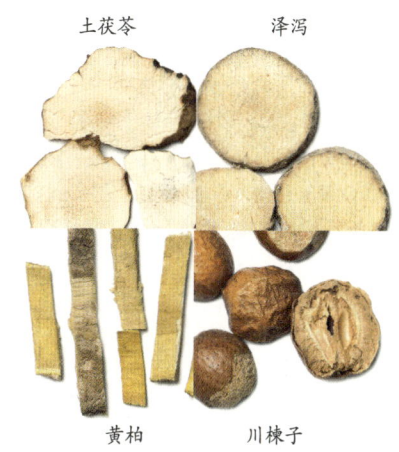

土茯苓　泽泻　黄柏　川楝子

龙胆扶阳茶

材料：龙胆草、柴胡各15克，薏苡仁、白芍各20克，川楝子、牡丹皮各10克。

用法：将以上材料置于砂锅中，加水煎煮后，代茶饮用。每日1剂，分2次服用。

功效：利胆利湿、疏肝解毒、温阳，主治肝胆湿热下注导致的男子阳痿。

麦冬清暑茶

材料：麦冬10克，西洋参2克，灯芯花5枚，白米少许。

用法：将以上材料置于砂锅中，加水煎煮后，代茶饮用。每日1剂，分2次服用。

功效：补气消暑、滋阴退热、开胃生津，主治暑热伤津，气血两虚，厌食等症。

太子参消食茶

材料：太子参、麦冬各10克，谷芽15克，山楂5克。

用法：将上以材料置于砂锅中，加水煎煮后，代茶饮用。每日1剂，分2次服用。

功效：滋阴益气、健脾开胃、消食导滞。

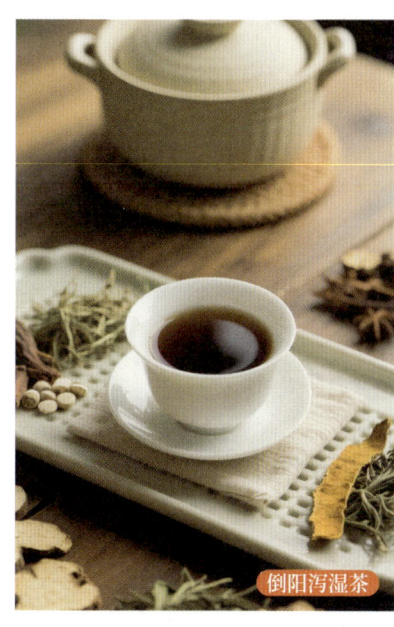

倒阳泻湿茶

补气养心

- 面对身体亚健康
- 广东凉茶有偏方

疗效茶方

西洋参大枣滋补茶

材料：西洋参20克，大枣5枚。
用法：将大枣切开去核，与西洋参一同置于保温杯中，沸水冲泡10分钟后，代茶饮用。
功效：滋补气血、健脾养心、延缓衰老。

二参枣强身茶

材料：西洋参、沙参各50克，蜜枣5枚。
用法：将以上材料置于盖碗中，加水适量，然后放入沸腾的蒸锅中隔水蒸30分钟。取出后，饮汤吃参。
功效：滋阴壮阳、健脾开胃、延缓衰老。

枣归补血茶

材料：大枣10枚，当归15克。
用法：将大枣去核，与当归一起置于杯中，沸水冲泡后，代茶饮用。
功效：补血养颜、健脾益胃，可用于贫血、气血虚损导致的头痛眼花、眩晕、脸色苍白等症。

百合麦冬宁心茶

材料：百合、麦冬各20克，柏子仁15克。
用法：将以上材料置于保温杯中，沸水冲泡10分钟后，代茶饮用。
功效：安心养神、增强记忆，适用于记忆减退者与正在读书的学生。

人参五味子益气茶

材料：人参15克，五味子、桂圆各10克。
用法：将以上材料置于茶杯中，沸水冲泡后，代茶饮用。
功效：滋补气血、增高免疫力、抗衰老。

疗效茶材

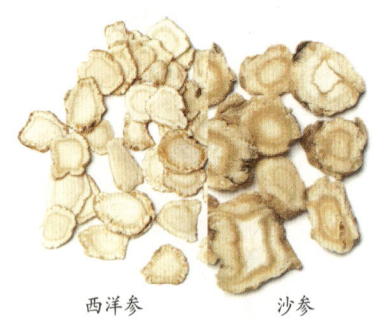

西洋参　　　沙参

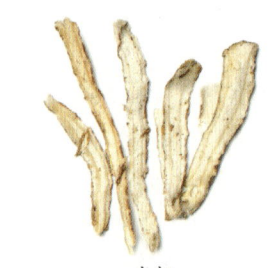

当归

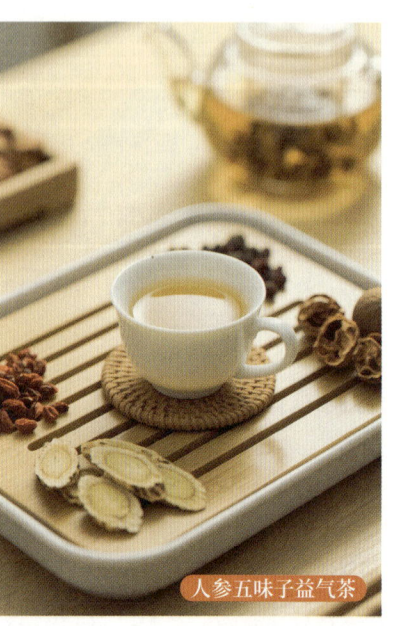

人参五味子益气茶

荷叶黄芪降压茶

材料：荷叶半张，黄芪、制何首乌各 10 克。
用法：将以上材料置于茶壶中，沸水冲泡后，代茶饮用。
功效：滋补气血、降脂降压，可用于治疗肥胖症、高脂血症、代谢功能紊乱等症。

黄芪大枣滋补茶

材料：黄芪、党参各 15 克，大枣 8 枚。
用法：将以上材料用沸水冲泡后，代茶饮用。
功效：滋补气血、提高人体免疫力。

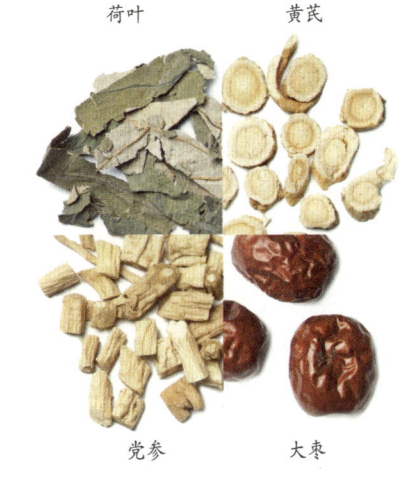

荷叶　黄芪
党参　大枣

参芪枸杞益气茶

材料：党参、黄芪、枸杞各 20 克，甘草 5 克。
用法：将以上材料置于保温杯中，沸水冲泡 10 分钟后，代茶饮用。
功效：补中益气、通经活络、健脾活血，可提高人体免疫力，防治感冒。

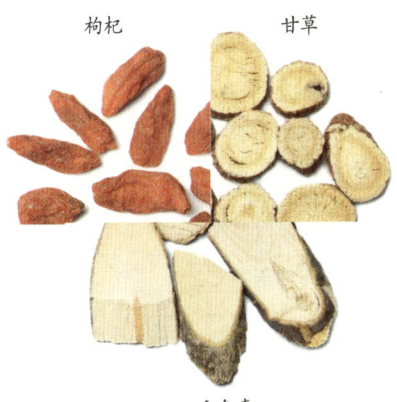

枸杞　甘草
毛冬青

毛冬青山楂茶

材料：毛冬青、山楂各 30 克。
用法：将以上材料置于保温杯中，沸水冲泡 10 分钟后，代茶饮用。
功效：清热解毒、活血通络、降脂降压。

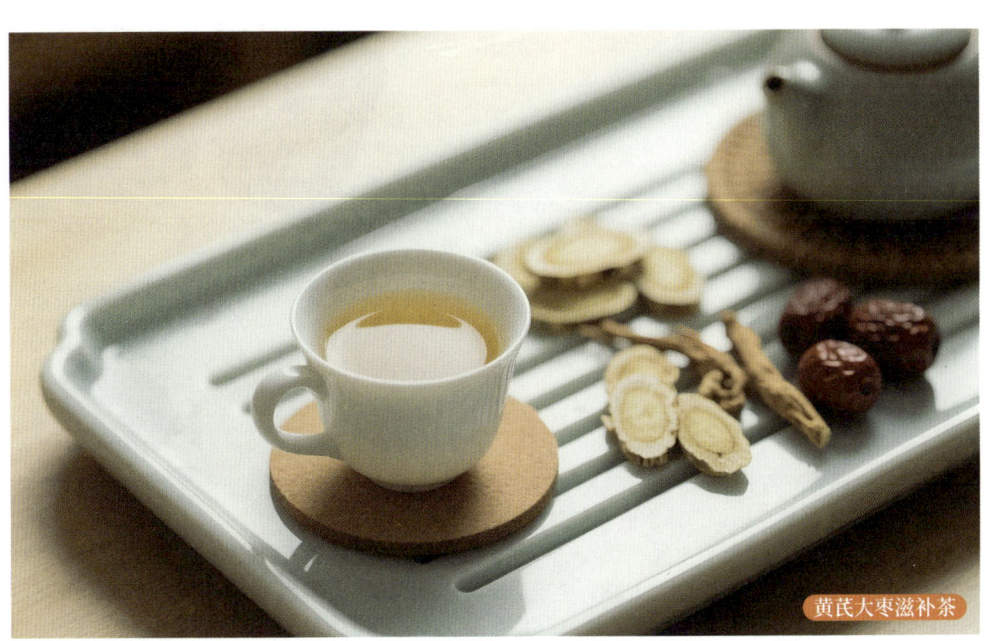

黄芪大枣滋补茶

决明子山楂减肥茶

材料：决明子、泽泻、山楂各 20 克，荷叶 15 克。
用法：将以上材料置于保温杯中，沸水冲泡 10 分钟后，代茶饮用。
功效：清热解毒、平肝利湿、消脂减肥，主治肥胖症、高脂血症等。

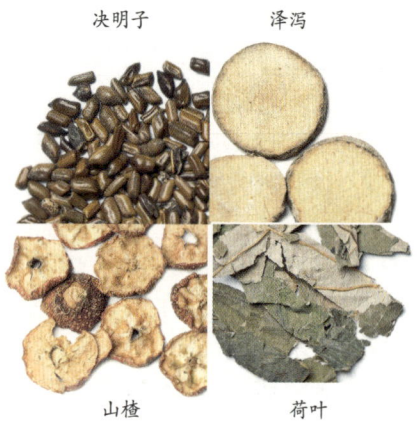

决明子　泽泻

山楂　荷叶

四仁通便茶

材料：火麻仁、柏子仁、郁李仁、桃仁各 12 克。
用法：将以上材料置于砂锅中，加水煮沸 10 分钟后，取汁代茶饮用。每日 1 剂，分 2 次饭前服用。
功效：润肠通便，主治便秘。

夏枯草减肥降脂茶

材料：夏枯草、决明子、生地黄各 15 克，大黄 10 克。
用法：将以上材料置于茶壶中，沸水冲泡后，代茶饮用。
功效：清热解毒、降脂通便，主治多食症、肥胖症、便秘、高血脂症等。

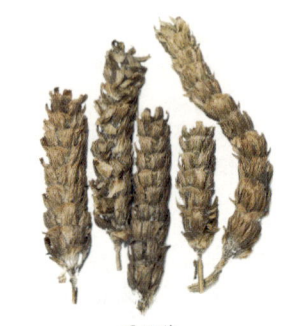

夏枯草

荷叶泽泻消脂茶

材料：荷叶、泽泻、菊花、玉米须各 10 克，茯苓、忍冬藤、决明子各 15 克，薏苡仁 25 克。
用法：将以上材料置于砂锅中，加水煮沸 10 分钟后，取汁代茶饮用。每日 1 剂，分 2 次服用。
功效：清热解毒、利湿降脂，主治高血脂、肥胖症、厌食恶心、面有黄斑等。

首乌决明子茶

材料：何首乌 20 克，决明子 30 克，地骨皮 10 克。
用法：将以上材料置于砂锅中，加水煮沸 20 分钟后，取汁代茶饮用。每日 1 剂，分 2 次服用。
功效：清肝明目、降脂降压，主治肥胖症、高血脂、高血压、高胆固醇、便秘等症。

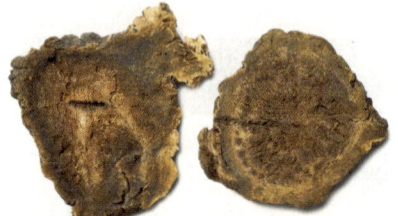

大黄

麦冬三地调经茶

材料：麦冬、地骨皮各 10 克，地榆 20 克，生地 30 克。
用法：将以上材料置于砂锅，添水煎煮至只剩 1/4 的药汁即可取汁，代茶饮用。每日 1 剂。
功效：滋阴养血、清热凉血、调经止痛，主治阴虚内热导致的崩漏与月经不调。

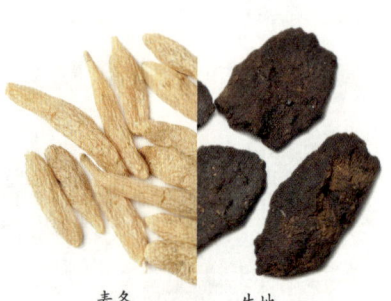

麦冬　生地

酸枣仁安神茶

材料：酸枣仁、旱莲草、夜交藤、茯神、牡丹皮各15克，鳖甲25克。
用法：将以上材料置于砂锅中，加水煮沸20分钟后取汁，代茶饮用。每日1剂，分2次早晚服用。
功效：滋阴降火、养心安神。

太子参滋补茶

材料：太子参、白芍各10克，浮小麦15克，五味子5克，灯芯花4枚，大枣5枚。
用法：将以上材料置于砂锅中，加水煎煮后，代茶饮用。每日1剂，分2次服用。
功效：滋阴益气、清热止汗，主治热病后阴伤盗汗、醒后汗止或午后潮热、体形消瘦等。

灯花蝉蜕清心茶

材料：灯芯花3枚，蝉蜕3个，菊花5克，大枣3个。
用法：将以上材料置于砂锅，加入200毫升清水，煮沸至水量减至1/3时，取汁50毫升饮用。
功效：疏风泻火、清心除热，主治失眠多梦、不安烦躁等症。

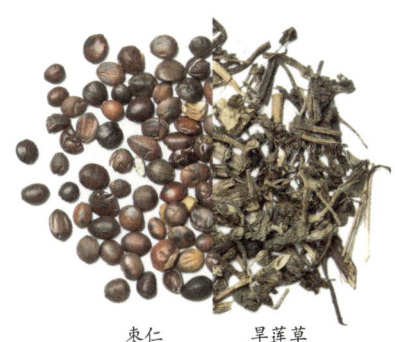

枣仁　　　旱莲草

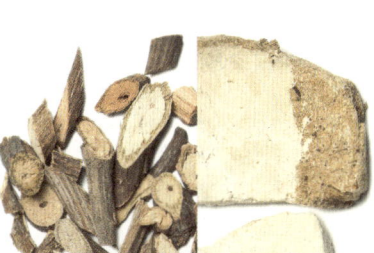

夜交藤　　　茯神

Chapter 4 凉茶轻松饮，在家自己做

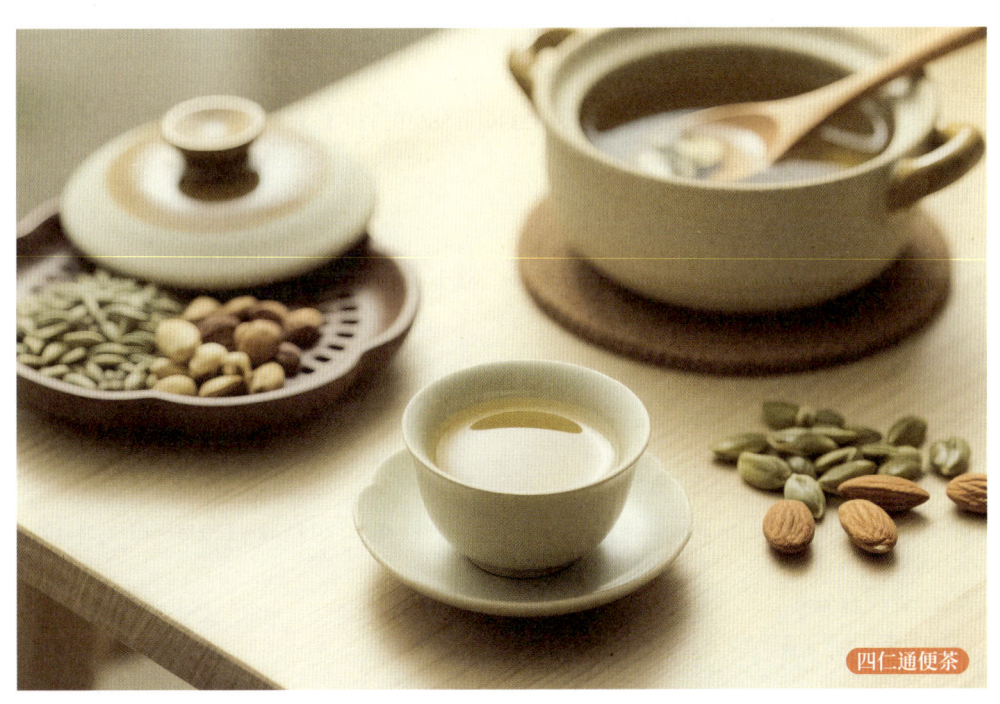

四仁通便茶

图书在版编目（CIP）数据

茶包养生一本通 / 健康课编辑部著 . -- 南昌：江西科学技术出版社 , 2025.5. -- ISBN 978-7-5390-9563-9

Ⅰ . R247.1

中国国家版本馆 CIP 数据核字第 2025TE6551 号

茶包养生一本通
CHABAO YANGSHENG YIBENTONG

健康课编辑部 / 著

出 版		江西科学技术出版社
发 行		
社 址		南昌市蓼洲街 2 号附 1 号
		邮编 330009　电话：（0791）86623491　86639342（传真）
印 刷		艺堂印刷（天津）有限公司
经 销		全国新华书店
开 本		710 毫米 ×1000 毫米　1/16
字 数		150 千字
印 张		15
版 次		2025 年 5 月第 1 版
印 次		2025 年 5 月第 1 次印刷
书 号		ISBN 978-7-5390-9563-9
定 价		59.90 元

国际互联网（Internet）地址：http://www.jxkjcbs.com　选题序号：ZK2025079　赣版权登字：-03-2025-162
责任编辑：龙轲轲　　　　　　装帧设计：紫图图书ZITO®
版权所有　侵权必究
（赣科版图书凡属印装错误，可向承印厂调换）